頼れる「かかりつけ薬剤師」になる！

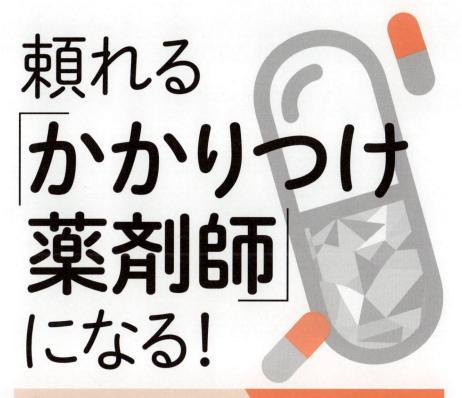

処方箋を手にしたら 即チェック

監修
深川 雅史
東海大学教授

編集
豊田 雅夫
東海大学准教授

金芳堂

監修のことば

　近年，院外処方が進み，それぞれの患者さんがお薬手帳を持つようになり，不適切な処方や重複を未然に防ぐことができるようになりつつある．さらに，薬剤に関して，患者さんが十分な説明を受けることができるようになったことも，有益な進歩といえよう．一方で，違う場所の医師と薬剤師から別々に情報を伝えるということで，患者さんに混乱を生ずる危険性を秘めている．したがって，医師と薬剤師のコミュニケーションは今まで以上に重要な意味を持つことになった．

　医師から薬剤師へのコミュニケーションでは，処方箋以外の情報がないため，患者さんの病状，薬剤開始時や変更したときに，どのような意図をもってそうしたかが薬剤師には正確に伝わらない．さらに，患者さんに対して実際どのように話したかがわからないことは，大問題である．聞いていなかった病名や，薬剤の適応，副作用の一般論について，初めて聞いて困惑する患者さんは少なくない．また，違う科や違う施設の医師同士の情報交換が十分でないことや，多くの医師は自分の領域以外で使われる薬剤や相互作用についての知識が乏しいことも問題である．一方，薬剤師から医師へのコミュニケーションの問題点は，内容とタイミングであろう．診察中に，薬剤師からかかってくる他の患者さんについての電話は，即時の対応に困ることも多い．

　これらを改善するにはどうしたらよいだろうか？例えば，推算糸球体濾過量をお薬手帳に書き込んで，他施設からの薬剤もふくめて，かかりつけ薬剤師に腎機能低下者の用量や相互作用のチェックをしてもらうことや，どのジェネリックを出したかという処方医師へのフィードバックはすでに行われているが，まずはお薬手帳を通じた情報交換が双方向性になる必要があると考えられる．究極的には，一部の病院で始まっている電子カルテのオープン化によって，院外の薬剤師の情報へのアクセスが可能になるかもしれないが，これには内容と形式の統一，セキュリティの確保が前提となろう．

　この本は，今あるギャップを少しでも埋めるために，医師と薬剤師のそれぞれが，どのように考えて処方し，それをチェックしているのかをお互いに理解することを目的に編集された．医薬連携が真の意味で進み，医療の質と安全の向上に貢献し，患者さんのためになることを期待したい．

桜の季節を前にして

東海大学教授

深川雅史

編集にあたって

 「かかりつけ薬局」,「かかりつけ薬剤師」という言葉は,もはや珍しくなくなった.しかし,「重複投薬・相互作用等防止加算」に代表される薬剤師から医師への疑義照会は,患者の安全を守る重要な薬剤師業務だが,多忙を極める現場では医師 - 薬剤師間のコミュニケーションにストレスを感じてはいないだろうか？

 「こんなことで電話してこないで！」とか,「慎重投与は百も承知です！」,「もっと処方意図を理解して！」など,決して楽しくないやりとりが存在している.

 不快なコミュニケーションに陥る理由はいくつも挙げられる.例えば,糖尿病患者に抗精神病薬が追加された場合を考えてみると,薬剤師「この薬は,糖尿病患者には慎重投与だから疑義照会しなくちゃ,このドクターうっかりタイプ？でも,逆ギレされたらどうしよう？」,医師「慎重投与でない抗精神病薬なんてむしろないぐらいだよ,こんなことで疑義照会なんて,何も知らないんじゃないのか？」などという,心の叫びが聞こえてきそうである.

 お互いに顔も知らない間柄,電話越しの疑義照会を円滑に,そして何よりも患者のために有意義なものにするには何が必要だろうか？批判ではなく,互いに理解し合えるヒントになる本,これが本書作成の出発点である.

 医師の立場は「疾患」そのものに目を向けるため,副作用が多少懸念されても効果を期待し,最適と思う薬剤を選択している（そこに,患者や薬剤師を納得させる十分な説明と情報交換はできていたか？）.

 一方,薬剤師の立場は「薬剤特性」に目を向け,処方箋の監査をしている（疾患そのものに対する病態理解や知識を視野に入れ,疑義照会できていたか？）.

 さらに「患者」,「家族」,「介護者」などが入り乱れれば,「かかりつけ薬剤師」にはさらに複雑なコミュニケーションスキルと思考回路とともに最新の知識が求められることとなる.

 超高齢化に直面する時代に求められるものが「かかりつけ」であるのなら,「かかりつけ医師」も「かかりつけ薬剤師」も互いに気持ち良くコミュニケーションをはかり,「かかりつけ」を推進するべきである.

 第1章では実例を用いたケースアプローチから始まる.興味深いエピソードを読みながら,何が落とし穴だったのか？「かかりつけ」に求められる思考回路（ロジカルシンキング）や対応策などが楽しく読み進められるよう工夫した.また第2章では,調剤業務での日々の薬剤チェックに便利な,各領域の薬剤一覧を腎機能に合わせた投与量早見表付きで配置,さらに専門医からは疾患や薬剤の最新解説を簡潔にまとめた.第3章と第4章では,今後の日本医療の方向性やワンランク上のかかりつけ薬剤師に求められる様々な考え方や情報を,薬

剤師の視点から分かりやすく解説している．まさに，薬剤辞書，薬剤ハンドブック，実務解説，コミュニケーションスキル入門書などなど，用途は読者次第で盛りだくさんの一冊に仕上がっている．したがって，薬剤師のみならず，クリニックのかかりつけ医から専門医研修プログラムの専攻医や初期研修医に至るまで幅広い読者を想定して編集した．是非，身近に置いてご活用いただきたい．

　最後に，この企画にご協力いただいた医師，薬剤師，その他大勢の執筆者に感謝するとともに，編集作業に根気強く絶大なる指導をいただいた金芳堂の村上裕子氏に深謝申し上げる．

2019年2月

東海大学医学部腎内分泌代謝内科　准教授
豊田雅夫

執筆者一覧

■ 監 修

深川　雅史　　東海大学医学部腎内分泌代謝内科　教授

■ 編 集

豊田　雅夫　　東海大学医学部腎内分泌代謝内科　准教授

■ 執 筆

豊田　雅夫	東海大学医学部腎内分泌代謝内科　准教授	(1章, 2章①)
伊苅　裕二	東海大学医学部循環器内科　教授	(2章②, ④)
駒場　大峰	東海大学医学部腎内分泌代謝内科　准教授	(2章③)
友松　克允	東海大学医学部呼吸器内科　助教	(2章⑤)
新美　京子	東海大学医学部呼吸器内科　講師	(2章⑤)
端山　直樹	東海大学医学部呼吸器内科　講師	(2章⑤)
浅野浩一郎	東海大学医学部呼吸器内科　教授	(2章⑤)
内田　哲史	東海大学医学部消化器内科　助教	(2章⑥)
町田真一郎	東海大学医学部血液腫瘍内科　講師	(2章⑦)
近藤　　泰	東海大学医学部リウマチ内科　助教	(2章⑧)
佐藤　慎二	東海大学医学部リウマチ内科　教授	(2章⑧)
髙橋　若生	東海大学医学部付属大磯病院神経内科　教授	(2章⑨)
沖　　将行	東海大学医学部総合内科　准教授	(2章⑩)
柳　　秀高	東海大学医学部総合内科　講師	(2章⑩)
髙木　敦司	医療法人鉄蕉会 亀田森の里病院　院長	(2章⑩)
土屋　博基	東海大学医学部精神科　助教	(2章⑪)
川口　　要	東海大学医学部精神科　助教	(2章⑪)
山本　賢司	東海大学医学部精神科　教授	(2章⑪)
花井　一也	東海大学医学部泌尿器科　助教	(2章⑫)
宮嶋　　哲	東海大学医学部泌尿器科　教授	(2章⑫)
堀口　道子	株式会社ココカラファイン ヘルスケア調剤事業部	(3章1)
藤田　茂起	株式会社望星薬局	(3章2①)
浅見　友一	株式会社望星薬局	(3章2②)
飯塚　敏美	株式会社望星薬局	(3章2②)
厚田幸一郎	北里大学病院薬剤部	(3章3①)
鈴木　優司	東海大学大磯病院薬剤科長	(3章3②)
谷澤　正明	一般社団法人 日本血液製剤機構 事業本部 事業戦略部 参事	(4章)

目　次

1章　事例から薬剤師の役割を考える

1. ヘリコバクター・ピロリの除菌で体調不良！？ ……………………………… 2
2. 何となく活気がないのは低血糖？〜腎機能低下と低血糖〜 ………………… 6
3. 血糖自己測定から見える患者の心理〜好きな数字は 139 ？〜 ……………… 12
4. 骨粗鬆症に対する活性型ビタミン D 製剤投与と採血〜最近，喉が渇く！〜 … 18
5. 毎年，春にワルファリンを調節する患者〜花粉症と PT-INR 〜 …………… 22
6. 高齢になってもテオフィリンを持続し続けたら〜胸がドキドキ，
   手がプルプル〜 ………………………………………………………………… 28
7. 通販の便秘薬を無断で追加し続けた高齢者 …………………………………… 32
8. 腰椎ヘルニアの痛み止めでむくみと脱力？ …………………………………… 38
9. 孫がインフルエンザで，祖父が発熱したら？〜適切な対応を考える〜 …… 44

2章　すぐに役立つ疾患・薬剤ガイド

プロローグ：「かかりつけ薬剤師」が高齢者と腎機能障害患者を救う！ …………… 49
1. 糖尿病薬剤ガイド（表＆解説） ………………………………………………… 50
2. 高血圧・脂質異常症薬剤ガイド（表＆解説） ………………………………… 56
3. CKD 関連疾患（高尿酸血症・骨粗鬆症）薬剤ガイド（表＆解説） ………… 64
4. 循環器疾患薬剤ガイド（表＆解説） …………………………………………… 72
5. 呼吸器疾患薬剤ガイド（表＆解説） …………………………………………… 80
6. 消化器疾患薬剤ガイド（表＆解説） …………………………………………… 88
7. 血液疾患薬剤ガイド（表＆解説） ……………………………………………… 96
8. リウマチ疾患薬剤ガイド（表＆解説） ………………………………………… 98
9. 神経疾患薬剤ガイド（表＆解説） ……………………………………………… 108
10. 総合内科疾患薬剤ガイド（表＆解説） ………………………………………… 118
11. 精神疾患薬剤ガイド（表＆解説） ……………………………………………… 134
12. 泌尿器疾患薬剤ガイド（表＆解説） …………………………………………… 146

3章　スキルアップへの取り組み

1. 疾患に応じたアプローチ（糖尿病コンシェルジュを目指して）……154

①「人財」育成と「糖尿病サポーター」……154
1. 「糖尿病サポーター」の役割
2. 研修プログラム
3. 1クールの基本研修テーマ・研修内容

②早期発見／隠れ糖尿病の啓発の取り組み……159
1. 患者アンケート調査からの活動発表
2. 尿糖試験紙を用いた「隠れ糖尿病」発掘の活動発表
3. 世界糖尿病デーに合わせた啓発の活動発表

③「人財」育成，今後の「サポーター研修」への期待（屋根瓦方式）……162

④「検体測定室」への挑戦とその成果……162
1. 立ち上げの準備
2. 「検体測定室」の周知活動
3. 「検体測定室」利用者の事例紹介
4. 有用なツールとしての「検体測定室」

⑤まとめ……165

2. 薬剤師の業務改革への先駆け……166

①訪問・在宅におけるかかりつけ薬剤師の意義……166
1. 「患者のための薬局ビジョン」について
2. 一人の患者を複数の"担当薬剤師"が支援
3. 各種学会認定薬剤師の取得に向けた支援体制
4. 事例紹介：外来癌化学療法認定薬剤師による患者サポート
5. 「かかりつけから在宅へ」：求められる役割

②訪問薬剤師に求められる知識と準備……171
1. 地域包括ケアシステムの中で求められる薬剤師の役割
2. 【事例1】介護事業所と保険薬局の連携
3. 【事例2】地域活動の紹介
4. 訪問かかりつけ薬剤師として，今後展開しようとしていること

3. 薬剤師の生涯学習の必要性とチーム医療……175

①チーム医療における薬剤師の果たすべき役割……175
1. 学会設立までの経緯
2. 学会の活動内容
3. チーム医療における薬剤師の果たす役割
4. おわりに

②かかりつけ薬剤師に求められる情報の交通整理 180
 1.　情報環境の現状とかかりつけ薬剤師の役割
 2.　AE 報告の現状
 3.　AE 情報収集に関する薬薬連携の先駆的事例
 4.　かかりつけ薬剤師に必要な情報リテラシー【中級】
 5.　かかりつけ薬剤師に必要な情報リテラシー【上級】
 6.　安全性情報の確立

4章　かかりつけ薬剤師制度とは

①地域包括ケアシステムの中で求められる薬局業務の方向性 188
②地域包括ケアシステムの構築と保険薬局の現状・環境変化 189
③かかりつけ薬局に認められた診療・調剤報酬と制度の特徴 192
④2018 年度診療・調剤報酬改定の概要 193

コラム・トピック・ワンポイントアドバイス

- 誰もが使える血糖モニタリングシステム
 〜FreeStyle リブレ® への期待〜 11
- 患者の心を把握してますか？　〜PAID を活用した心理的負担の評価〜 16
- 心房細動に対する抗血栓療法　〜薬剤選択の最近の考え方〜 27
- 腸で働く糖尿病薬　〜GLP-1 受容体作動薬とメトホルミン〜 37
- 糖尿病患者の堪え難い神経障害　〜医原性の有痛性神経障害 PPN 〜 43
- 肺炎はまず重症度評価から　〜CURB-65 を用いた肺炎診療〜 47
- フルオロキノロン系処方で確認の癖付けを　〜大動脈瘤，大動脈解離〜 47
- フレイルとサルコペニア 55
- 腎機能異常患者のスタチンとフィブラートの併用の解禁 63
- DOTA（directory observed therapy, short-course） 87
- ESBL 産生菌 130

1章
事例から薬剤師の役割を考える

事例 1　ヘリコバクター・ピロリの除菌で体調不良！？

　71歳女性，2型糖尿病，慢性腎不全，高血圧，脂質異常症，逆流性食道炎，狭心症，変形性腰椎症，変形性膝関節症などのため，施設A（大学病院）と自宅近くの施設B（循環器内科）に通院している．

　施設Aでは，糖尿病関連の腎内分泌代謝内科の薬剤．施設Bでは狭心症関連で通院中．

　今回は逆流性食道炎の胸やけ症状が悪化したため，近医の施設C（消化器内科）で内視鏡検査を受けた際に，ヘリコバクター・ピロリ陽性が確認されたため除菌を開始された．除菌薬内服5日目に当科の定期受診のため来院．来院時の第一声で「ここ数日なんだかダルくて・・・食欲もない」とのこと．採血と聞き取りから，腎不全患者にそのまま投与された除菌薬の処方による副作用の症状であることが判明した．

第1の施設の処方　●●●　施設Aの処方

インスリンリスプロ（ヒューマログ®注ミリオペン®3ml/本）　朝14単位・昼14単位・夕14単位（食直前）
インスリングラルギン（ランタス®注ソロスター®3ml/本）　朝食前16単位・寝る前16単位
メコバラミン（メチコバール®錠500μg）3錠　1日3回 朝昼夕食後
ケトプロフェン貼付剤（ミルタックス®パップ30mg）　1日1回 膝下に
エゼチミブ（ゼチーア®錠10mg）1錠　1日1回 昼食後
ドキサゾシンメシル酸塩（カルデナリン®錠2mg）1錠　1日1回 寝る前
フロセミド（ラシックス®錠40mg）1錠　1日1回 朝食後
硫酸鉄（フェロ・グラデュメット®錠105mg）1錠　1日1回 夕食後
エソメプラゾールマグネシウム水和物（ネキシウム®カプセル20mg）1カプセル　1日1回 朝食後
アルギン酸ナトリウム液（アルロイドG内用液50mg/ml）60ml　1日3回 朝昼夕食間

第2の施設の処方　●●●　施設Bの処方

アスピリン（バイアスピリン®錠100mg）1錠　1日1回 朝食後
ロスバスタチン（クレストール®錠2.5mg）1錠　1日1回 朝食後
テプレノン（セルベックス®カプセル50mg）3錠　1日3回 朝昼夕食後
硝酸イソソルビド（フランドル®テープ40mg）1枚　1日1回 風呂上がりに

オルメサルタン メドキソミル（オルメテック®錠40mg）1錠　1日1回 夕食後
ニフェジピン（アダラート®CR錠20mg）2錠　1日2回　朝夕食後

第3の施設の処方　問題となった施設Cの処方

ボノプラザンフマル酸塩（タケキャブ®錠20mg）2錠　1日2回 朝夕食後
アモキシシリン水和物（サワシリン®カプセル250mg）6カプセル　1日2回 朝夕食後
クラリスロマイシン（クラリスロマイシン錠200mg）4錠　1日2回 朝夕食後

何が問題か？　アプローチの視点

①もともと処方薬剤数が多いのに加え，多施設受診である．
②腎機能が低下している．
③体調不良を定期受診まで相談していない．

● 注目すべき検査値または変化

血算	第1の施設	6週間後 第1の施設
WBC/白血球	7.0	6.1
RBC/赤血球	3.71L	3.82
Hb/ヘモグロビン	10.4L	10.9L
Ht/ヘマトクリット	34.1	34.3
PLT/血小板	22.3	18.1
生化学検査	****	****
アルブミン	3.6L	3.6L
CK(CPK)	131	228H
GOT(AST)	20	18
GPT(ALT)	12	11
クレアチニン	2.82	3.37
尿酸	9.7H	11.6H
尿素窒素	40H	58H
eGFR	13	11

血算	第1の施設	6週間後 第1の施設
グルコース/血糖	258H	297H
TG	285H	147
総コレステロール	171	135L
HDL-コレステロール	39L	47
LDL-コレステロール	88	59L
Na/ナトリウム	143	136
K/カリウム	4.6	4.6
Cl/クロール	106	102
HbA1c(NGSP)	8.1H	8.3H
尿定性	****	****
尿蛋白	2+	1+
尿糖	1+	1+
潜血	-	-

落とし穴の背景

① 3つめの施設Cは，薬局にとっても患者にとっても初めての施設であることを意識して疑義照会するべきであった．

② 既往歴を含む患者情報の収集と記録は当然必要であるが，適時更新することが大事である．

・数年の経過で腎機能低下していることを，本人との会話から，あるいは，検査データを確認することで情報収集ができていればベストであった．

③ 腎機能低下が判明した時点で，腎機能低下に着目した処方薬剤の点検をすべき．

薬剤師のロジカルシンキング

①多施設，多薬剤数であることを意識する．

・処方薬剤数が多いのに加え，多施設受診というのは，現代の高齢者・生活習慣病患者ではありがちなシチュエーションであり，落とし穴が多い．

・糖尿病性腎症で大学病院（施設A）に通院している患者が，狭心症については心臓カテーテル治療が終了して安定期を理由に，大学病院から自宅近くの循環器専門医（施設B）に処方のみで通院することは普通である．

②疾患特有の注意を思い浮かべる．

・担当患者の既往歴や疾患の特徴を意識することは，薬剤アレルギー歴を知ることと同様に重要である．

・この患者の場合，糖尿病性腎症，狭心症など疾患のデパート状態である．

・本症例の場合，利尿薬を処方される数年前は，まだ腎機能は落ちていない状態であった．

・糖尿病は様々な合併症が進展するという特徴を思い浮かべれば，腎機能低下の情報収集は比較的容易なことではある．

③服薬指導は適切か．

・服薬指導というと，つい処方薬の特徴や効能，服薬のタイミングや副作用などを思い浮かべてしまう．

・本症例の場合は医師の側にも，そして薬剤師の側にも「大切な一言」が，患者に伝達できていなかったことが問題と思われる．

・すなわち，医師の側はすでに腎機能が低下していることを薬剤師に伝える．一方，薬剤師は腎機能や肝機能など薬剤代謝排泄経路に関する情報を患者から収集する．そのための「大切な一言」である．

実際の対応

①新規薬剤減量の指示

- 採血結果から薬剤性もしくは摂食不良による腎機能の悪化と薬剤血中濃度上昇による倦怠感，食思不振と判断した．
- 薬剤師と施設Aの医師で電話相談し，腎機能の程度からは新規薬剤3種類とも半分に減量，飲水励行しつつ予定通り内服終了と指示．

②eGFRの情報提供

- 病院や薬局に行く際は，必ず「お薬手帳」を見せるように患者指導，さらに余白に施設Aオリジナルのe GFRアラートスタンプで記入し注意喚起した（図1）．

ワンランクアップの準備と対応策

薬局からポリファーマシー対策を開始する．

- 今回の事案をきっかけに薬局から各医療機関に対してポリファーマシー（多剤併用，多剤処方）対策が開始された．施設Aに対しては胃薬に対する疑義照会が入り削減対応した．

図1 ● eGFRアラートスタンプ

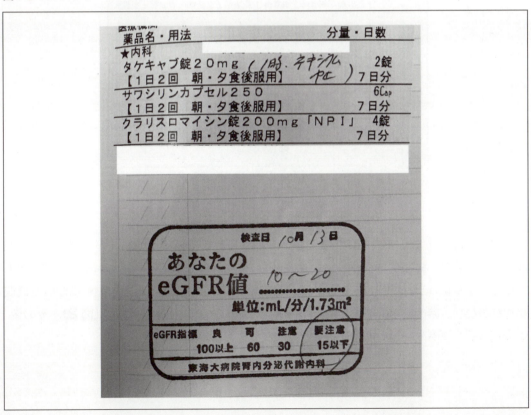

事例 2 何となく活気がないのは低血糖？
～腎機能低下と低血糖～

　78歳男性，20年来の2型糖尿病と糖尿病性腎症による腎不全で，ある病院に通院中であったが，前年の骨折による人工骨頭置換術を契機に血液透析導入となった．血液透析導入後はリハビリ目的に入院透析が可能な病院（施設A）にて約9ヵ月間のリハビリを実施して自宅退院となった．在宅にて訪問看護を受けつつ，今後は糖尿病に関しては当院（施設B）でとのことで透析医からの紹介で受診となった．

　訪問看護師からの情報として，なんとなくボーッとしている患者であり認知症があるようだとの報告を受けつつ聞き取りをしたところ，理学療法士からの情報提供書では度々ふらつきや疲労感に関する記載が目立つこと，持参した血糖自己測定（SMBG）ノートでは明らかな低血糖は認めないものの，朝食前が90前後になることもあり低血糖の存在を疑った**（図1）**．

図1 ●コントロール状態を把握するために記録されたSMBGノート

　そこで施設Bでは24時間の血糖変動を把握するために持続血糖モニタリングシステム（CGM）を装着．同時にミチグリニドは1回2錠から1回1錠に半減し，インスリンデテミルも14単位から10単位に減量した．その結果，CGM装着当日から翌朝にかけて低血糖を認めたが，薬剤減量の結果，翌日からは低血糖は記録されなくなった**（図2）**．その後，低血糖は認めず家族からも活気が出てきたと喜びの声が聞かれた．

図2 ● 血糖プロファイルの変化（薬剤減量当日と翌日以降）

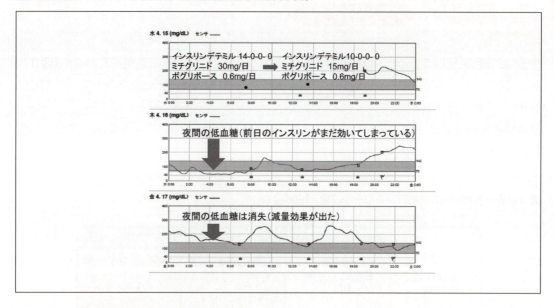

> **第1の施設の処方** ●●● **施設Aの処方**
>
> ミチグリニド（グルファスト®錠5mg）6錠　1日3回 毎食直前
> ボグリボース（ベイスン®錠0.2mg）3錠　1日3回 毎食直前
> インスリンデテミル（レベミル注フレックスペン）　朝食前 14単位

> **第2の施設の処方** ●●● **施設Bの処方（施設Aの処方を変更）**
>
> ミチグリニド（グルファスト®錠5mg）3錠（減量）　1日3回 毎食直前
> ボグリボース（ベイスン®錠0.2mg）3錠　1日3回 毎食直前
> インスリンデテミル（レベミル注フレックスペン）　朝食前 10単位（減量）

何が問題か？ アプローチの視点

① SMBGを実施しているが，毎食前のみの測定なので低血糖の存在に気付いていない**(図1)**.
② 家族もスタッフもふらつきや活気のなさは気になっていたが，認知機能の問題と考えていた.
③ 高齢糖尿病患者の血糖コントロールには下限値が設定されていることを医師もスタッフも意識できていない **(図3)**.

図3 ● 高齢者糖尿病の血糖コントロール目標（HbA1c）

患者の特徴・健康状態		カテゴリーⅠ ①認知機能正常 かつ ②ADL自立	カテゴリーⅡ ①軽度認知障害〜軽度認知症 または ②手段的ADL低下，基本的ADL自立	カテゴリーⅢ ①中等度以上の認知症 または ②基本的ADL低下 または ③多くの併存疾患や機能障害
重症低血糖が危惧される薬剤（インスリン製剤，SU薬，グリニド薬など）の使用	なし	7.0%未満	7.0%未満	8.0%未満
	あり	65歳以上75歳未満 7.5%未満 （下限6.5%） / 75歳以上 8.0%未満 （下限7.0%）	8.0%未満 （下限7.0%）	8.5%未満 （下限7.5%）

（日本糖尿病学会編・著：糖尿病治療ガイド2018-2019，文光堂）

落とし穴の背景

① 施設Aでは血糖コントロールを改善すべく，持効型インスリン療法に加えて内服を併用するなど，近年注目される食後血糖のコントロールに積極的であった.
・処方内容・処方意図に関して薬局も把握し，低血糖の有無を確認するためセルフモニタリングデータであるSMBG手帳の確認もしていたが，毎食前の低血糖がないため安全と判断していた.
② ふらつきや疲労感，活気のなさを，「もういい歳だから」と高齢化に伴う認識能の低下と考えることはしばしば見る光景である.
・医師だけでなく薬剤師を含む医療スタッフも低血糖の知識があり，冷や汗・動悸などの症状を確認していたが，図4や表に示すように高齢者は症状が典型的でないこと，認知症と間違われやすいことが理解されていない.

③高齢者で認知機能やADLの低下，腎機能を含む機能低下を有する患者では，特に厳格な血糖管理は低血糖の恐れがありHbA1cの下限値も設定されているが，本症例では考慮された形跡がない．
・HbA1cは腎性貧血があり正しく血糖推移を反映していないことにも注意すべきである．

図4●低血糖時に自覚される自律神経症状の数

高齢糖尿病患者（65歳以上）と非高齢者糖尿病患者（39〜64歳）における低血糖発現時の自覚症状（発汗，動悸，手の震えなど）の数を比較すると，65歳以上ではほとんど症状がないことがわかる

（Diabetes Care.2009;32:1513-1517より改変）

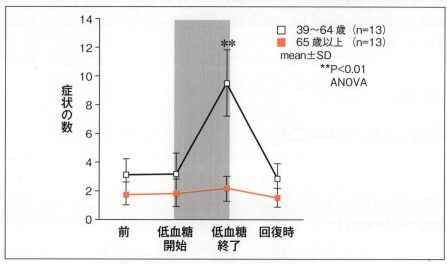

表●高齢者における非典型的な低血糖症状の例

ふらふらする
めまい感
なんとなく落ち着かない
倦怠感
体に力がはいらない
計算や会話がしにくくなる
夜中に異常行動をとる
つじつまが合わない言動

薬剤師の**ロジカルシンキング**

① SMBGはメリットとともに，測定のタイミングのマンネリ化を防ぐこと，測定時に何を観察しているか明確な目的を持って測定しないと，得られる情報量が少なくなることなどの注意点をあらかじめ明確に説明しておく必要がある．

②薬剤特有の注意を思い浮かべる

- 持効型インスリンは，高齢患者や腎不全患者にも比較的安全に使用できるなどのメリット部分は理解され広がっているが，CGMで見ると明け方の低血糖などが見つかることが少なくない．
- 特に本事例では持続時間が24時間程度で弱まるデテミルを選択し，朝投与であったが腎不全患者のため夜間の低血糖を起こしていた．

③服薬指導

- 高齢の腎不全患者が内服とインスリン製剤の併用をしている時点で，低血糖のハイリスクであることから，SMBGの測定のタイミングの注意や工夫を指導すべきである．
- すなわち，高齢者は図4に示すように若年に比べ低血糖になっても自覚症状が出ないことが多く，会話がかみ合わないなど認知症と間違われるケースも少なくないため，家族への教育も必要である．

実際の対応

①薬剤の減量とSMBG観察の工夫

- インスリンを減量し，内服も減量したため安全性は確保された．その後はSMBGのタイミングを工夫してCGMを使わなくとも，血糖のプロファイルを定期的に把握するよう家族やスタッフと情報共有した．

②調剤薬局への情報提供

- 今回のエピソードと処方変更理由について薬剤師へ連絡し，今後は工夫を凝らしたセルフモニタリングデータ観察の必要性を家族に指導したことを情報提供した．

ワンランクアップの準備と対応策

①医療スタッフへの注意喚起

- 高齢者では低血糖の自覚症状も不明瞭になることから，患者に「低血糖はないですか？」と聞いても当てにならない場合があること，図3の活用を注意喚起した．
- 特にHbA1c下限値の存在や認知機能だけでなく，中等度以上のeGFRの低下は特に図3のカテゴリーIIIとして扱うことを考えるべきであり，不用意にSU薬など重症の低血糖を引き起こす薬剤の使用には敏感になる必要があることをミーティングで共有し，患者および家族の啓発に努めた．

コラム

誰もが使える血糖モニタリングシステム　～FreeStyle リブレ®への期待～

- 2016年5月に持続血糖測定（CGM：Continuous Glucose Monitoring）機能を持つ画期的な機器，FreeStyle リブレ®が承認され広がりを見せている．フラッシュグルコースモニタリング（FGM）システムとも呼ばれ，上腕部に貼り付けたセンサーに読み取り機（リーダー）をかざすだけで，衣服の上からリアルタイムに測定することができるというシステムである（**写真**）．
- 正確には，血糖値そのものではなく，皮下の組織間質液のブドウ糖濃度を1分毎に測定して血糖値に換算表示しているが，15分おきに血糖値が記録され，センサー1個で最大14日間の血糖測定が可能である．最大の特徴は，指先穿刺による血糖自己測定（SMBG）によるキャリブレーションが不要であることから，インスリン療法患者の様なSMBGの習慣がない内服患者，あるいはSMBGの手技習得が困難な認知症患者においても，家族などの介護者を通じて血糖変動を確認できることである．また，リーダーとセンサーを合わせた値段も，従来のCGMシステムからは画期的に安価であることも特筆すべき点である．
- 専用機器でデータを回収し，コンピュータ処理して初めて測定データの閲覧が可能となる従来のCGMシステムとは異なり，センサーにリーダーをかざすと，瞬時に直近の血糖値と過去8時間の血糖値の推移，血糖値のトレンドを示す矢印が表示されるため，リアルタイムで血糖値の改善に向けた行動をとることができる．
- 今後FreeStyle リブレ®が全国に普及し，血糖変動を読み解き，患者にフィードバック可能なかかりつけ薬剤師が増えれば，わが国の多忙な中高年の糖尿病患者や在宅の高齢糖尿病患者など，幅広い患者の血糖コントロールの改善と安全性の向上が期待できると思われる．

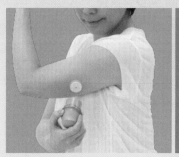
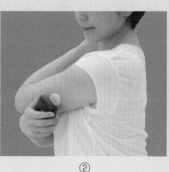
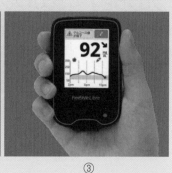

①　②　③

①装着：小型（500円玉サイズ）のセンサーを上腕に装着する．②データの読み取り：衣服の上からでもスキャン可能．③確認：現在の値と過去8時間の履歴，血糖変動の傾向を示す矢印が表示される．
（アボット社提供）

事例 3 　血糖自己測定からみえる患者の心理 〜好きな数字は 139 ？〜

　58 歳女性，2 型糖尿病，脂質異常症，胆石症，アレルギー性鼻炎などのため，施設 A に通院している．

　聾唖者であり，数年前に他院から紹介受診して以来，インスリン治療を継続中．以前は市役所経由でボランティアの手話通訳を伴ってやってきたが，ここ 2 年程度は単独受診が増えている．直近の手話通訳はアレルギー性鼻炎が悪化した時などの年に 2 回程度になっている．以前は歩行運動なども積極的に取り入れ HbA1c は 7％前後を維持していたが，最近の HbA1c は 9〜10％とコントロール不良が継続している．看護師の聞き取りでは最近の食事や運動は変わっていないとのこと．血糖自己測定（SMBG）手帳の記録（**図 1**）を見た主治医は，看護師や管理栄養士を含めた臨時症例ミーティングを提案した．しばらくして調剤薬局からも電話連絡が入った．

　SMBG の虚偽記載についてどう対処したら良いかとの問い合わせであった．

第 1 の施設の処方　●●●　施設 A の処方

インスリンリスプロ（ヒューマログ®注ミリオペン® 3ml/ 本）朝 8 単位・昼 8 単位・夕 8 単位（食直前）
インスリングラルギン（ランタス®注ソロスター® 3ml/ 本）寝る前 24 単位
フロプロピオン（コスパノン®錠　80mg）3 錠　1 日 3 回 朝昼夕食後
メコバラミン（メチコバール®錠　500μg）3 錠　1 日 3 回 朝昼夕食後
エパルレスタット（キネダック®錠　50mg）3 錠　1 日 3 回 朝昼夕食前
ピタバスタチン（リバロ®錠　1mg）1 錠　1 日 1 回 夕食後
エゼチミブ（ゼチーア®錠　10mg）1 錠　1 日 1 回 朝食後
リナグリプチン（トラゼンタ®錠　5mg）1 錠　1 日 1 回 朝食後

図 1 ● SMBG 記録写真（同じ数字パターンが並ぶ）

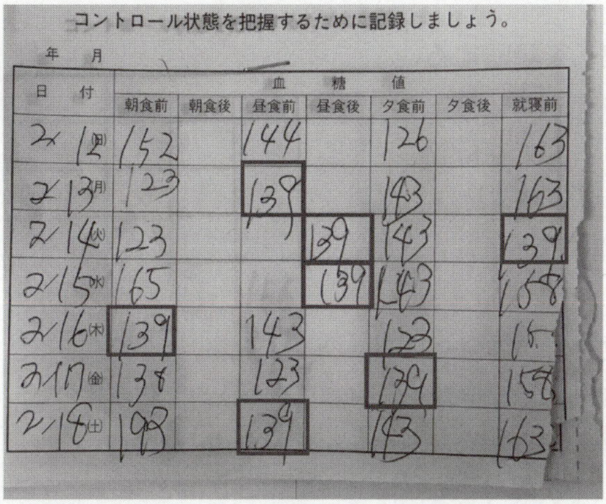

コントロール状態を把握するために記録しましょう。

年　月

日付	血糖値 朝食前	朝食後	昼食前	昼食後	夕食前	夕食後	就寝前
2/12(日)	152		144		126		163
2/13(月)	123		139		143		163
2/14(火)	123			129	143		139
2/15(水)	165			139	143		158
2/16(木)	139		143		123		15[illegible]
2/17(金)	138		123		129		158
2/18(土)	198		139		143		163

何が問題か？ アプローチの視点

①聾唖者であり本来手話通訳が必要なのに，最近は単独受診している．

② SMBG の記録と HbA1c の値に乖離がある．

③医療者側は何が HbA1c 悪化の原因か理由が把握できていない．

落とし穴の背景

①本症例は聾唖者であり，手話通訳を伴って来院していた．ところがこの 1 年ぐらいは単独で来院することが多くなった．症状やデータ以外にも患者の様子の変化に注意を払うことが，ワンランク上の服薬指導につながる．

② SMBG の記録は重要なセルフモニタリングデータである．生活習慣病では HbA1c のような臨床データとセルフモニタリングデータを立体視することで見えてくることもある．

③医師や看護師などには言えないことも，かかりつけ薬剤師には告白することもある．残薬管理や介護者へのフィードバックが可能な薬剤師の役割は大きい．

▍薬剤師の**ロジカルシンキング**▍

①患者の来院時の様子を観察する
- 患者の通院時の様子観察の必要性は，聾唖者だけでなく，例えば高齢者でも同じである．
- 今まで一人で受診していた高齢者が息子や娘を伴って受診した時には，何か困って相談したい，家族から言いたいことがある場合が多い．
- 薬局においても，通院時の様子変化を敏感に感じ取り，何か困っていないか情報を聞き出すのは重要である．

②患者に特有の注意を思い浮かべる
- 本症例の場合，市役所に手話通訳を依頼するには，早期から外来予約日を伝えなければならず，急な予約変更などの場合はやむをえず単独受診となる．
- 単独来院の際は筆談で医療者と会話する必要がある．これは薬局でも同様．
- 主治医は把握していなかったが，実は薬剤師からの情報収集では，夫は糖尿病に対する理解に乏しくやや粗暴な言動が多いようであった．

③服薬指導
- 糖尿病患者では，薬剤師の側でも薬剤服用歴管理指導の一環としてHbA1cなどの臨床データの収集，さらにインスリン使用患者では特にSMBGなどセルフモニタリングデータの確認が求められる．
- 本症例の場合，HbA1cの悪化を不審に思った薬剤師がSMBGのデータを患者に見せてもらい，1ページ中に139や143などの同じ数字が出現しており虚偽記載に気づいた**(図1)**．
- 患者からは本日の外来ではインスリンの投与量は変えないこと，但しSMBG機器の調子が悪いかもしれないので，2週間後にもう一度点検のため再診と言われたことを聞き，患者に筆談で日常会話を持ちかけ，電話連絡となった．

▍**実際の対応**▍

①薬剤師からの情報提供
- 正月の夫婦喧嘩の際に，夫から糖尿病のためにインスリンを注射していること，SMBGをしていることに文句を言われたことがきっかけで，インスリンを打たなくてもなんとかならないか悩んでいた．
- インスリンは打てているし，測定も欠かさずやっているのに血糖が悪化しており，自分の考えではインスリンは効かないので内服薬にならないかと漏らしていた．
  (薬剤師側の受け取り方としては，かなりの頻度で打っていないし，測っていないのであろう．おそらくインスリンから逃れたい言い訳を探しているように感じたと.)

②臨時症例ミーティングの開催
- ミーティングでは，主治医はSMBGが虚偽記載であると見抜いていたこと，さらにそれ

を指摘しては医師患者関係が保てなくなると判断していた.
・薬剤師もSMBGが虚偽記載に気づき,夫のことやインスリンをやめたい現在の患者心境を聞き出し報告した.
・医師からはこれだけ血糖コントロールが悪化していても尿ケトンが陰性であったこと,薬剤師からはSU薬への変更の可能性も残っていること,看護師からは次回受診時にSMBG機器点検の際に壊れていないことを確認しつつ,治療法や生活について悩みがないか聞き取りに誘導することなどが確認された.
・虚偽報告していたことは全員何も言わないことで統一した.

ワンランクアップの準備と対応策

処方変更と一人にさせないチーム医療の開始

・ミーティングの次回来院時,看護師と話し終えた患者に,筆談でインスリンをやめたい気持ちは理解できたこと,いきなり中止ではなく時間をかけて内服に変えていくことの了承を得た.
・薬剤師からの提案を参考にグリメピリドを1mgからインスリンに併用開始すること,インスリンは全て半分に挑戦すること,インスリンをやめるためにも栄養相談を管理栄養士と開始することで治療変更を開始した.
・糖尿病治療に関する心理的負担を理解し,チーム内で共有するためPAID質問票(コラム参照)を用いた調査を実施した.
・現時点では半量のインスリンにできたことが自信につながったのか,虚偽記載は続いているものの,HbA1cは下がり始め,半量インスリンのまま続けたいとの言動が聞かれている.

コラム

患者の心を把握してますか？ 〜PAIDを活用した心理的負担の評価〜

・PAIDは糖尿病に関連する心理的負担に着目して，20項目からなる質問票である．1995年にPolonskyらによって開発され，それをもとに石井らが日本語に翻訳して用いられている**(図2)**．
・それぞれの質問に対して患者自身が，「まったく問題ではない」から「たいへん悩んでいる」までの最低1点から最高5点の5段階で回答する．総得点は20点から最高で100点となり，40点以上は比較的高い心理的負担度を意味する．
・糖尿病に対する思いや，食事・血糖モニタリング，家族や医療従事者との関係など様々な項目で不安や負担を評価することができるため，うつ状態の検出，セルフケア行動や血糖コントロールの改善のために利用される．
・近年は医師，看護師だけでなく，薬剤師や管理栄養士による活用が広がりを見せている．

表1 ● 2型糖尿病患者がインスリン治療に対して抱いているイメージ（2005年 Dawn Japan 調査より）

良いイメージ
・血糖コントロールがよくなる ・体調がよくなる ・合併症が防げる ・主治医や周りの人が勧める
良くないイメージ
・注射は怖い，痛い ・注射は面倒 ・注射器の操作が難しい ・一生打つのがいやだ ・他人に知られるのがいや ・他の人と違うことをするのがいや ・人前で打つのは恥ずかしい ・友達づきあいがしにくくなる ・病気が悪くなっていることだ ・やるべきことをしてこなかった ・低血糖が怖い ・膵臓が働かなくなる ・インスリン治療をする理由が不明 ・家族に心配をかける ・生活が制限，活動範囲狭まる ・何か副作用があると思う

（石井均．糖尿病療養指導に必要な知識3．4.心理行動面を考慮した支援方法．糖尿病の療養指導2008, 81-85, 2008より改変）

図2 ● PAID質問票　Problem Areas in Diabetes Survey (PAID) 糖尿病問題領域質問表

PAID 質問表

答え方：あなた自身の考えでは、以下に示すような糖尿病に関することがらが、あなたにとってどのくらい問題になっていますか？
それぞれの質問項目について、最も当てはまる答えの番号に○をつけて下さい。
例えば、ある質問項目があなたにとって、心配でもなく、当てはまらず、問題になっていなければ、"1"に○をつけて下さい。もし、そのことでたいへん悩んでおられれば、"5"に○をして下さい。それぞれの質問について、1から5の5段階の中から番号で選んで下さい。

1　自分の糖尿病の治療法（食事療法，運動療法，飲み薬，インスリン注射，血糖自己測定など）について
　　私にとってそれは全く問題でない　1　2　3　4　5　私はそのことでたいへん悩んでいる
2　自分の糖尿病の治療法がいやになる
　　私にとってそれは全く問題でない　1　2　3　4　5　私はそのことでたいへん悩んでいる
3　糖尿病を持ちながら生きていくことを考えるとこわくなる
　　私にとってそれは全く問題でない　1　2　3　4　5　私はそのことでたいへん悩んでいる
4　糖尿病の治療に関して、周りの人たちから不愉快な思いをさせられている（たとえば、他人があなたに何を食べるべきか指示するなど）
　　私にとってそれは全く問題でない　1　2　3　4　5　私はそのことでたいへん悩んでいる
5　食べ物や食事の楽しみを奪われたと感じる
　　私にとってそれは全く問題でない　1　2　3　4　5　私はそのことでたいへん悩んでいる
6　糖尿病を持ちながら生きていくことを考えるとゆううつになる
　　私にとってそれは全く問題でない　1　2　3　4　5　私はそのことでたいへん悩んでいる
7　自分の気分や感情が糖尿病と関連しているかどうかが分からない
　　私にとってそれは全く問題でない　1　2　3　4　5　私はそのことでたいへん悩んでいる
8　糖尿病に打ちのめされたように感じる
　　私にとってそれは全く問題でない　1　2　3　4　5　私はそのことでたいへん悩んでいる
9　低血糖が心配である
　　私にとってそれは全く問題でない　1　2　3　4　5　私はそのことでたいへん悩んでいる
10　糖尿病を持ちながら生きていくことを考えると腹が立つ
　　私にとってそれは全く問題でない　1　2　3　4　5　私はそのことでたいへん悩んでいる
11　つねに食べ物や食事が気になる
　　私にとってそれは全く問題でない　1　2　3　4　5　私はそのことでたいへん悩んでいる
12　将来のことや重い合併症になるかもしれないことが心配である
　　私にとってそれは全く問題でない　1　2　3　4　5　私はそのことでたいへん悩んでいる
13　糖尿病を管理していくことから脱線したとき、罪悪感や不安を感じる
　　私にとってそれは全く問題でない　1　2　3　4　5　私はそのことでたいへん悩んでいる
14　自分が糖尿病であることを受け入れていない
　　私にとってそれは全く問題でない　1　2　3　4　5　私はそのことでたいへん悩んでいる
15　糖尿病をみてもらっている医者に対して不満がある
　　私にとってそれは全く問題でない　1　2　3　4　5　私はそのことでたいへん悩んでいる
16　糖尿病のために，毎日多くの精神的エネルギーや肉体的エネルギーが奪われていると思う
　　私にとってそれは全く問題でない　1　2　3　4　5　私はそのことでたいへん悩んでいる
17　糖尿病のせいでひとりぼっちだと思う
　　私にとってそれは全く問題でない　1　2　3　4　5　私はそのことでたいへん悩んでいる
18　自分が糖尿病管理のために努力していることに対して、友人や家族は協力的でないと感じる
　　私にとってそれは全く問題でない　1　2　3　4　5　私はそのことでたいへん悩んでいる
19　自分が今持っている糖尿病の合併症に対処していくことが難しいと感じる
　　私にとってそれは全く問題でない　1　2　3　4　5　私はそのことでたいへん悩んでいる
20　糖尿病を管理するために努力しつづけて、燃え尽きてしまった
　　私にとってそれは全く問題でない　1　2　3　4　5　私はそのことでたいへん悩んでいる

20項目すべての度合いを表す数字に○を付けてありますか，もう一度ご確認下さい．

（石井均．糖尿病医療学入門　第12回　患者がどう考えているかが糖尿病治療行動を決める．糖尿病診療マスター　6：653-659；2008より改変）

事例 4　骨粗鬆症に対する活性型ビタミンD製剤投与と採血 ～最近，喉が渇く！～

　78歳女性，以前から高血圧があり，近医施設A（循環器内科）に内服通院中．腰痛のため，施設B（整形外科）にも通院開始している．腰椎のレントゲン検査で椎体の変形が確認され，骨密度を測定した結果，骨粗鬆症と診断された．施設Bの湿布薬で経過観察するも改善が乏しく，院内処方で活性型ビタミンD製剤投与が開始された．その後，口渇がひどくなり，さらに全身倦怠感などが出現したため，施設Aを受診．その後も症状の悪化を認め，施設C（当院）紹介受診となった．採血の結果，高カルシウム血症と腎機能障害が判明した．

第1の施設の処方 ●●● 施設Aの処方

ニフェジピン（アダラートCR®錠20mg）1錠　1日1回　朝食後
バルサルタン／ヒドロクロロチアジド配合錠（コディオ配合錠MD）1錠　1日1回　朝食後

第2の施設の処方 ●●● 施設Bの処方

ロキソプロフェンナトリウム水和物（ロキソニン®錠　60mg）3錠　1日3回　朝昼夕食後
アルファカルシドール（ワンアルファ®錠1.0μg）1錠　1日1回　朝食後
フェルビナクパップ（セルタッチパップ®70）70mg　1日2回　患部に貼付

第3の施設の処方 ●●● 施設Cの処方

なし．

何が問題か？ アプローチの視点

①もともとの施設Aに加え，多施設受診である．
②整形外科の施設Bでは院内処方なので，かかりつけ薬剤師に処方が伝わっていない．
③サイアザイド系利尿薬と活性型ビタミンD製剤の併用にもかかわらず，その事実が共有されていない．

● 検査値の変化（3ヵ月前受診時と今回受診）

	3ヵ月前 循環器内科	今回 当院受診時
WBC/白血球	7.8	10.9
RBC/赤血球	4.34	5.02
Hb/ヘモグロビン	12.6	14.6
Ht/ヘマトクリット	39.8	44.2
PLT/血小板	19.0	19.6
生化学検査	****	****
アルブミン	3.7	4.3
GOT(AST)	20	42
GPT(ALT)	15	45
クレアチニン	0.63	2.09H
尿酸	測定なし	7.8
尿素窒素	14	38H

	3ヵ月前 循環器内科	今回 当院受診時
eGFR	68	18
グルコース/血糖	95	108
Na/ナトリウム	140	146
K/カリウム	4.4	4.9
Cl/クロール	105	96
Ca	測定なし	12.2
IP	測定なし	3.2
尿定性	****	****
尿蛋白	測定なし	1+
尿糖	測定なし	-
潜血	測定なし	+

落とし穴の背景

①施設Bは，初めての施設であり，本来は疑義照会や服薬指導でかかりつけ薬剤師の出番である．しかし院内処方がなされたため，かかりつけ薬局には情報が入らなかった．さらにお薬手帳も提示されていない．
②高齢者へのNSAIDs連日長期投与は急性腎機能障害のリスクとなるが，今回は薬剤師の監査や服薬指導につながらなかった．
③本来新規の薬剤が開始された場合，サイアザイド系利尿薬と活性型ビタミンD製剤の併用が確認されれば高カルシウム血症の可能性と注意すべき症状，採血の必要性の説明がされるが，今回は採血も実施できていない．

薬剤師のロジカルシンキング

①多施設受診のメリットとともに注意点をあらかじめ説明しておく
- 多施設受診は専門性の高い治療を受けるためにはメリットがある．
- 一方で，施設間での情報共有が困難な場合もあり，日頃から紹介状の活用，お薬手帳の活用（院内処方の場合は特に），飲み合わせの相性という概念などについて注意喚起しておく必要がある．

②薬剤特有の注意を思い浮かべる
- 本例は，サイアザイド系利尿薬と活性型ビタミンD製剤の併用のために高カルシウム血症を引き起こしてしまった事例である．
- 高齢高血圧患者を対象としてサイアザイド系利尿薬を使用した臨床研究（HYVET）でプラセボ群と比較して有意な骨折発症減少を認めたことから，骨粗鬆症を伴う場合はサイアザイド系利尿薬の使用が推奨されている．
- サイアザイド系利尿薬は，遠位尿細管におけるNa^+とCl^-の再吸収を抑制するとともにCa^{2+}の再吸収を促進する作用もあるため，活性型ビタミンD製剤の併用で高カルシウム血症が起こりやすい．

③服薬指導
- サイアザイド系利尿薬を服用している時点で，併用で注意するべき薬剤がある．特に高齢であることから，将来的に活性型ビタミンD製剤の併用があり得ると予測し，あらかじめ注意喚起する．あるいはお薬手帳の活用を徹底する，他院受診で院内処方を受けた場合は連絡を入れるなどの指導が望まれた．
- NSAIDsの連日投与に際しては，年齢や腎機能への注意点などの指導は重要である．

実際の対応

①入院にて薬剤の中止と輸液
- 高カルシウム血症に対し薬剤の中止と輸液による治療を開始した．徐々に血清カルシウム濃度は正常化を認め，腎機能も徐々にではあるが改善を認めた．

②循環器内科，整形外科への情報提供
- 施設Cへの紹介元である施設Aには高カルシウム血症による腎機能障害であること，施設Bには追加薬剤が原因で高カルシウム血症であったこと，さらにお薬手帳の活用とかかりつけ薬局への連絡の必要性を本人と家族に指導したことを，情報提供書に記載した．それぞれ次回の再診日に持参することとした．

ワンランクアップの準備と対応策

①薬局における活性型ビタミンDの啓発活動

- 今回の事例を通じて，高齢患者で比較的多く使用される降圧目的のサイアザイド系利尿薬，骨粗鬆症に対する活性型ビタミンD製剤の頻度は決して少なくないこと，さらには活性型ビタミンD外用剤が乾癬などの皮膚症状に使われることもあり，薬局内で具体的な啓発活動キャンペーンを実施することとなった．

事例 5 毎年，春にワルファリンを調節する患者
～花粉症と PT-INR ～

　58 歳女性，2 型糖尿病，糖尿病性腎症，糖尿病網膜症，高血圧，脂質異常症，心房細動があり，施設 A（当院）と自宅近くの施設 B（循環器内科），施設 C（眼科）に通院している．施設 A では，糖尿病関連の腎内分泌代謝内科，施設 B では狭心症関連，施設 C では糖尿病網膜症と白内障の治療を受けている．最近，耳鼻咽喉科（施設 D）も受診した．

　今回は糖尿病網膜症の出血が急に悪化したため，血糖コントロールや血圧について施設 A の糖尿病担当医と相談するように施設 C の眼科医から言われたとのことで，眼底写真付きの紹介状とともに予定外受診．前回からの急激な悪化を不審に思った施設 A の担当医が PT-INR 測定したところ 4.75 と著明に延長が認められたため，本日のワルファリン内服一時中止の処置をとった．実は施設 B でここ 2 年連続で，アレルギー性鼻炎の起こる春にワルファリンの投与量調節がなされていたとのこと．

　糖尿病網膜症の急激な悪化は，実は施設 D（耳鼻咽喉科）の処方が原因であった．

第1の施設の処方 ●●● 施設Aの処方

リナグリプチン（トラゼンタ®錠 5mg）　1 錠　1 日 1 回 朝食後
インスリンデグルデク（トレシーバ®注フレックスタッチ®3ml/本）　朝食前 10 単位

第2の施設の処方 ●●● 施設Bの処方

ワルファリンカリウム　（ワーファリン®錠 1mg）4 錠　1 日 1 回 夕食後
オルメサルタン メドキソミル（オルメテック®錠 20mg）　1 錠　1 日 1 回 朝食後
ロスバスタチンカルシウム（クレストール®錠 2.5mg）　1 錠　1 日 1 回 夕食後

第3の施設の処方 ●●● 問題となった施設Dの処方

トラニラスト（リザベン®カプセル 100mg）3 錠　1 日 3 回 朝昼夕食後
クラリスロマイシン（クラリス®錠 200mg）2 錠　1 日 2 回 朝夕食後

事例 5 毎年，春にワルファリンを調節する患者～花粉症とPT-INR～

何が問題か？ アプローチの視点

① もともと多施設受診となっているところに，アレルギー性鼻炎と気管支炎で施設Dを新規受診し，トラニラスト（リザベン®）とクラリスロマイシン（クラリス®）の処方が開始された．
② ワルファリンという，特に薬剤相互作用に注意を要する薬剤を服用している．
③ 他施設受診や新規処方について，かかりつけの医師，薬剤師まで報告・相談していない．

● 注目すべき検査値または変化

血算	1月16日	2月23日	血算	1月16日	2月23日
WBC/白血球	7.2	6.8	グルコース/血糖	258H	297H
RBC/赤血球	3.71L	3.82	TG	285H	147
Hb/ヘモグロビン	10.4L	10.9L	総コレステロール	171	135L
Ht/ヘマトクリット	34.1	34.3	HDL-コレステロール	39L	47
PLT/血小板	22.3	18.1	LDL-コレステロール	88	59L
PT-INR	2.10	4.75	Na/ナトリウム	143	136
生化学検査	****	****	K/カリウム	4.6	4.6
アルブミン	3.6L	3.6L	Cl/クロール	106	102
GOT（AST）	20	18	HbA1c（NGSP）	8.1H	8.3H
GPT（ALT）	12	11	尿定性	****	****
クレアチニン	2.82	3.37	尿蛋白	2+	1+
尿酸	9.7H	11.6H	尿糖	1+	1+
尿素窒素	40H	58H	潜血	-	-
eGFR	13	11			

落とし穴の背景

① 施設Dは患者にとって初診施設であるから，既往歴や服用薬剤について医師側が詳しく問診すべきであるにもかかわらず，昨年も他院でアレルギー性鼻炎に対してトラニラストを処方されたことのみを聞き出して処方していた．
② 施設Dの門前薬局も初めての薬局であることから，既往歴を含む患者情報の収集やお薬手帳などの記録確認は当然必要であるが，季節性の疾患による短期間のみとの理解からか十分に聞き取りがなされずに調剤していた．
③ かかりつけの薬局からは，納豆などビタミンKを含む食事について薬剤指導はされていたが，薬剤相互作用について注意点が多いことを患者が理解できていなかった．

薬剤師のロジカルシンキング

①多施設，多薬剤数であることを意識する

- 処方薬剤数が多いのに加え，並存疾患の多い生活習慣病患者では多施設受診が多い．アレルギー性鼻炎，など季節性の疾患を持っている場合，短期間のみ新規の医療施設を利用することがあり落とし穴が多い．
- 特に皮膚科や耳鼻咽喉科は短期間の受診と患者側も考えることが多く，会社帰りや学校帰りなどに突然受診し，次回はまた別の医療機関に受診することを繰り返すことが少なくない．
- 担当患者の既往歴や疾患の特徴だけでなく，季節性や地域性など普段と違った視点を意識することは，思わぬ処方の落とし穴予防に重要である．

②薬剤特有の注意を思い浮かべる

- トラニラストはヒト肝ミクロソームおよび P450 を用いた試験の結果，主として CYP2C9 が代謝に関与することが示されている．
- クラリスロマイシンも同様に CYP3A を阻害するためにワルファリンの代謝を抑制することが報告されている．
- **表1**に示すように，ワルファリンの効果に影響を与える可能性のある薬剤は少なくない．
- 本事例の患者の場合，アレルギー性鼻炎や気管支炎に対する両剤の処方であるから短期間の投与とはいえ安心せず，他剤への相互作用を意識できれば事前に注意喚起できていたかもしれない．

③服薬指導の工夫

- ワルファリンの服薬指導というと，納豆・青汁・クロレラなどついビタミン K を含む食事やサプリメントを思い浮かべてしまう．
- 本症例の場合は昨年も，循環器内科医からは食事内容の遵守については確認されていたが，抗アレルギー薬や抗生物質に関する投薬開始について，患者から医師および薬剤師に伝達できていなかったことが問題と思われる．
- 2箇所以上での調剤薬局での処方となったため，「お薬手帳」は重要である．

実際の対応

①PT-INR測定と原因の考察

- 採血の結果 PT-INR から薬剤性もしくは食事によるワルファリン効果の増強を疑ったが，前月の施設 B 受診の際の PT-INR は 2.10 といつもと変わらないためワルファリンも従来 4mg であったとのこと．食事に関しては自ら納豆などの注意点をしっかり答えられた．
- そこで，施設 B 以外で処方を受けた薬剤での相互作用を疑い聞き取りを実施した．
- その結果，上述のようにトラニラストとクラリスロマイシンを処方されていることが判明

表1 ● ワルファリンの効果に影響を与える可能性のある薬剤（商品名）

■ 併用してはいけない薬剤（併用禁忌）

種類	作用を強める薬	作用を弱める薬
ビタミン剤		メナテトレノン（グラケー）
抗リウマチ薬	イグラチモド（ケアラム，コルベット）	
抗真菌薬	ミコナゾール（フロリード）	

■ 併用に注意が必要な薬剤

種類	作用を強める薬	作用を弱める薬
鎮痛薬	【NSAIDs】ロキソプロフェンナトリウム水和物（ロキソニン）など	
抗うつ薬	【SSRI】パロキセチン塩酸塩水和物（パキシル）など，【SNRI】デュロキセチン塩酸塩（サインバルタ）など，【三環系抗うつ剤】アミトリプチリン塩酸塩（トリプタノール）など	トラゾドン塩酸塩（デジレル，レスリン）
高脂血症薬	シンバスタチン（リポバス），フルバスタチンナトリウム（ローコール），ロスバスタチンカルシウム（クレストール），【フィブラート系】ベザフィブラート（ベザトール）など	コレスチラミン（クエストラン）
消化性潰瘍治療薬	オメプラゾール（オメプラール），シメチジン（タガメット）	
ビタミン剤		【ビタミンK及びビタミンK含有製剤】フィトナジオン（カチーフ），メナテトレノン（ケイツー）など
痛風薬	アロプリノール（ザイロリック），プロベネシド（ベネシッド），ベンズブロマロン（ユリノーム）	
糖尿病薬	【スルホニル尿素薬】グリベンクラミド（オイグルコン），グリメピリド（アマリール）など	
抗アレルギー薬	アミノフィリン（ネオフィリン），オザグレル塩酸塩水和物（ベガ），トラニラスト（リザベン）	
抗腫瘍薬	タモキシフェンクエン酸塩（ノルバデックス），トレミフェンクエン酸塩（フェアストン），ゲフィチニブ（イレッサ），イマチニブメシル酸塩（グリベック）	アザチオプリン（イムラン），メルカプトプリン（ロイケリン）
その他	【骨カルシウム代謝薬】イプリフラボン（オステン） 【アルコール依存症治療薬】ジスルフィラム（ノックビン） 【抗不安薬・睡眠薬】トリクロホスナトリウム（トリクロリール） 【抗リウマチ薬】レフルノミド（アラバ） 【抗生物質】アミノグリコシド系，クロラムフェニコール系，セフェム系，テトラサイクリン系，ペニシリン系，マクロライド系 【抗てんかん薬】フェニトイン（アレビアチン），ホスフェニトインナトリウム水和物（セレニカ），バルプロ酸ナトリウム（デパケン） 【不整脈薬】アミオダロン塩酸塩（アンカロン）など 【内分泌系薬】副腎皮質ホルモン，甲状腺ホルモン，抗甲状腺薬など 【インターフェロン】【痔疾用薬】【酵素製剤】【抗原虫薬】，【抗HIV薬】【抗真菌薬】【抗結核薬】	【血管拡張薬】ボセンタン水和物（トラクリア） 【抗真菌薬】グリセオフルビン（ポンシル，グリセチン） 【抗結核薬】リファンピシン（リファジン）など 【鎮吐剤】アプレピタント（イメンド），ホスアプレピタントメグルミン（プロイメンド） 【抗不安薬・睡眠薬】バルビツール酸系及びチオバルビツール酸系薬剤 【抗てんかん薬】カルバマゼピン（テグレトール），プリミドン（プリミドン）

した.
- また，患者からはトラニラストは1日300mgの処方であったが，鼻炎の症状が激しいため約1週間前から2倍量を服薬していたと申告を受け，トラニラストの薬剤血中濃度上昇とクラリスロマイシン併用による薬剤相互作用の増強と判断した.

②情報提供
- 今回は当日分のワルファリンは内服せず，翌日施設B受診にて再開の目安や再開量について相談することとして情報提供書を作成した.
- 施設Aの担当医から薬剤師に電話相談し，翌日施設Bからの指示が入るであろうことや他の施設からトラニラストとクラリスロマイシンの処方を受けていたことなど説明し，翌日の薬剤指導を依頼した.
- 病院や薬局に行く際は，必ず「お薬手帳」を見せるように患者指導を実施した.

ワンランクアップの準備と対応策

①薬剤変更の提案
- そもそも本症例は，58歳女性，2型糖尿病，糖尿病性腎症，高血圧がある時点でSAMe TT_2R_2 スコア3点以上であり(表2)，最近の考え方からはワルファリンよりもDirect Oral Anticoagulants（DOAC）が推奨される症例となるため，薬剤の変更を検討することも必要と考えられた.

②薬剤相互作用の啓発の開始
- 今回の事案をきっかけに，薬局から患者に対して薬剤相互作用に関する啓発の提案があった．患者個人が薬剤相互作用を注意すべき薬剤を服用している場合，初めての医療機関に受診しても自分の薬剤に支障が出ないか確認する習慣を定着させる良いきっかけにしたい.

表2 ● SAMe TT_2R_2 スコア

S	Sex（女性だと1点）	1
A	Age（60歳未満だと1点）	1
Me	Medical history （※から2項目以上該当すると1点）	1
T	Treatment（リズムコントロール治療中で1点）	1
T	Tobacco use（2年以内の喫煙歴で2点）	2
R	RACE（非白人で2点）	2

※以下の項目のうち，2項目以上該当する場合
高血圧，糖尿病，冠動脈疾患/心筋梗塞，末梢動脈性疾患，うっ血性心不全，脳卒中既往歴，肺疾患，肝もしくは腎疾患

0-1点ならば，ワルファリンによる安定した治療目標域維持が可能.
2点以上では，PT-INRの変動が大きく，ワルファリン治療域維持が困難の可能性が増大.

(The American Journal of Medicine (2014) 127, 1083-1088より改変)

コラム

心房細動に対する抗血栓療法　～薬剤選択の最近の考え方～

- 非弁膜症性心房細動では，脳梗塞のリスク集積による脳梗塞発症率上昇が注目され，ワルファリンなどの抗血栓療法が求められる．その際には，脳梗塞や出血やのリスク評価に基づく適切かつ安全な抗凝固療法を行うために，近年の様々な研究からガイドライン等が用いられている．
- Congestive heart failure, Hypertension, Age ≧ 75, Diabetes mellitus, Stroke/TIAの頭文字をとって命名されたCHADS$_2$スコア（0～6点）が提唱されてきたが，CHADS$_2$スコアはワルファリン療法を考慮する際の高リスク群の評価には適するものの，低リスク群の抽出には限界があるため，CHADS$_2$スコアよりもさらにリスクを細かく評価し，低リスクの群を抽出することを目的にCHA$_2$DS$_2$-VAScスコアが登場した．これらの背景を考慮して，2013年改訂版の心房細動治療（薬物）ガイドラインでは**図1**のような治療法選択フローが掲載されている．**図1**のフローでは，本事例は2点以上でありワルファリンもDOACも同様の推奨となる．一方で，最近ではさらにSAMe-TT$_2$R$_2$スコア**（表2）**など新しい考え方も海外から生まれている．
- 0～1点ならば，ワルファリンによる安定した治療目標域維持が可能と考えられ，2点以上では，PT-INRの変動が大きく，ワルファリン治療域維持が困難の可能性が増大するためDOACが推奨される．本症例では2点以上となり，もともとDOACが推奨されることとなるが，性別や人種の考え方など議論の余地もあり，今後のデータ蓄積に期待したい．このように，虚血リスクと出血リスクを組み合わせて薬剤の選択を行っていることを念頭において，服薬指導に役立てるのもワンランクアップの指導と思われる．

図1 ● 心房細動における抗血栓療法

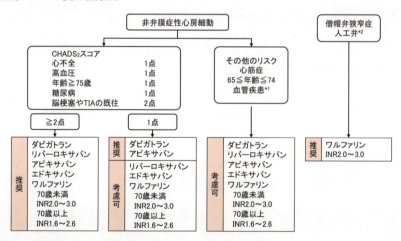

同等レベルの適応がある場合，新規経口抗凝固薬がワルファリンよりも望ましい．
*1：血管疾患とは心筋梗塞の既往，大動脈プラーク，および末梢動脈疾患などをさす．
*2：人工弁は機械弁，生体弁をともに含む．

（日本循環器学会：心房細動治療（薬物）ガイドライン，2013年改訂版から改変）

事例 6 高齢になってもテオフィリンを持続し続けたら ～胸がドキドキ，手がプルプル～

　76歳男性，25年ほど前から痛風や気管支喘息があり近医の施設A（呼吸器内科）に通院していた．10年前の転居に伴い，現在は施設B（近医内科）でテオフィリン徐放錠（ユニフィル®LA 400mg）の処方継続にて通院中．テオフィリン血中濃度は転院して5年ほどで5～6回測定し，いずれも正常範囲であったためそれ以降は測定していない．5年前から時々不安感や動悸を認めるも不整脈などは確認されず，不定愁訴が多いことから不安神経症的な要素が関わっていると考えられ，エチゾラム（デパス®錠0.5mg）を頓用で追加処方されていた．

　今回は，腹部不快感に対しシメチジン（タガメット®錠200mg）を処方されてから，動悸の悪化，手のしびれや震え，むくみが出現したため家族のすすめで施設C受診となった．施設C（当院）でのテオフィリン血中濃度は31.5μg/mlであり，テオフィリン中毒として対応となった．

第1の施設の処方 ●●● 施設Aの処方

テオフィリン徐放錠（ユニフィル®LA 400mg）　1日1回 夕食後
アロプリノール（ザイロリック®100mg）　1日1回 朝食後

第2の施設の処方 ●●● 施設Bの処方

テオフィリン徐放錠（ユニフィル®LA 400mg）　1日1回 朝食後（近医内科に転医後に，夕食後から朝食後に変更されている）
アロプリノール（ザイロリック®100mg）　1日1回 朝食後
エチゾラム（デパス錠0.5mg）　1回0.5mgを不安症状出現時に頓服

第2の施設の追加処方 ●●● 問題となった施設Bの処方

シメチジン（タガメット®錠200mg）　1日2回 朝食後および就寝前

何が問題か？ アプローチの視点

①施設Aから転院した際に，テオフィリン徐放錠の内服が夕食後から朝食後に変更されている．
②テオフィリンの薬剤血中濃度は転院後5年間は測定されていたが，その後測定されていない．
③シメチジン処方時に，テオフィリンとの薬剤相互作用について患者に十分な薬剤説明がされていない．

●検査値の変化（3ヵ月前受診時と今回受診）

	3ヵ月前 施設B	今回 施設C
WBC/白血球	7.4	7.8
RBC/赤血球	4.36	4.58
Hb/ヘモグロビン	12.8	13.2
Ht/ヘマトクリット	39.9	40.1
PLT/血小板	20.1	18.5
生化学検査		
アルブミン	3.7	4.0
GOT(AST)	22	24
GPT(ALT)	25	28

	3ヵ月前 施設B	今回 施設C
クレアチニン	0.81	0.96
尿酸	6.8	7.2
尿素窒素	14	20
eGFR	70.5	58.5
グルコース/血糖	104	106
Na/ナトリウム	138	142
K/カリウム	4.1	4.4
Cl/クロール	98	104
テオフィリン	なし	31.5

落とし穴の背景

①施設Aでは，テオフィリン徐放錠は夕食後内服の指示であったが，施設Bではアロプリノールの内服が朝のためにアドヒアランス改善を目的に，いずれも朝食後で統一されたとの経緯があった．添付文書で夕食後投与と記載されたものを朝食後に変更されれば，本来は疑義照会や服薬指導でかかりつけ薬剤師の出番であった．
②テオフィリン血中濃度は，内服が朝食後に変更後も測定されていたが，いずれも正常範囲とのことでその後測定されなくなっていた．
③シメチジンとテオフィリンとの薬剤相互作用として，テオフィリンの血中濃度上昇の可能性が考えられるが，適切な服薬指導を含む薬剤説明がなされていなかった．

薬剤師のロジカルシンキング

①服薬タイミングと血中濃度の関係を知る

- テオフィリン徐放錠は1日1回投与で比較的安定した血中濃度を確保できるメリットがある．しかしながら，血中濃度モニタリングすなわちTherapeutic drug monitoring（TDM）を実施して，有効安全には注意を要する．
- 有効血中濃度は10～20μg/mlであるが，添付文書によると薬物動態に関し約12時間で最高に達し，消失半減期が約10時間である．それを考えると，本来夕食後に内服すべき薬剤を朝食後に変更した場合，午前中の採血で正常範囲であったとしても，午後には過剰濃度に達する可能性がある．そこで，呼吸器内科専門でない医師に対しては，採血時間を確認するか，服用時間を夕食後に戻すか注意喚起しておく必要がある．

②薬剤特有の注意を思い浮かべる

- 本症例の場合，シメチジンとテオフィリンの併用のためにテオフィリン中毒症状を引き起こしてしまった事例である．テオフィリンは薬局におけるハイリスク薬剤として薬学的管理指導に関する業務ガイドライン（社団法人　日本薬剤師会）を参考に対応をすべきだが，使用患者の多くが高齢化していることも意識する必要がある．
- 実は頓用でエチゾラムが処方された当時も，テオフィリンの血中濃度は上限ギリギリであったことを考えると中毒症状がしばしば出現したものの不定愁訴に間違えられた可能性がある（**図1**）．また，ユニフィル®LAの他にも，テオドール®やテオロング®といった徐放製剤それぞれがtmaxやt1/2を考慮してTDMを設定するように非専門医師との情報連携をとる必要がある．

図1 ●テオフィリン血中濃度と副作用症状の関係

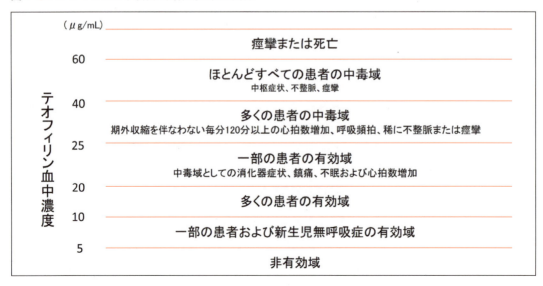

③薬剤変更の提案

- 非専門医が専門医からの紹介を受け，その患者の処方薬をずっと継続し続けることは，日常しばしば起こることである．しかし，患者が高齢になると腎機能や肝機能の低下，体重低下などからむしろ副作用や管理の難しさといったデメリットが出てくる場合も少なくなく，本症例の場合 β_2 刺激薬の吸入やロイコトリエン拮抗薬の内服への薬剤変更を含めた薬剤師からの提案は重要である．
- 非専門医であればなおさら，薬剤師からの適切な時期の適切なアドバイスは大切であり，コミュニケーションスキルとともに大いに活用すべきである．

実際の対応

①入院にて薬剤の中止と血中濃度のモニタリング

- 施設Cでのテオフィリン血中濃度は 31.5 μg/ml であり，いずれの症状や所見もテオフィリン中毒として矛盾しないことから，薬剤の中止と輸液による治療を開始した．
- テオフィリン血中濃度は2日目には 18.0 μg/ml と範囲内に入り，徐々に動悸などの症状も軽快した．

②呼吸器内科による薬剤変更

- 施設Cへの入院後，薬剤中止と同時に気管支喘息の評価と薬剤変更を呼吸器内科に依頼した．ここ数年間喘息発作がないことから，有効血中濃度が狭いテオフィリンを中止した．
- 吸入ステロイド薬は，以前使用しても使い方が今一つであったために結局内服になった経緯を踏まえ，今回は吸入ステロイド薬あるいは吸入ステロイド薬と β_2 刺激薬の合剤で吸入指導を十分に実施し，対応する方針となった．

ワンランクアップの準備と対応策

①薬剤師からの吸入指導の実践活動

- 高齢で比較的喘息症状が落ち着いている患者においては，吸入薬のみへのステップダウンやロイコトリエン拮抗薬内服などへの変更が望まれる場合も少なくない．その際には，吸入指導がその後の効果とアドヒアランスの面からも重要であり，実際に眼の前での実践指導が望まれる．
- 2019年1月時点での，薬剤師のための喘息予防・管理のガイドライン概要（URL参照）にまとめられており，薬局内での指導実践にも役立てることができる．

（http://www.jaanet.org/pdf/guideline_asthma06.pdf）

事例 7 通販の便秘薬を無断で追加し続けた高齢者

　76歳女性，以前から2型糖尿病と高血圧，骨粗鬆症，便秘症があり，近医施設A（内科）に内服通院中．約10年前には自治体のがん検診で便潜血反応陽性があり，大腸カメラを実施したが有意な所見はなしと診断された過去がある．その後も，施設Aで糖尿病薬に加えて便秘薬の処方を受けていたが改善が乏しく，薬剤の増量でも本人としては今ひとつ改善がない状態であった．そのためここ数年は，娘がインターネットを通じた通信販売で追加の便秘薬を購入していた．

　今回，数年前から徐々に腎機能が悪化し最近の採血データでも血清クレアチニンが3点台後半になったため，透析の準備が必要であるとの判断で施設B（腎臓内科）紹介となった．受診後の聞き取りで頑固な便秘に悩まされていることから，大腸の器質的疾患精査目的で大腸カメラを施行したところ大腸メラノーシスの診断（**図1**），さらに市販薬でマグネシウム含有の下剤を長期使用していることもあるため採血したところ，高マグネシウム血症を起こしていることが判明した．

第1の施設の処方 ●●● 施設Aの処方

グリメピリド（アマリール®錠3mg）1錠　1日1回 朝食後
ニフェジピン（アダラートCR®錠40mg）1錠　1日1回 朝食後
オルメサルタン（オルメテック®錠20mg）1錠　1日1回 朝食後
カルシトリオール（ロカルトロール®カプセル0.25 μg）2カプセル　1日2回 朝夕食後
センノシド（プルゼニド®錠12mg）5錠　1日1回 就寝前

第2の施設の処方 ●●● 問題となった市販薬の処方

酸化マグネシウム錠　6錠（成人1日量6錠中の酸化マグネシウム2000mg含有）
　1日1回 朝食後

図1 ●大腸メラノーシスの大腸粘膜写真

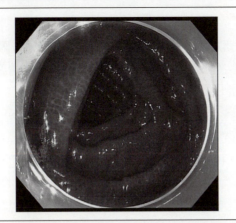

何が問題か？ アプローチの視点

①通信販売で娘が購入しているため，医師やかかりつけ薬剤師に市販薬の内容が伝わっていない．

②長期の便秘に対して，大腸カメラなどの精査や処方に関する消化器内科のコンサルトがされていない．

③結果として酸化マグネシウムと活性型ビタミンD製剤の併用にもかかわらず，その事実が共有されていない．

●検査値の変化（近医内科と今回受診）

	施設A	施設B		施設A	施設B
WBC/白血球	9.1	8.9	eGFR	26	33
RBC/赤血球	4.99	5.27	グルコース/血糖	180H	132H
Hb/ヘモグロビン	15.0	15.6	Na/ナトリウム	144	142
Ht/ヘマトクリット	46.1	48.8H	K/カリウム	4.4	4.3
PLT/血小板	18.5	19.8	Cl/クロール	102	104
生化学検査	****	****	Ca	測定なし	9.0
アルブミン	3.7L	3.7L	IP	測定なし	3.2
CK(CPK)	測定なし	127	Mg	測定なし	5.2
GOT(AST)	測定なし	22	尿定性	****	****
GPT(ALT)	15	15	尿蛋白	測定なし	2+
クレアチニン	3.74	3.62	尿糖	測定なし	1+
尿酸	測定なし	7.8H	潜血	測定なし	-
尿素窒素	30H	25H	HbA1c(NGSP)	7.8H	8.0H

落とし穴の背景

① 1施設目の施設Aは，薬局にとっても患者にとっても唯一の医療機関であり，処方箋内容に関して薬局も把握していた．通信販売での市販薬の購入は患者も家族も申告の必要性を考えておらず，結果として聞き出せていない．
② 長期間の便秘に対してセンノシドの追加増量で経過を見てきたが，効果が悪いにもかかわらず大腸カメラなどの精査や処方内容の変更についての提案や相談ができていない．
③ 本来新規の薬剤が開始された場合，かかりつけ薬局での監査や服薬指導が行われ，酸化マグネシウムと活性型ビタミンD製剤の併用が確認されれば，高マグネシウム血症の可能性を注意すべきである．通常，採血の必要性の説明がされるが，今回は通信販売処方の事実が把握されず実施できていない．

薬剤師のロジカルシンキング

① 近年の法改正で，薬局だけでなくインターネットの通信販売でも薬剤が手軽に手に入るが，メリットとともに注意点をあらかじめ説明しておく必要がある

- 受診しなくても薬剤を購入できる点には，時間や手間を考えるとメリットがある．
- 通信販売はコミュニケーションが一方通行であるから，診断や薬剤の注意点など情報共有が困難な場合が多く，基礎疾患や飲み合わせの相性という概念などについて注意喚起しておく必要がある．

② 薬剤特有の注意を思い浮かべる

- 大腸刺激性下剤であるセンノシドなどは長期間の使用で増量を余儀なくされ，大腸メラノーシスの発生は稀ではない．
- また，長期の連用に際しては，大腸カメラ等の精査が望まれる．
- 本症例の場合，腎機能障害があり，酸化マグネシウムの使用は高マグネシウム血症に注意が必要である．
- 骨粗鬆症に対して処方された活性型ビタミンD製剤は，マグネシウムの消化管吸収と腎尿細管からの再吸収促進のために高マグネシウム血症が助長されたと考えられる．

③ 服薬指導

- 腎機能低下患者が下剤を服用している時点で，下剤の中には注意するべき薬剤があることは指導すべきである．
- 特に本症例では活性型ビタミンD製剤の処方がされた時点での指導が抜けてしまっていた．本来は骨粗鬆症あるいは腎機能低下で活性型ビタミンD製剤の併用があり得ると予

測し，あらかじめ注意喚起あるいはお薬手帳の活用徹底の指導だけでなく，通信販売を含む市販薬でも連絡を入れるなどの指導が望まれた．

実際の対応

①薬剤の中止と消化器内科定期観察
- 大腸メラノーシスに対してセンノシドの投与の中止，下剤のルビプロストンへの変更に加え，1年後に再度大腸カメラの予約を入れ，定期的に消化器内科で下剤の調節を開始した．
- 高マグネシウム血症に対し酸化マグネシウム投与の中止後，明らかな高マグネシウム血症の症状増悪は認めず，徐々に血清マグネシウム濃度は正常化を認めた．

②施設A，調剤薬局への情報提供
- 施設Bへの紹介元である施設Aと薬局には，大腸メラノーシスの事実と酸化マグネシウム服用による高マグネシウム血症があること，薬剤中止と変更について，市販薬であっても医師，薬剤師への連絡の必要性があること，本人と家族に指導したことをそれぞれ情報提供した．

ワンランクアップの準備と対応策

①医療スタッフへの注意喚起
- 薬局では便秘で下剤を処方されている患者に対して，今後，図2のような便秘の分類があり，それに合わせて薬剤が処方されていることの説明を行うこととした．
- 今回の事例を通じて，高齢患者で長期に使用される大腸刺激性下剤の大腸メラノーシスの可能性に関する注意，さらには腎機能低下患者における酸化マグネシウム投与と高マグネシウム血症の関係から，特に血清マグネシウムの測定と高マグネシウム血症の症状の周知を，医師・薬剤師を含む医療スタッフで共有する提案も聞かれた．
- インターネットを通じた市販薬の購入に際しての注意点などを，口頭指導だけでなくミニ冊子にして患者や家族へ配布する案も出ている．

図2● 便秘の分類

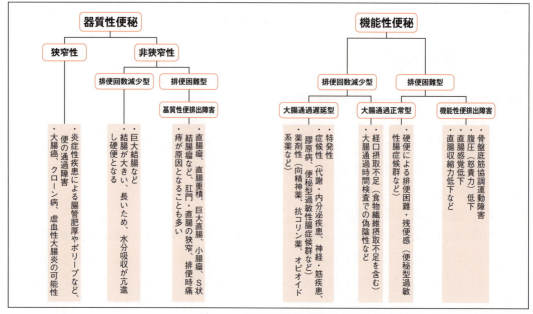

（慢性便秘症診療ガイドライン2017，p3，表1より改変）

表1● 便秘薬

分類		作用	薬剤名	主な薬剤	剤形
浸透圧性下剤	塩類下剤	腸の中に水分を引き寄せて便を柔らかくする	酸化マグネシウム	マグラックス	錠剤
	糖類下剤		ラクツロース（*1）	モニラック	シロップ
	浸潤性下剤		ジオクチルソジウムスルホサクシネート	ビーマス配合錠	錠剤
刺激性下剤	アントラキノン系	大腸の粘膜を直接刺激し，大腸を動かす	センナ	アローゼン	顆粒
			センノシド	プルゼニド	錠剤
	ジフェニール系		ピコスルファートナトリウム	ラキソベロン	液
					錠剤
上皮機能変容薬	クロライドチャネルアクチベーター	腸中へ腸液の分泌を促し，便を柔らかくする	ルビプロストン	アミティーザ	カプセル
	グアニル酸シクラーゼC受容体アゴニスト		リナクロチド（*1）	リンゼス	錠剤
消化管運動賦活薬	5-HT₄受容体刺激薬	胃腸の動きを活発にする	モサプリド（*2）	ガスモチン	錠剤
漢方薬		大腸の粘膜を直接刺激し，大腸を動かす	大黄	大黄甘草湯	顆粒
坐剤		発生する炭酸ガスにより腸運動を亢進させる	炭酸水素ナトリウム・無水リン酸二水素ナトリウム配合	新レシカルボン	坐剤
浣腸		大腸を直接刺激する腸内の潤滑液として作用し，便の流れをスムーズにする	グリセリン	ケンエーG浣腸	浣腸液

*1 「便秘症」での保険適用なし
*2 保険適用名は「便秘型過敏性腸症候群」

コラム

腸で働く糖尿病薬　～ GLP-1 受容体作動薬とメトホルミン～

- 近年，急速に広がりを見せている DPP-4 阻害薬は，GLP-1 の生理作用効果を期待する薬剤であるが GLP-1 を生理的範囲内で増加させる程度であり，あまり消化器症状を訴えることはない．一方，GLP-1 受容体作動薬は薬理量の GLP-1 を外来性に投与するため，用量依存的に迷走神経反射を介して，強力に胃の蠕動運動を抑制する．便秘や GERD 様症状発現頻度の違いに注目すると（表参照），GLP-1 受容体作動薬の胃蠕動運動抑制作用の強弱には薬理量だけでなく作用時間も関係すると考えられている．すなわち，同じエキセナチドでも 1 日 2 回投与型は週 1 回投与型と比べ胃蠕動運動の抑制作用が強い．さらに，網膜症や腎症を合併している患者は，神経障害をすでに有していると考えて，かかりつけ薬剤師においては，GERD 様症状や便秘の出現に対する事前の詳しい説明と投与後の注意深い観察が求められる．
- また最近，腸での働きに注目を浴びているのがメトホルミンである．すなわち，従来は肝臓での糖新生抑制がメトホルミンの主作用と考えられてきたが，最近の研究からメトホルミンは胆汁酸の腸肝循環を阻害することで腸管の L 細胞に作用し GLP-1 の分泌量を増加させるエンハンサーとしての働きが期待されている．さらにメトホルミンの服用が腸内細菌叢の変化を起こし，腸内環境に良い影響を与える可能性の報告もある．一方で，長期間あるいは高用量で服用した場合には，やはり回腸に働きかけビタミン B_{12} の吸収を阻害するため，ビタミン B_{12} 欠乏に注意を要するなど，腸での作用に注意すべき糖尿病の薬が少なくないことに留意したい．

表 2 ● GLP-1 受容体作動薬 消化器症状発現率（％）

	短時間作用型		長時間作用型		
	エキセナチド	リキシセナチド	リラグルチド	エキセナチド（持続性）	デュラグルチド
便秘	10.8%	7.8%	8.5%	8.1%	6.2%
悪心	26.0%	35.7%	6.3%	14.7%	6.1%
嘔吐	9.0%	8.8%	1.4%	8.3%	2.2%
下痢	5.6%	3.3%	4.2%	4.9%	5.8%

（各薬剤インタビューフォーム 国内副作用発現率より引用・抜粋）
※直接比較ではない．

事例 8 腰椎ヘルニアの痛み止めでむくみと脱力？

　69歳女性．もともと糖尿病と高血圧で施設A（近医内科）通院中．また，変形性膝関節症で施設B（整形外科）に通院しデュロキセチン塩酸塩60mg/日を内服していた．施設A，Bともにお互いの処方や臨床データを交換することはなかった．最近，腰椎ヘルニアの症状悪化で下肢の痛みと痺れがあり歩行が困難になって来た．

　今回，施設Bにて変形性膝関節症に対するデュロキセチン塩酸塩60mg/日に加え，プレガバリン150mg/日が追加となった．初日はややふらつきを感じたものの薬局から渡された指導箋に「自分の判断で服用を中止しないこと，急に中止すると，眠れなくなったりすることがある」と記載されていたため，中止せず2日目も内服継続した．その頃から下肢のむくみも自覚．5日目には昼になっても起床しないため家人が部屋を確認したところ，口から唾液を流した状態で発見．家族が声をかけるも意識状態がはっきりとは戻らず，脱力著明のため救急搬送となった．

　搬送後，頭部MRI検査等を施行するも明らかな頭蓋内急性期病変は認めず，精査の結果，腎機能低下患者（施設Aでの定期採血でeGFR 35〜45mL/min/1.73m^2）に対するプレガバリン追加投与の影響と判断し，内服中止するとともに経過観察目的で1泊2日の入院となった．

第1の施設の処方 ● 施設Aの処方

インスリンリスプロ（ヒューマログ®注ミリオペン®3ml/本）朝8単位・昼4単位・夕8単位（食直前）
インスリングラルギン（ランタス®注ソロスター®3ml/本）寝る前16単位
オルメサルタン（オルメテック®錠40mg）1錠　1日1回 朝食後
フロセミド（ラシックス®錠20mg）1錠　1日1回 朝食後

第2の施設の処方 ● 施設Bの処方

デュロキセチン塩酸塩（サインバルタ®カプセル20mg）3カプセル 1日1回 朝食後
プレガバリン（リリカ®カプセル75mg）2カプセル　1日2回 朝夕食後
メコバラミン（メチコバール®錠500μg）3錠　1日3回 朝昼夕食後
ケトプロフェン貼付剤（ミルタックス®パップ30mg）　1日1回 膝に

何が問題か？ アプローチの視点

①施設Aと施設Bの医師が情報共有できていない．
②薬局や施設Bで腎機能低下を把握していなかったうえでの服薬指導だった．
③薬局からの指導箋にある「自分の判断で服用を中止しないこと」との記載のみを患者が重要視した．

落とし穴の背景

①施設Aの腎機能低下を示唆する採血データが施設Bの医師には伝わっていないのと同時に，施設Bで痛みや痺れに対して内服療法をしていることを，施設Aの医師も知らなかった．
②長年通院していた施設Aでは，徐々に変化する採血データであったため，今まで患者に中等度以上の腎機能低下があることを強調して説明していない．その結果，薬局や施設Bでも腎機能低下を把握していないまま，2剤併用開始となった．
③服薬開始後にふらつきを感じたが，服薬指導の際に指導箋をもらい，「自分の判断で服用を中止しないこと」との記載のため中止せず，同時にふらつき症状についての相談も医師あるいは薬剤師にしていなかった．

薬剤師のロジカルシンキング

①対人業務としての患者インタビューや医薬連携を意識する
- 薬剤師に対する，対物業務から対人業務への業務改革が叫ばれる中で重視されるものに，かかりつけ薬剤師による患者インタビューやリスクマネジメントがある．
- せっかく患者から施設A，Bそれぞれに通院していること，処方を受けていることをインタビューしているので，医薬連携に生かすという観点では「お薬手帳をそれぞれの先生に見せて」とか，「似た薬が2剤になるから，注意点は…」といったコミュニケーションスキルが求められた．

②薬歴の活用とモニタリング
- 本症例の場合，施設Bの薬歴からすると疼痛に対する薬剤が2剤併用になることは薬歴管理上一目瞭然ではあるが，これを活用する上で必要なモニタリング項目に関する積極的なプラン立案が望まれる．
- すなわち，事前に予想される症状変化やその際の対応方法はモニタリングプランとして，担当患者に具体的にかつ詳細に説明されるべきである．たとえば，プレガバリンの場合は，眠気，ふらつきだけでなく，体重増加や浮腫などはモニタリングの大切な項目である．

③服薬指導における指導箋の活用方法を考える
- 指導箋は服薬指導の理解を促進し，患者が家に帰ってからも見直すことができる有用なツールであり，その活用が浸透している．一方で，手渡せば指導終了となるケースや，あるいはその内容のみが一人歩きしてしまい，疑問点を医師や薬剤師に聞かずに，指導箋の中だけで自己解決してしまう傾向の患者も少なくない．
- 実際，プレガバリンの指導箋には腎臓が悪い方は相談するように書かれているが，患者に腎機能低下の自覚がなければ本症例のように読み流されてしまう．今後オンライン化も期待される服薬指導であるが，かかりつけ薬剤師による患者目線でのインタビューが求められる．

実際の対応

①施設Bへの情報提供
- 今回の救急搬送後の精査結果とともに，今回のエピソードが腎機能低下患者に対するプレガバリン投与による濃度上昇が原因と考えられたことを情報提供した．

②薬局への情報提供
- 今回は追加して期間が短かったことから，プレガバリン投与は中止したこと，もし再開するならば腎機能に合わせる必要があることから，今後は採血結果を患者に持参してもらうことが必要であることも情報提供した．

ワンランクアップの準備と対応策

①鎮痛薬に不慣れな日本と近年の現状

- 先進国の間では1人当たりのオピオイド系鎮痛薬消費量が低い日本であったが，2010年前後から処方量が増加してきている．
- 疼痛を抱えながらの社会生活は困難なものであるが，従来の日本的な考え方による，米国を中心とするオピオイド系鎮痛薬の乱用や中毒患者への懸念から，鎮痛薬の処方自体にブレーキをかけてきた．しかし近年は高齢化に伴い癌による疼痛だけでなく，整形外科的な疼痛や糖尿病に伴う神経障害性疼痛などに数多くの鎮痛薬が処方されるようになった．

②近年処方数が伸びている鎮痛薬の知識の整理

- プレガバリン，デュロキセチン塩酸塩，トラマドール塩酸塩は特に処方数が伸びており，併用に際しては注意点も少なくない（**表1**）．
- プレガバリンは，末梢神経のシナプス前細胞に存在するカルシウムイオンチャネルに結合し，興奮性神経伝達物質の放出を抑制することで疼痛刺激伝達を抑制する．この新しい作用機序により疼痛を抑制できるため，難治性の慢性疼痛患者に処方される機会が増えている．また神経障害性疼痛が改善ない場合にはデュロキセチン塩酸塩と併用される場合も少なくない．
- デュロキセチン塩酸塩も近年伸びているセロトニン・ノルアドレナリン再取り込み阻害薬（SNRI）である．糖尿病性神経障害や変形性関節症などの適応に対して広がりを見せているが，疼痛に対する作用機序が異なるためプレガバリンと併用される症例はしばしば見受けられる．
- セロトニン作用薬としてのトラマドール塩酸塩が配合されているトラマドール塩酸塩／アセトアミノフェン配合錠はデュロキセチン塩酸塩との併用は添付文書でも併用注意に挙がっており，常に注意を払う必要がある．
- 上記を踏まえて，今後ますます増加する高齢者の疼痛にも安全に投薬継続できるような薬剤管理の工夫と視点が，かかりつけ薬剤師には求められている．

表1 ● 知っておきたい鎮痛薬の知識

	トラマドール塩酸塩/アセトアミノフェン配合錠 (トラムセット配合錠)	プレガバリン (リリカ)	デュロキセチン塩酸塩 (サインバルタ)
作用機序	μ-オピオイド受容体への結合 セロトニン・ノルアドレナリン再取り込み阻害作用	神経細胞へのカルシウム流入抑制	セロトニン・ノルアドレナリン再取り込み阻害作用
適応症名	非がん性慢性疼痛 抜歯後の疼痛 ※非オピオイド鎮痛薬で治療困難な場合のみ	神経障害性疼痛 線維筋痛症性疼痛	糖尿病性神経障害に伴う疼痛 線維筋痛症に伴う疼痛 慢性腰痛症に伴う疼痛 変形性関節症に伴う疼痛
代謝/排泄	肝代謝/腎排泄	ほとんど代謝を受けない/腎排泄	肝代謝/腎排泄
併用	本剤+プレガバリン 記載なし(注1) 本剤+デュロキセチン塩酸塩 併用注意	本剤+トラマドール塩酸塩/アセトアミノフェン 併用注意 本剤+デュロキセチン塩酸塩 記載なし	本剤+トラマドール塩酸塩/アセトアミノフェン 併用注意 本剤+プレガバリン 記載なし
注意すべきポイント	・肝障害・腎障害のある患者: 肝機能又は腎機能の悪化,血中濃度上昇のおそれあり. ・デュロキセチン塩酸塩との併用: セロトニン症候群があらわれるおそれがある. 痙攣発作の危険性を増大させるおそれがある. ・眠気,めまい,意識消失が起こることがあるので,本剤投与中の患者には自動車の運転等危険を伴う機械の操作に従事させないよう注意すること.なお,意識消失により自動車事故に至った例も報告されている. (注1) プレガバリンとオピオイド系鎮痛薬との併用にて,呼吸不全,昏睡がみられたとの報告あり. (プレガバリン添付文書にて記載あり.)	・腎機能障害のある患者: 血中濃度上昇のおそれあり. ・オピオイド系鎮痛剤との併用にて,呼吸不全,昏睡が見られたとの報告あり. ・めまい(20%以上),傾眠(20%以上),意識消失(0.3%未満)が現れることがあるので注意する. ・本剤の投与によりめまい,傾眠,意識消失等があらわれ,自動車事故に至った例もあるので,本剤投与中の患者には,自動車の運転等危険を伴う機械の操作に従事させないよう注意すること.特に高齢者ではこれらの症状により転倒し骨折等を起こした例があるため,十分に注意すること.	・軽度から中等度の肝障害のある患者: 肝障害の悪化,血中濃度上昇のおそれあり. ・軽度から中等度の腎障害のある患者: 本剤の血中濃度上昇のおそれあり. ・トラマドール塩酸塩/アセトアミノフェンとの併用: セロトニン症候群があらわれるおそれがある. 痙攣発作の危険性を増大させるおそれがある. ・眠気,めまい等が起こることがあるので,自動車の運転等危険を伴う機械を操作する際には十分注意させること.また,患者に,これらの症状を自覚した場合は自動車の運転等危険を伴う機械の操作に従事しないよう,指導すること.

(各薬剤添付文書より作成)

コラム

糖尿病患者の堪え難い神経障害　〜医原性の有痛性神経障害PPN〜

- 糖尿病神経障害は，表に示す多発性神経障害と単発性神経障害に分類され，臨床的に高頻度にみられるのは多発性神経障害である．ここでは，思わぬ落とし穴からトラブルに発展しかねない，医原性の有痛性神経障害である治療後（有痛性）神経障害(post-treatment painful neuropathy: PPN)について解説する．長期間にわたりコントロール不良の高血糖が続いた患者では，短期間で急速に血糖値を下げると数週〜数ヵ月後にピリピリ感やジンジン感といった電激痛や，アロディニア（正常では痛みを起こさない非侵害刺激により起こる異痛）など堪え難い痛みなどを引き起こすことがあり，PPNと呼ぶ．PPNが軽症の場合は，血糖コントロールの継続と生活習慣の改善で軽快するが，重症の場合はトラブルに発展する場合がある．
- 治療としては，非ステロイド性消炎鎮痛薬は軽症例でのみ有効とされ，中等度以上の場合は，三環系抗うつ薬，プレガバリン，デュロキセチンなどが推奨されるものの，症状が軽快しない例も少なくない．このようなPPNは，厳格な糖尿病治療を開始する前に，すでにピリピリ，チクチクといった神経症状を有する症例で特に出現しやすい．したがって，治療開始前に十分な問診を行い，コントロール不良が続いていた症例では急激な血糖値の改善を避けることが望ましい．また，インスリン治療などの厳格な治療を開始すると共に症状が悪化するため，強い不安を訴えることが多いので，かかりつけ薬剤師においては患者の訴えをじっくり傾聴し，必ず改善することを説明して不安を取り除くようにサポートすることも重要である．

表2 ● 糖尿病神経障害の分類

分類		症状
多発性神経障害	感覚運動神経障害	感覚鈍麻，しびれ感，錯感覚，冷感錯感覚，自発痛，アロディニア
	自律神経障害	起立性低血圧，発汗異常，消化管機能障害（便秘，下痢，胃不全麻痺），勃起障害，膀胱機能障害，瞳孔機能異常，無自覚低血糖
	急性有痛性神経障害	治療後神経障害
単発性神経障害	脳神経障害	顔面神経麻痺，聴神経麻痺，外眼筋麻痺（動眼，滑車，外転神経麻痺など）
	体幹・四肢の神経障害	尺骨神経麻痺，腓骨神経麻痺，体幹の単発性神経障害
	糖尿病性筋萎縮	片側〜両側性臀部・大腿部筋萎縮，筋力低下を呈し疼痛を伴う

（糖尿病診療ガイドライン2016より改変）

事例 9　孫がインフルエンザで，祖父が発熱したら？ 〜適切な対応を考える〜

　68歳男性，高血圧，糖尿病，慢性便秘症の既往があり，施設A（循環器内科）でアムロジピン，メトホルミン，酸化マグネシウムを処方されている．先週発熱，咳，鼻汁，のため施設B（近医内科）受診．問診でインフルエンザワクチンは未接種であること，孫が受診2日前にインフルエンザBと診断されていたことを伝えたところ，インフルエンザ迅速抗原検査を施行された．迅速検査の結果は陰性であり風邪の診断で，レボフロキサシンとロキソプロフェンが投与された．その後一度解熱は得られたものの，2日前から再び発熱，黄色痰，吸気時胸痛，呼吸困難などの症状のために施設C（当院）の救急外来を受診した．

　受診時は意識清明，血圧140/80mmHg，脈拍110回/分，呼吸数31回/分，体温38.6℃，酸素飽和度93％．左胸肺底部に粗いクラックルを認めた．白血球は14000/μL，CRP 14.0mg/dLであり肺炎であることが判明．喀痰のグラム染色を行うとグラム陽性双球菌が認められ，肺炎球菌尿中抗原検査も陽性であったことから，インフルエンザ後の肺炎球菌性肺炎と考えられた．低酸素があり，CURB-65スコアが2点であることから血液培養2セットを採取したのちに，入院しアンピシリンの投与を開始した．

第1の施設の処方　●●●　施設Aの処方

アムロジピン（ノルバスク®OD錠5mg）　1錠　1日1回　朝食後
メトホルミン（メトグルコ®錠250mg）　2錠　1日2回　朝夕食後
酸化マグネシウム（マグミット®錠330mg）　3錠　1日3回 朝昼夕食後

第2の施設の処方　●●●　施設Bの処方

レボフロキサシン（クラビット®錠500mg）　1錠　1日1回　朝食後
ロキソプロフェンナトリウム水和物（ロキソニン®錠）　3錠　1日3回 朝昼夕食後

何が問題か？ アプローチの視点

①基礎疾患のある高齢者なのにインフルエンザワクチンを接種していない．
②家族のインフルエンザに濃厚接触後の発熱であるのに，迅速検査が陰性の結果から風邪と診断．
③風邪の診断であるのに，抗菌薬であるレボフロキサシンを投与し，さらにロキソプロフェンも投与．

落とし穴の背景

①施設Aでは，糖尿病という基礎疾患がある高齢者であることから，インフルエンザワクチンを毎年，さらに65歳時に肺炎球菌ワクチンを予め接種しておくべきであった．
②迅速検査の感度が必ずしも高くないことを鑑みると，本来は高齢の糖尿病患者，同居の孫との接触歴を考慮に入れ，迅速検査が陰性でも初回受診時に臨床的にインフルエンザと診断してノイラミニダーゼ阻害薬を投与するべきケースであった．
③本来ウイルス性疾患に抗菌薬は無効である．さらにレボフロキサシンとロキソプロフェンの併用は副作用の危険がある．またレボフロキサシンは酸化マグネシウムと同時に服用すると吸収が阻害されるため，内服時間を2時間あける必要があるが，これらの疑義照会がなされていない．

薬剤師のロジカルシンキング

①ワクチンに対する考え方をあらかじめ患者に教育しておく
・ワクチンを接種することで感染や重症化を防ぐことが期待されることを，日常で患者教育することが大切．

②インフルエンザ迅速検査の注意点を思い浮かべる
・RT-PCRと迅速検査キットのインフルエンザ診断の比較についてのメタ解析（2012年発表）では，キットではインフルエンザA型で感度約65％，B型で約52％であり，陽性の場合の確定診断は何も問題はない一方で，陰性であっても約半分が陽性である可能性を常に念頭におく必要がある．
・診断に際しては迅速検査の結果を参考にしつつも，接触状況，臨床症状や経過などから総

③抗菌薬やNSAIDsの適正使用と注意点を思い浮かべる

- ウイルス性疾患に抗菌薬は無効であるので，そもそも風邪の診断にレボフロキサシンは不適切である．
- レボフロキサシンとNSAIDsの併用は中枢神経系の副作用と関連があるとされているため避けるべきである．
- NSAIDsは糖尿病，脱水の可能性のある患者には避けるべきであり，特にインフルエンザに用いる解熱薬としてはアセトアミノフェンが望ましい．

実際の対応

①入院にて抗菌薬の調節
- 血液培養陰性，喀痰培養でペニシリン感受性の肺炎球菌が分離された．
- アンピシリンの静脈投与開始後3日目には経口薬のアモキシシリンへ変更可能であった．

②施設A，施設Bへの情報提供
- 退院後初回の施設C外来受診時にインフルエンザワクチンと肺炎球菌ワクチンを投与し，今回の経過を第2の施設である施設Bへ送付し，同様に薬局に対してもお薬手帳を使って連絡を実施した．
- 施設A主治医には5年後に肺炎球菌ワクチン再接種とインフルエンザワクチンは毎年打つべきであることを説明し，紹介状を送付して当院での診療は終診となった．

ワンランクアップの準備と対応策

薬局におけるワクチンの啓発活動
- 今回の事例を受けて薬局でも，高齢患者や易感染性，重症化が危惧される患者を中心に毎年のインフルエンザワクチンや5年毎の肺炎球菌ワクチンに関する具体的なキャンペーンを実施することとなった．
- さらに，風邪の症状の時に安易に抗菌薬を希望することは，不適切な抗菌薬投与や耐性菌の発生につながることをチラシにして啓発活動を行った．

コラム

肺炎はまず重症度評価から　～CURB-65を用いた肺炎診療～

・肺炎患者のスコア化の一つの方法であり，各1点で2点以上は入院適応，3点以上はICU管理が望ましいとされている．これにより，不必要な入院が避けられる一方で，重症化による死亡を未然に防ぐことを目的に普及が進んでいる．

Confusion（昏迷）	見当識障害
Uremia（尿毒症）	BUN＞20mg/dL
Respiratory rate（呼吸数）	呼吸数　30回/分以上
Blood pressure（血圧）	収縮期血圧 90mmHg以下あるいは拡張期 50mmHg以下
65	65歳以上

トピック

フルオロキノロン系処方で確認の癖付けを　～大動脈瘤，大動脈解離～

・2019年1月，ニューキノロンであるフルオロキノロン系抗菌薬の添付文書について，厚生労働省から使用上の注意の改訂指示が出された．フルオロキノロン系抗菌薬と大動脈瘤，大動脈解離との関連性を示唆する疫学研究などが報告されたためで，改訂のポイントは以下のとおり．
広く処方される薬剤であるだけに，かかりつけ薬剤師として新たな注意点の啓発が重要となってくる．

① 「慎重投与」に，「大動脈瘤又は大動脈解離を合併している患者，大動脈瘤又は大動脈解離の既往，家族歴若しくはリスク因子（マルファン症候群等）を有する患者」を追記．
② 「重要な基本的注意」に，観察を十分に行うとともに，腹部，胸部又は背部に痛み等の症状があらわれた場合には直ちに医師の診察を受けるよう患者に指導する旨，上記①に該当する患者では，必要に応じて画像検査の実施も考慮する旨を追記．
③ 「重大な副作用」に「大動脈瘤，大動脈解離」を追記．

2章
すぐに役立つ疾患・薬剤ガイド

「かかりつけ薬剤師」が高齢者と腎機能障害患者を救う！

　2章は，高齢者や腎機能障害患者に不可欠な，薬剤ごとの副作用や注意点，腎機能に合わせた投与量など，領域ごとに見やすい「表」にまとめた．同時に，専門医からのワンポイントアドバイスや注意のポイントの簡潔な「解説」も載せた．

　①まだ窓口や調剤に不慣れな薬剤師には辞書としての利用法，②ベテラン薬剤師には新薬の知識や疾患の最新情報を得る手助けに利用してほしい．③最新処方の組み立てやブラッシュアップに活用できるように，様々な工夫を凝らしているので研修医や非専門医にも上手に活用していただきたい．

　高齢患者や腎機能低下患者が，在宅で療養することが当たり前になったわが国の現状で薬剤の疑義照会から服薬指導に到るまで，超多忙を極める「かかりつけ薬剤師」が，業務中に一瞬で薬剤名からチェック可能となる「索引」と「表」，自宅のベッドでさらに掘りさげて学びたい時の「解説」とがスムーズにリンクできるように工夫している．

　「表」と「解説」のリンクを活用して，「表→解説」，また「解説→表」と，何度も行き来していくうちに，いつの間にか患者を守り導くに十分な知識が自分のものになっていることに気づくだろう．ぜひ使いこなしてほしい．

解説で以下のマークを付けた文章は，特に注目してほしい．

- 👉 **ベーシック**：処方箋を受け入れた時点で，既往歴，併用薬などをチェックし，必要に応じ疑義紹介すべきポイント．
- 👥 **フォローアップ**：処方継続する上で，かかりつけ薬剤師が気にしておくべきポイント．
- ★ **ワンランクアップ**：処方意図や薬剤選択の理解の上で，知って得する納得ポイント．

1. 糖尿病薬剤ガイド

	代表的な一般名	製品名	主な副作用や注意点	推奨される使用法
スルホニル尿素薬 (SU薬)	グリクラジド	グリミクロン	低血糖とそれが遷延するリスク	可能であれば使用を控える 代替薬としてDPP-4阻害薬を考慮
	グリベンクラミド	オイグルコン ダオニール		
	グリメピリド	アマリール		
ビグアナイド薬	ブホルミン塩酸塩	ジベトス	低血糖，乳酸アシドーシス，下痢	可能であれば使用を控える 高齢者に対して，メトホルミン以外は禁忌
	メトホルミン塩酸塩	メトグルコ		
チアゾリジン薬	ピオグリタゾン塩酸塩	アクトス	骨粗鬆症・骨折（女性），心不全	心不全患者，心不全既往者には使用しない 高齢者では，少量から開始し，慎重に投与する
αグルコシダーゼ阻害薬	アカルボース	グルコバイ	下痢，便秘，放屁，腹満感	腸閉塞などの重篤な副作用に注意する
	ボグリボース	ベイスン		
	ミグリトール	セイブル		
SGLT2阻害薬	イプラグリフロジンL-プロリン	スーグラ	重症低血糖，脱水，尿路・性器感染症のリスク	可能な限り使用せず，使用する場合には慎重に投与する
	ダパグリフロジンプロピレングリコール水和物	フォシーガ		
	ルセオグリフロジン水和物	ルセフィ		
	トホグリフロジン水和物	デベルザ アプルウェイ		
	カナグリフロジン水和物	カナグル		
	エンパグリフロジン	ジャディアンス		
DPP-4阻害薬	シタグリプチンリン酸塩水和物	ジャヌビア グラクティブ	便秘，空腹，腹部膨満	SU薬との併用は，低血糖に注意し減量する
	ビルダグリプチン	エクア		
	アログリプチン安息香酸塩	ネシーナ		
	リナグリプチン	トラゼンタ		
	テネリグリプチン臭化水素酸塩水和物	テネリア		
	サキサグリプチン水和物	オングリザ		
	アナグリプチン	スイニー		
	トレラグリプチンコハク酸塩	ザファテック		
	オマリグリプチン	マリゼブ		
GLP-1受容体作動薬	エキセナチド	バイエッタ	便秘，悪心，下痢	インスリンの代替とはならないため，インスリン依存状態にある患者は避ける SU薬との併用は，低血糖に注意し減量する
		ビデュリオン		
	リラグルチド	ビクトーザ		
	リキシセナチド	リキスミア		
	デュラグルチド	トルリシティ		
速効型インスリン分泌促進薬	ナテグリニド	スターシス ファスティック	低血糖	可能であれば使用を控える 代替薬としてDPP-4阻害薬を考慮
	ミチグリニドカルシウム水和物	グルファスト		
	レパグリニド	シュアポスト		
スライディングスケールによるインスリン投与	すべてのインスリン製剤	ヒューマリン ノボラピッドなど	低血糖のリスクが高い	高血糖性昏睡を含む急性病態を除き，可能な限り使用を控える

	Ccr(mL/分)			HD（透析）
>50	10～50	<10		
20～160 mg　分1～2				
1.25～10 mg　分1～2	重篤な腎機能障害患者は禁忌（SU剤は腎機能が低下すると一定の臨床効果が得られないうえ，低血糖などの副作用を起こしやすいため，重篤な腎機能障害患者はインスリン治療に切り替える）			
維持量 1～4 mg 最大投与量 6 mg 分1～2				
100～150 mg　分2～3	Ccr 70 mL/分未満は低血糖のみでなく乳酸アシドーシスの危険があるため禁忌			
500～2,250 mg　分2～3	Ccr＜45　慎重投与　Ccr＜30　禁忌			
15～45 mg　分1	慎重投与	わが国では禁忌（海外では常用量で使用可能）		
150～300 mg　分3	腎機能正常者と同量を慎重投与			
0.6～0.9 mg　分3				
150～225 mg　分3				
50～100 mg　分1	中等度腎機能障害患者では本剤の効果が十分に得られない可能性があるので投与の必要性を慎重に判断すること ＊添付文書ではeGFRを用いて記載されているため，表は目安として記載	高度腎機能障害患者又は透析中の末期腎不全患者では本剤の効果が期待できないため，投与しないこと		
5～10 mg　分1				
2.5～5 mg　分1				
20 mg　分1				
100 mg　分1				
10～25 mg　分1				
50～100 mg　分1	30≦Ccr＜50： 25～50 mg 分1 Ccr＜30： 12.5～25 mg 分1	12.5～25 mg　分1		
50～100 mg　分1～2	腎機能正常者と同じか50 mg 分1を慎重投与			
25 mg　分1	Ccr≧30：12.5 mg　分1 Ccr＜30：6.25 mg　分1	6.25 mg　分1		
5 mg　分1				
20～40 mg　分1	腎機能正常者と同じ			
2.5～5 mg　分1	2.5 mg　分1　に減量して慎重投与			
200～400 mg　分2	Ccr≧30：200～400 mg　分2 Ccr＜30：100 mg　分1	100 mg　分1		
100 mg　週1	10≦Ccr＜30 禁忌 30≦Ccr＜50：50 mg 週1	禁忌		
25 mg　週1	10≦Ccr＜30：12.5 mg 週1 30≦Ccr＜50：25 mg 週1	12.5 mg　週1		
1回5～10μg 1日2回朝夕食前皮下注	クレアチニンクリアランス：30 mL/分未満は慎重投与	禁忌		
2 mg　週1回皮下注				
1日0.3 mgから開始 0.9 mg1日1回皮下注	腎機能正常者と同じ			
1日10μgから開始 20μg1日1回朝食前皮下注	クレアチニンクリアランス：30 mL/分未満は慎重投与			
0.75mg　週1回皮下注	腎機能正常者と同じ			
270～360 mg 分3　食直前	減量の必要ないが慎重投与	低血糖が起こりやすいため禁忌		
15～30 mg 分3　食直前	半減期が延長し低血糖を起こしやすいため慎重投与であるが血糖値をモニターしながら投与可能			
0.75～3 mg 分3　食直前	腎機能正常者と同じだが重度の腎障害では慎重投与			

インスリンは腎機能低下とともに代謝低下による効果増大が起こるので適宜減量が必要となる．
一般的な透析液の場合血糖値が100～150 mg/dLに近づくため透析時の減量も必要

解説 1. 糖尿病薬剤ガイド

◎専門医からのワンポイント

＊低血糖リスクへの配慮
- 75歳以上の高齢者は当然だが，フレイルな高齢者では特に低血糖のリスクを考慮し，糖尿病治療薬の使用は慎重に行う．【ワンポイントアドバイス】
- 以前から投与中の経口血糖降下薬に関しては，副作用に注意しながら，投与継続を考慮するが，特に腎機能低下や認知機能低下に関する評価を定期的に行う．
- これらの機能低下が認められた場合，特にSU薬など重篤な低血糖が危惧される薬剤，ビグアナイド薬やSGLT2阻害薬などシックデイ対応が重要となる薬剤は漫然と投与継続せず，躊躇せず代替薬への変更を考量する．

＊抗精神病薬での注意
- 一般に高齢者で認知症の周辺症状（夜間せん妄など）に対して抗精神病薬か投与されることがあり，血糖上昇に注意すべきものが少なくない．
- オランザピンやクエチアピンは糖尿病患者に禁忌となっており注意を要する．

＊抗アルドステロン薬，レニン阻害薬での注意
- エプレレノンは微量アルブミン尿又は蛋白尿を伴う糖尿病では，高カリウム血症の危険から禁忌．
- アリスキレンは腎機能悪化および高カリウム血症の危険から，ACE阻害薬又はA-II受容体拮抗薬を投与中の糖尿病患者には禁忌．

◎注意のポイント

＊スルホニル尿素薬（SU薬）
- SU薬とDPP-4阻害薬を比較した研究において，低血糖発作の頻度の頻度に有意差を認め，DPP-4阻害薬の安全性が高いことが示されており，高齢者ではSU薬の代替としてDPP-4阻害薬を考慮することが推奨されている．
- グリベンクラミドとグリクラジドを比較した無作為化比較対照試験（RCT）においてHbA1cの低下効果はグリクラジドが有利であったのに対し，低血糖，体重増加，心血管イベントの発症はグリベンクラミド群で多かった．
- グリベンクラミドは心筋の虚血プレコンディショニング（虚血に対する心筋保護機構）を消失させてしまう可能性が報告されており，現在ではグリベンクラミドは使用頻度が低い．【★ワンランクアップ】

＊ビグアナイド薬
- 高齢者では腎機能，肝機能の予備能が低下していることが多く，乳酸アシドーシスのリスクが高いため，特に腎機能低下患者に高用量の処方では疑義照会など注意が必要．
- 経口摂取困難や寝たきり患者には投与しないことが大前提であるだけでなく，eGFR30mL/分

/1.73m² 未満では投与禁忌である．【ベーシック】
- シックデイの薬剤指導は必須で，造影剤使用を繰り返す患者や脱水を繰り返す患者（利尿剤やSGLT2阻害薬使用を含む）は薬剤の変更を考慮する．

* チアゾリジン薬
- 心不全やその既往であっても禁忌であることに注意し，浮腫対策には15mg以下の少量から開始する．
- ピオグリタゾンは膀胱癌の発症リスクに関する議論があったことを踏まえ，膀胱癌治療中の患者への投与は避け，定期的尿検査などが求められている．
- 女性において非服用者に比べ，骨密度の低下や骨折リスクの増加を認めた報告があり，特に高齢女性には注意を要する．

* αグルコシダーゼ阻害薬
- 下痢，腹部膨満などの副作用が多く認められるため，初めから1日3回投与でなく，少量を1日1〜2回程度から開始して忍容性を確認しつつ増量することが望ましい．
- アカルボースは肝機能障害を発見する目的で投与開始6ヵ月間は月に1回の定期採血が重要な基本的注意として示されており，初めから2ヵ月投与などは疑義照会対象となる．【ベーシック】
- 作用機序からも低血糖の際はブドウ糖で対処するよう服薬指導が必要．

* SGLT2阻害薬
- 「SGLT2阻害薬の適正使用に関する委員会」から高齢者への投与は慎重に適応を考えたうえで開始すること，脱水防止について十分に対策を講じること，利尿薬との併用は推奨されないことなど，注意喚起がなされている．
- 3-point MACE（心血管死，非致死性心筋梗塞，非致死性脳卒中）が主要評価項目として設定されたEMPA-REG OUTCOME試験とCANVAS試験では，エンパグリフロジン投与群，カナグリフロジン投与群でプラセボ群と比較してこれらの心血管リスクを有意に減少させた．【ワンランクアップ】
- 有害事象については，脱水，皮疹，尿路感染症，性器感染症など一般的な注意のみならず，高齢者におけるSGLT2阻害薬の有効性と安全性はサルコペニアにつながる可能性など，まだ不明な点が多いことに注意を要する．【フォローアップ】【ワンポイントアドバイス】

* DPP-4阻害薬
- 腎機能に合わせて減量が必要なものや禁忌が存在する．
- インスリン製剤との併用ではインスリン減量を考慮する．
- SU薬の併用開始時には，グリメピリド2mg/日を超えて使用している患者は2mg/日以下に，グリベンクラミド1.25mg/日を超えて使用している患者は1.25mg/日以下に，グリクラジド40mg/日を超えて使用している患者は40mg/日以下に減量する．【ベーシック】
- 週に1回投与可能な製剤のほか，テネリグリプチンとカナグリフロジンの合剤を含む薬剤も登場した．

*GLP-1 受容体作動薬

- 悪心,便秘,食思不振などの副作用は高齢者の場合サルコペニアにつながることもあり特に注意し,低用量から慎重に忍容性を確認する.【ワンポイントアドバイス】
- DPP-4 阻害薬との併用は地域によって保険査定の対象とされることから注意.【😀 ベーシック】
- DPP-4 阻害薬と同様,インスリン製剤との併用ではインスリン減量を考慮する.
- SU 薬の併用開始時には,グリメピリド 2mg/日を超えて使用している患者は 2mg/日以下に,グリベンクラミド 1.25mg/日を超えて使用している患者は 1.25mg/日以下に,グリクラジド 40mg/日を超えて使用している患者は 40mg/日以下に減量する.

*速効型インスリン分泌促進薬

- 薬理作用上 SU 薬との併用は意味がないとされ,保険適応にならない.
- ミチグリニドとレパグリニドは透析患者に使用可能であるが,ナテグリニドは禁忌.【😀 ベーシック】
- ミチグリニドとボグリボースの配合錠についてはミチグリニド 10mg・3 錠/日,ボグリボース 0.2mg・3 錠/日を同時服用で安定.あるいは,これら 2 種どちらかの服薬では効果不十分な場合に配合錠に変更することが,保険適応の条件となる点に注意が必要.
- クロピドグレルは CYP2C8 阻害を有し,主に CYP2C8 で代謝されるレパグリニドの Cmax および AUC を上昇させるため重篤な低血糖を招く恐れがあり,カナダでは併用禁忌となった.【⭐ ワンランクアップ】

*インスリン製剤

- 高齢者におけるインスリンのスライディングスケールは,高血糖性昏睡を含む急性の病態を除き,効果と低血糖発作のリスクバランスが悪く推奨しない.
- 持効型溶解インスリン製剤と内服薬の併用は比較的安全性と効果でのメリットが高いものの,低血糖には家族を含め十分な教育が必要である.
- DEVOTE 試験でデグルデクはグラルギン U100 に比べ,3-point MACE に関する非劣性と重大な低血糖リスクの有意な減少が検証された.【⭐ ワンランクアップ】

【ワンポイントアドバイス】

フレイルとサルコペニア

- 日常生活でサポートが必要な状態，すなわち要介護まではいかない衰えた状態を，健常と要介護の中間の状態として，日本老年医学会が2014年にフレイルという概念を提唱した．多くの高齢者は健常な状態から徐々に筋力が衰え，サルコペニアという状態を経て，さらに生活機能が衰えるフレイルとなり，最終的に要介護状態に至る．
- サルコペニアは，加齢による骨格筋量の低下と定義され，糖尿病の患者は男女ともに比較的早い段階からサルコペニアに陥っているケースが少なくない．サルコペニアの診断基準は，(1) 筋肉量の低下，(2) 筋力の低下，(3) 身体能力の低下とされる．サルコペニアの多くの症例がフレイルに陥っていることが知られており，身体的だけでなく精神的，社会的な面でサポートを必要としてくる．この時期は，転倒や骨折，認知症，低血糖などに注意を払う必要があり，家族以外にかかりつけ薬剤師なども表に示すような評価方法を用いて，フレイルになっていないか，薬剤の調節が必要な時期になっていないか注意したい．

フレイルの評価方法（J-CHS基準）

【項目】	【評価基準】
体重減少	6ヵ月で，2～3kg以上の体重減少
歩行速度	通常歩行速度＜1.0m/秒
筋力低下	握力：男性＜26kg，女性＜18kg
疲労感	（ここ2週間）わけもなく疲れたような感じがする．
身体活動	①軽い運動・体操をしていますか？ ②定期的な運動・スポーツをしていますか？ 上記の2つのいずれも「していない」と回答．

【該当項目数】

0項目	健康
1～2項目	プレフレイル
3項目以上	フレイル

＊日本版 Cardiovascular Hearth Study 基準
（長寿医療研究開発費事業 25－11「フレイルの進行に関わる要因に関する研究」班）

2. 高血圧・脂質異常症薬剤ガイド

	代表的な一般名	製品名	主な副作用や注意点	推奨される使用法

A. 降圧薬・利尿薬

	代表的な一般名	製品名	主な副作用や注意点	推奨される使用法
β遮断薬 (β₁非選択性)	プロプラノロール塩酸塩	徐放) インデラル LA	呼吸器疾患の悪化や喘息発作誘発	気管支喘息やCOPDではβ₁選択的β遮断薬に限るが，その場合でも適応自体を慎重に検討する カルベジロールは，心不全合併COPD例で使用可 (COPDの増悪の報告が少なく心不全への有用性が上回る．気管支喘息では禁忌)
	カルテオロール塩酸塩	徐放) ミケラン LA		
	ニプラジロール	ハイパジール		
	ナドロール	ナディック		
	ピンドロール	カルビスケン		
β遮断薬 (β₁選択性)	アセブトロール塩酸塩	アセタノール	喘息は禁忌ではないが慎重投与	
	アテノロール	テノーミン		
	セリプロロール塩酸塩	セレクトール		
	ビソプロロールフマル酸塩	メインテート		
	ベタキソロール塩酸塩	ケルロング		
	メトプロロール酒石酸塩	徐放) セロケン L 徐放) ロプレソール SR		
αβ遮断薬	アロチノロール塩酸塩	アロチノロール塩酸塩「DSP」		
	カルベジロール	アーチスト		
	ラベタロール塩酸塩	トランデート		
	プラゾシン塩酸塩	ミニプレス		
	ドキサゾシンメシル酸塩	カルデナリン		
ループ利尿薬	アゾセミド	ダイアート	腎機能低下 起立性低血圧 転倒 電解質異常	低用量の使用にとどめ，循環血漿量の減少が疑われる場合，中止または減量を考慮する 適宜電解質・腎機能のモニタリングを行う
	フロセミド	ラシックス		
	トラセミド	ルプラック		
抗アルドステロン利尿薬 (K保持性利尿薬)	スピロノラクトン	アルダクトン A	高K血症	適宜電解質・腎機能のモニタリングを行う．特に，K高値，腎機能低下の症例では少量の使用にとどめる
	エプレレノン	セララ		
サイアザイド系利尿薬	トリクロルメチアジド	フルイトラン		
	ヒドロクロロチアジド	ヒドロクロロチアジド		
サイアザイド類似 (非サイアザイド) 利尿薬	インダパミド	ナトリックス		
	トリパミド	ノルモナール		
	メフルシド	バイカロン		
V₂受容体拮抗薬	トルバプタン	サムスカ	高Na血症	開始時には原則入院して開始．開始後3日間は毎日Na濃度を測定することを推奨．
	モザバプタン塩酸塩	フィズリン		
炭酸脱水酵素阻害薬	アセタゾラミド	ダイアモックス		
ACE阻害薬	アラセプリル	セタプリル	高K血症 (ARBとは原則併用しない．アリスキレン，アルドステロン拮抗薬との併用に注意)，空咳	心不全，誤嚥性肺炎ハイリスクの高血圧（脳血管障害と肺炎の既往を有する高血圧）
	イミダプリル塩酸塩	タナトリル		
	エナラプリルマレイン酸塩	レニベース		
	カプトプリル	徐放) カプトリル R		
	キナプリル塩酸塩	コナン		
	シラザプリル水和物	インヒベース		
	テモカプリル塩酸塩	エースコール		
	デラプリル塩酸塩	アデカット		
	トランドラプリル	オドリック / プレラン		
	ベナゼプリル塩酸塩	チバセン		

Ccr(mL/分)			HD（透析）
>50	10〜50	<10	
60〜120 mg 分1	腎機能正常者と同じ．低用量から開始する		
10〜30 mg 分1	50%に減量 慎重投与	25%に減量 慎重投与	
6〜18 mg 分2	重篤な腎機能障害のある患者では慎重投与		
30〜60 mg 分1	GFR 31〜50： 30〜60 mg 分1	25%に減量 40〜60時間毎	
5〜15 mg 分3		5〜10 mg 分1〜2	
200〜400 mg 分1〜2	50%に減量 慎重投与	25%に減量 慎重投与	
25〜100 mg 分1	Ccr 30 mL/分未満の場合投与間隔を延ばす		25 mg 透析後（週3回）分1
100〜400 mg 分1	100〜400 mg 分1	50%の量から慎重投与	
5 mg 分1 （心不全 0.625〜5 mg 分1）	60〜70%量	30〜50%量	
5〜20 mg 分1	100%	50%に減量 慎重投与	
120 mg 分1	腎機能正常者と同じ		
20〜30 mg 分2	腎機能正常者と同じ		
2.5〜20 mg 分1〜2	腎機能正常者より少量から投与を開始する		
150〜450 mg 分3			
1回 0.5 mg 1日2〜3回	腎機能正常者と同じ		
0.5〜8 mg 分1			
60〜240 mg 分1 朝	腎機能正常者と同じ	あまり効果が期待できない	無尿の場合禁忌
20〜80 mg 分1または隔日	腎機能正常者と同じ		腎機能正常者と同じだが 無尿の場合禁忌
4〜8 mg 分1	慎重投与（血清カリウム値に注意する）		
25〜100 mg 分1〜2	高カリウム血症の場合禁忌 重篤な腎障害の場合慎重投与		無尿の場合禁忌
50〜100 mg 分1	高カリウム血症を誘発させる恐れがあるため投与禁忌		
2〜8 mg 分1〜2	腎機能正常者と同じ	腎機能障害をさらに悪化させる恐れがあるため禁忌となっているが，ループ利尿薬との併用で作用を増強できるため減量の必要なし	無尿の場合禁忌
12.5〜25 mg 分1			
0.5〜2 mg 分1			
15〜30 mg 分1			
25〜50 mg 分1〜2			
15 mg 分1	腎機能正常者と同じ		腎機能正常者と同じだが 無尿の場合禁忌
30 mg 分1 食後	未変化体および活性代謝物の血中濃度が上昇するおそれがあるため慎重投与		透析患者に投与することはない
125〜1,000 mg 分1〜4	125 mg 12時間毎	125 mg 分1	125 mg 週3回
25〜100 mg 分1〜2	12.5〜50 mg 分1〜2		
2.5〜10 mg 分1	減量は必要ないが低用量から開始し調節する		
5〜10 mg 分1	5 mg/日	2.5 mg/日	
18.75〜75 mg 分1〜2	50〜75%に減量	50%に減量または24時間毎	50%に減量 透析日は透析後
5〜20 mg 分1	Ccr 30 mL/分未満の場合は2.5mg 分1より開始		2.5 mg 分1
0.25〜2 mg 分1	75%に減量 Ccr 30 mL/分未満の場合減量または投与間隔延長	50%に減量 慎重投与	50%に減量 透析日は透析後
1〜4 mg 分1	Ccr<30 減量または投与間隔延長を検討		
30〜120 mg 分1〜2	15 mg/日 分2	7.5 mg/日 分1	非透析日 7.5 mg/日から開始
1〜2 mg 分1	減量は必要ないが0.5 mgから開始し調節する		
2.5〜10 mg 分1	2.5〜5 mg 分1	2.5 mg 分1	2.5 mg 分1

	代表的な一般名	製品名	主な副作用や注意点	推奨される使用法
ACE 阻害薬	ペリンドプリルエルブミン	コバシル		
	リシノプリル	ゼストリル / ロンゲス		
ARB	アジルサルタン	アジルバ	高 K 血症（ACE 阻害薬とは原則併用しない．アリスキレン，K 保持性利尿薬との併用に注意）心不全に保険適応のないジェネリックもあるため適応症に注意	心不全に対して ACE 阻害薬に忍容性のない場合に使用．低容量より漸増
	イルベサルタン	アバプロ / イルベタン		
	オルメサルタン　メドキソミル	オルメテック		
	カンデサルタン　シレキセチル	ブロプレス		
	テルミサルタン	ミカルディス		
	バルサルタン	ディオバン		
	ロサルタンカリウム	ニューロタン		
Ca 拮抗薬	アゼルニジピン	カルブロック	浮腫	短時間作用型では浮腫が比較的多いが，長時間作用型では浮腫は非常に少ない
	アムロジピンベシル酸塩	アムロジン / ノルバスク		
	エホニジピン塩酸塩	ランデル		
	ジルチアゼム塩酸塩	(徐放) ヘルベッサー R		
		ヘルベッサー錠		
	シルニジピン	アテレック		
	ニカルジピン塩酸塩	(徐放) ペルジピン LA		
	ニソルジピン	バイミカード		
	ニトレンジピン	バイロテンシン		
	ニフェジピン徐放剤	(徐放) アダラート L		
		(徐放) アダラート CR		
	ニルバジピン	ニバジール		
	バルニジピン塩酸塩	ヒポカ		
	フェロジピン	スプレンジール		
	ベニジピン塩酸塩	コニール		
	ベラパミル塩酸塩	ワソラン錠		
	マニジピン塩酸塩	カルスロット		
レニン阻害薬	アリスキレン	ラジレス		
中枢性交感神経抑制薬	グアナベンズ酢酸塩	ワイテンス		
	クロニジン塩酸塩	カタプレス		
	メチルドパ水和物	アルドメット		
血管拡張薬	ヒドララジン塩酸塩	アプレゾリン		

B. 脂質異常症薬

	代表的な一般名	製品名	主な副作用や注意点	推奨される使用法
HMG-CoA 還元酵素阻害薬（スタチン）	プラバスタチン	メバロチン	筋肉痛，CK 上昇	冠動脈疾患の二次予防および前期高齢者の冠動脈疾患，脳梗塞の一次予防を目的に使用する
	シンバスタチン	リポバス		
	フルバスタチン	ローコール		
	アトルバスタチン	リピトール		
	ピタバスタチン	リバロ		
	ロスバスタチン	クレストール		
フィブラート系薬	クリノフィブラート	リポクリン	横紋筋融解症 胆石	横紋筋融解症は腎機能が低下した症例に発症しやすく，腎機能低下例ではフィブラート薬とスタチンの併用は注意を要する
	フェノフィブラート	トライコア リピディル		
	ベザフィブラート	ベザトール SR		
	ペマフィブラート	パルモディア		

2. 高血圧・脂質異常症薬剤ガイド

Ccr(mL/分)			HD（透析）
> 50	10〜50	<10	
2〜8 mg 分1	75％に減量 Ccr 30 mL/分未満の場合減量または投与間隔延長	50％に減量 慎重投与	2 mg 透析日 分1
5〜20 mg 分1	50％に減量	25％に減量	
20〜40 mg 分1			
50〜200 mg 分1			
5〜40 mg 分1			
2〜12 mg 分1	腎機能正常者と同量を慎重投与（低用量から開始）		低用量から投与
20〜80 mg 分1			
40〜160 mg 分1			
25〜100 mg 分1			
8〜16 mg 分1			
2.5〜10 mg 分1			
20〜60 mg 分1〜2			
100〜200 mg 分1			
90〜180 mg 分3			
5〜20 mg 分1			
40〜80 mg 分2			
5〜10 mg 分1	腎機能正常者と同じ		
5〜10 mg 分1			
20〜40 mg 分2			
20〜40 mg 分1			
4〜8 mg 分2			
5〜15 mg 分1			
5〜20 mg 分2			
2〜8 mg 分1〜2			
120〜240 mg 分3	腎機能正常者と同量を慎重投与		
5〜20 mg 分1	腎機能正常者と同じ		
150〜300 mg 分1	糖尿病や腎機能低下者では ACE 阻害薬や ARB との併用は推奨はしない		
2〜4 mg 分2	腎機能正常者と同じ		
0.225〜0.9 mg 分3	腎機能正常者と同量を慎重投与		
250〜2,000 mg 分1〜3	腎機能正常者と同量を慎重投与 分1〜2		50％に減量 分1〜2
30〜120 mg 分2〜3		15〜60 mg 分1〜2	

10〜20 mg 分1〜2			
5〜20 mg 分1			
20〜30 mg 分1 夕 最大 60 mg/日	腎機能正常者と同じ		
10〜20 mg 分1 家族性高コレステロール血症では最大 40 mg/日			
1〜2 mg 分1 最大投与量 4 mg/日			
2.5〜5 mg から 開始最大 20 mg/日 分1	腎機能正常者と同じ	Ccr 30 mL/分未満では 2.5 mg より開始，最大 5 mg 分1	
600 mg 分3	腎機能正常者と同じ		
67〜201 mg（カプセル） 106.6〜160 mg（錠剤） 分1	慎重投与（血清 Cr 値 2.5 mg/dL 以上で禁忌）		禁　忌
200〜400 mg 分2	200 mg 分1〜2，Cr 2.0 mg/dL 以上は禁忌		
0.2〜0.4mg 分2	慎重投与（血清 Cr 値 2.5mg/dL 以上で禁忌）		禁　忌

	代表的な一般名	製品名	主な副作用や注意点	推奨される使用法
陰イオン交換樹脂（レジン）	コレスチミド	コレバイン		
	コレスチラミン	クエストラン		
その他の脂質異常症治療薬	イコサペント酸エチル	エパデール		
	エゼチミブ	ゼチーア		
	ニセリトロール	ペリシット		
	プロブコール	シンレスタール／ロレルコ		
PCSK9 阻害薬	エボロクマブ	レパーサ		スタチンによる治療が適さない場合を除き，スタチンを併用
	アリロクマブ	プラルエント		

解説 2. 高血圧・脂質異常症薬剤ガイド

◎専門医からのワンポイント（高血圧症治療薬の薬剤選択の基準）

- 高血圧症治療薬の分類は最近ではガイドラインでも下記のように ABCD と考える．
- A．ACE 阻害薬，ARB，B．β阻害薬，C．Ca 拮抗薬，D．利尿薬．
- 一般的に，高血圧の治療は，A もしくは C を第一選択とし効果が足りない場合には他のものを追加する．ただし，糖尿病合併例は A から開始，心疾患では A または B から，など合併疾患により好ましい薬剤選択が異なる．

A　降圧薬・利尿薬

◎注意のポイント

＊β遮断薬
- $β_1$ 非選択性では，喘息は禁忌である．【ベーシック】
- $β_1$ 選択性では禁忌ではないが，慎重投与である．喘息には注意を要する．

＊ループ利尿薬
- 浮腫などには極めて有効である一方，降圧効果そのものはそれほど高くはない．降圧薬として第一選択ではないが，心不全などの浮腫には必須である．
- 低 K 血症，クレアチニン上昇，尿酸値上昇などを合併してくるので注意を要する．【フォローアップ】

＊抗アルドステロン利尿薬
- 降圧効果は高くないが，心不全に使用すると生命予後を改善することから，心不全例で使用する場合が多い．高 K 血症に注意を要する．【フォローアップ】

	Ccr(mL/分)			HD（透析）
>50	10〜50	<10		
3〜4 g 分2				
1回 9 g/水 100 mL 2〜3回				
1回 18 g/水 200 mL 3回	腎機能正常者と同じ			
1.8〜2.7 g 分2〜3				
10 mg 分1				
750 mg 分3	500 mg 分2	250 mg 分1		125 mg 分1
500〜1,000 mg 分2				
140mg/2W または 420mg/4W	腎機能正常者と同じ			
75〜150 mg/2W				

＊サイアザイド系利尿薬

・利尿効果は高くないが，降圧効果が強い印象がある．ABCDのうちのDは通常サイアザイド系利尿薬をさす．

＊V_2（抗利尿ホルモン）受容体拮抗薬

・バゾプレシンという抗利尿ホルモンの拮抗薬で水利尿を促す利尿薬である．ループ利尿薬と違い，NaもKも排出せず，純粋に水が尿中に排出するため，高Na血症が時に急激に進行することがあるため，開始時には入院して開始するのが原則で，開始後3日間は毎日Na濃度を測定することが推奨されている．
・Crが上昇しにくいのが利点であり，慢性腎臓病合併の心不全に有効である．【ワンランクアップ】

＊ACE阻害薬

・アンジオテンシン変換酵素を阻害する薬剤であり，高血圧のみならず心不全に有効，心筋梗塞の予後を改善し，腎保護効果も認める．糖尿病性腎症の進行を予防するなど，多くの臓器に保護的に働くため，高血圧治療の第一選択として選ばれる．
・乾性咳嗽が比較的多い副作用である．【フォローアップ】
・これは，ACE阻害薬をやめれば止まるものであり，肺にダメージを与えるものではない．

＊アンジオテンシン受容体拮抗薬（ARB）

・ACE阻害薬の利点をそのままとし，頻度の多い咳嗽の副作用をなくしたのがARBである．ACE阻害薬に対し非劣勢が示されているため，ACE阻害薬の代用として使用することができる．
・一方，優越性は示されず，また高額であることから，ACE阻害薬が使用できない症例への代用とガイドラインでは定義されている．【ワンランクアップ】

＊Ca拮抗薬

・高血圧治療の第一選択の一つである．短時間作用型では浮腫が比較的多い副作用であったが，長時間作用型では浮腫は非常に少なくなった．【フォローアップ】
・総合的に最も副作用の頻度が少ないといっても過言ではないと思われる．ただし，心不全や心筋梗塞合併例ではACE阻害薬のような予後改善効果は残念ながら認められていない．

B　脂質異常症薬

◎注意のポイント ● ● ● ● ● ● ● ●

＊スタチン

- スタチンは，高コレステロール血症の第一選択薬である．横紋筋融解症が懸念されてきたが，横紋筋融解症の頻度が多いスタチンはすでに販売中止となり，現在使用できるスタチンではその頻度は非常に少ない．
- スタチン使用により確実に心筋梗塞発生率は低下できるので，リスクが高い症例に対しては，コレステロールが高くても低くても使用が推奨されている．
- 米国では，たとえば心筋梗塞の二次予防例や糖尿病のリスクが高い例には，コレステロールが高くても低くてもリスクの低減のためにスタチンを使用することとガイドラインに明記されている．
- コレステロール低下薬というよりも心筋梗塞予防薬として最近は認識されている．したがって，コレステロールが低くても処方されることは間違いではない．【☆ワンランクアップ】

＊フィブラート系薬

- リポ蛋白の代謝促進によるトリグリセリドの分解促進にて，血液中のトリグリセリドを低下させ，HDLコレステロールを増やす．
- 有名な副作用として横紋筋融解症があるが，横紋筋融解症は腎機能が低下した症例に発症しやすく，腎機能低下患者ではフィブラート系薬とスタチンの併用は原則禁忌とされてきたが，2018年以降は注意喚起は継続するものの原則禁忌は解除されることとなった．【☆ワンランクアップ】
- 胆管内のコレステロールを増加させ，胆石のリスクが増加されており，注意を要する．【☞フォローアップ】
- 従来のフィブラート系薬は，肝臓などで発現している核内受容体のペルオキシソーム増殖剤活性化レセプターα（PPARα）を活性化し，ペルオキシソームが活性化されることで，トリグリセリドを加水分解する．
- 近年開発されたペマフィブラートは，既存の薬剤とは異なり選択的にPPARαに結合した後，リガンド特異的なPPARαの立体構造変化をもたらすことが分かっており，選択的PPARαモジュレーター（SPPARMα）とも呼ばれている．【☆ワンランクアップ】

＊イコサペント酸エチル（EPA）

- EPAは脂肪酸であり，脂肪酸は中性脂肪の原料である．ところが，EPAを摂取すると血液中の中性脂肪は低下する．
- そのメカニズムは不明ながら，確かにその効果はある．また中性脂肪低下効果のみならず心筋梗塞予防作用もある．

＊PCSK9阻害薬

- LDLレセプターのリサイクルを阻害するPCSK9という物質を阻害することで，LDLレセプターのリサイクルを効率的にし，血液中のLDLを糞便中に捨て去る役割を果たす．
- その効果は劇的で，血液中のLDLが30くらいまで低下できる．血液中のLDLは25もあれば栄養としては十分とされており，心筋梗塞の予防効果からハイリスク症例に対しては使用が推奨

される.【★ワンランクアップ】
・スタチンなどに比べて価格が高いため,現在のところ限られた使用となっている.今後期待される薬剤である.

トピック

腎機能異常患者のスタチンとフィブラートの併用の解禁

　2018年10月,厚生労働省は腎機能の臨床検査値に異常が認められる患者に対する高脂血症用薬のスタチンとフィブラートの併用について,「原則禁忌」から削除し,「重要な基本的注意」とする添付文書の改訂を行うよう指示した.

　重要な基本的注意には,腎機能異常が認められる患者にスタチンとフィブラートを併用する場合は「治療上やむを得ないと判断される場合にのみ」とし,「急激な腎機能悪化を伴う横紋筋融解症があらわれやすい」と明記.少量から開始するとともに定期的な腎機能検査を行うよう求め,腎機能の悪化がみられた場合は「直ちに投与を中止すること」とした.

　新しくペマフィブラートも上市され,今後フィブラート系薬剤の広がりが予想されることから,かかりつけ薬剤としても注意されたい.

3. CKD関連疾患（高尿酸血症・骨粗鬆症）薬剤ガイド

	代表的な一般名	製品名	主な副作用や注意点	推奨される使用法

A. 腎疾患治療薬

	代表的な一般名	製品名	主な副作用や注意点	推奨される使用法
球形吸着炭	球形吸着炭	クレメジン	他の薬剤との同時服用を避ける	保存期CKDの進展抑制
陽イオン交換樹脂	ポリスチレンスルホン酸ナトリウム	ケイキサレートドライシロップ	便秘	高カリウム血症の管理
	ポリスチレンスルホン酸カルシウム	カリメートドライシロップ		
		アーガメイトゼリー		
代謝性アシドーシス補正薬	炭酸水素ナトリウム	炭酸水素ナトリウム		代謝性アシドーシスの補正
経口そう痒症治療薬	ナルフラフィン塩酸塩	レミッチ		透析患者の難治性そう痒症
リン吸着薬	沈降炭酸カルシウム	カルタン	高カルシウム血症	高リン血症の管理
	セベラマー塩酸塩	フォスブロック レナジェル	便秘	透析患者の高リン血症の管理
	炭酸ランタン水和物	ホスレノール	悪心，嘔吐	高リン血症の管理
	ビキサロマー	キックリン	便秘	
	クエン酸第二鉄水和物	リオナ		
	スクロオキシ水酸化鉄	ピートル	鉄過剰	透析患者の高リン血症の管理
Ca受容体作動薬	シナカルセト塩酸塩	レグパラ	悪心，嘔吐, 低カルシウム血症	透析患者の二次性副甲状腺機能亢進症の管理
	エテルカルセチド塩酸塩	パーサビブ注		
	エボカルセト	オルケディア	低カルシウム血症	
活性型ビタミンD製剤	アルファカルシドール	アルファロール ワンアルファ	高カルシウム血症, 腎機能障害	二次性副甲状腺機能亢進症の管理
	カルシトリオール	ロカルトロール		
		ロカルトロール注	高カルシウム血症	透析患者の二次性副甲状腺機能亢進症の管理
	マキサカルシトール	オキサロール注		
	ファレカルシトリオール	ホーネル フルスタン	高カルシウム血症, 腎機能障害	

B. 骨粗鬆症治療薬

	代表的な一般名	製品名	主な副作用や注意点	推奨される使用法
活性型ビタミンD製剤	アルファカルシドール	アルファロール ワンアルファ	高カルシウム血症, 腎機能障害	二次性副甲状腺機能亢進症の管理
	カルシトリオール(内服)	ロカルトロール		
	エルデカルシトール	エディロール	高カルシウム血症, 腎機能障害	骨粗鬆症
ビスホスホネート製剤	エチドロン酸二ナトリウム	ダイドロネル	服薬前後2時間は食事を避ける．再投与する場合は10～12週間の間隔を置く．顎骨壊死に注意	

3. CKD関連疾患（高尿酸血症・骨粗鬆症）薬剤ガイド

Ccr(mL/分) > 50	Ccr(mL/分) 10〜50	Ccr(mL/分) <10	HD（透析）
	6 g 分3		適用外
	6.54〜39.24 g 分1〜3		
	5.4〜32.4 g 分1〜3		
	25g 1〜6個 分1〜3		
	0.5〜5 g 分1〜3		
	適用外		2.5〜5.0 μg 分1
	1日3gを分3 毎食直後		
	適用外		1回1〜2gを1日3回 食直前より開始. 1日最大9g
	1回750mgを分3, 食直後より開始. 1日最大 2250mg		
	1回500mgを1日3回食直前より開始. 1日最大 7500mg		
	1回500mgを1日3回 食直後. 1日最大 6000mg		
	適用外		1回250mgを1日3回 食直前より開始. 1日最大 3000mg
	二次性副甲状腺機能亢進症：適用外 原発性副甲状腺機能亢進症, 副甲状腺癌：50〜300mg 分2〜4		二次性副甲状腺機能亢進症：25〜100 mg 分1
	適用外		初期：1回5 μgを週3回, 維持：1回 2.5〜15 μg を週3回
			1〜12 mg 分1
	慢性腎不全, 骨粗鬆症：0.5〜1 μg 分1 副甲状腺機能低下症：1〜4 μg 分1		
	骨粗鬆症：0.5 μg 分2 慢性腎不全：0.25〜0.75 μg 分1 副甲状腺機能低下症：0.5〜2.0 μg 分1		
	適用外		初期：1回1 μgを週2〜3回, 維持：1回 0.5〜1.5 μgを週1〜3回
			1回 2.5〜10 μgを週3回, 最大投与量1回 20 μg
	二次性副甲状腺機能亢進症：適応外 副甲状腺機能低下症, クル病・骨軟化症：0.3〜0.9 μg 分1		二次性副甲状腺機能亢進症：0.3 μg 分1
	慢性腎不全, 骨粗鬆症：0.5〜1 μg 分1 副甲状腺機能低下症：1〜4 μg 分1		
	骨粗鬆症：0.5 μg 分2 慢性腎不全：0.25〜0.75 μg 分1 副甲状腺機能低下症：0.5〜2.0 μg 分1		
0.5〜0.75 μg 分1	慎重投与		
200〜400 mg 分1 2週間	慎重投与. 重篤な腎障害では禁忌		

	代表的な一般名	製品名	主な副作用や注意点	推奨される使用法
ビスホスホネート製剤	アレンドロン酸ナトリウム水和物	フォサマック ボナロン	内服後, 30分以上座位あるいは立位. 顎骨壊死に注意	骨粗鬆症
	リセドロン酸ナトリウム水和物	アクトネル ベネット		
	ミノドロン酸水和物	ボノテオ リカルボン		
	イバンドロン酸ナトリウム水和物	ボンビバ	内服後, 60分座位あるいは立位. 顎骨壊死に注意	
		ボンビバ注	顎骨壊死に注意	
	ゾレドロン酸水和物	リクラスト注	15分以上かけて点滴静注投与. 急性腎障害, 顎骨壊死に注意	
抗RANKL抗体	デスノマブ	プラリア注	腎機能障害患者では低カルシウム血症に注意. 顎骨壊死に注意	
副甲状腺ホルモン製剤	テリパラチド	フォルテオ	投与は24ヵ月まで. 副甲状腺機能亢進症には禁忌	
	テリパラチド酢酸塩	テリボン		
選択的エストロゲン受容体モジュレーター	バゼドキシフェン	ビビアント	静脈血栓塞栓症	閉経後骨粗鬆症
	ラロキシフェン塩酸塩	エビスタ		

C. 高尿酸血症治療薬

	代表的な一般名	製品名	主な副作用や注意点	推奨される使用法
尿酸生成抑制薬	アロプリノール	アロシトール ザイロリック	剥脱性皮膚炎 無顆粒球症	アロプリノール, フェブキソスタット, トピロキソスタットのいずれもメルカプトプリン水和物, アザチオプリンの濃度を上昇させる可能性が指摘されており, 併用は避ける必要がある
	フェブキソスタット	フェブリク		
	トピロキソスタット	ウリアデック トピロリック		
痛風発作治療薬	コルヒチン	コルヒチン		痛風発作の緩解及び予防
尿酸排泄促進薬	ベンズブロマロン	ユリノーム	CKD患者では効果が期待できず腎機能への悪影響も危惧されるため原則として使用しない	高尿酸血症
	プロベネシド	ベネシッド		

D. 非ステロイド性抗炎症薬（NSAIDs）

	代表的な一般名	製品名	主な副作用や注意点	推奨される使用法
NSAIDs	アセトアミノフェン	カロナール	腎機能低下 上部消化管出血	使用をなるべく短期間にとどめる 中止困難例では消化管の有害事象の予防にプロトンポンプ阻害薬やミソプロストール併用を考慮 中止困難例では, 消化管の有害事象の予防に選択的COX-2阻害薬の使用を検討（セレコキシブなど）
	インドメタシン	インダシン インテバンSP		
	ジクロフェナクナトリウム	ボルタレン錠		
	スリンダク	クリノリル		
	スルピリン水和物	メチロン注		
	セレコキシブ	セレコックス		
	ナブメトン	レリフェン		
	フルルビプロフェンアキセチル	ロピオン注		
	ロルノキシカム	ロルカム		
	メロキシカム	モービック		
	ロキソプロフェンナトリウム水和物	ロキソニン		

3. CKD関連疾患（高尿酸血症・骨粗鬆症）薬剤ガイド

	Ccr(mL/分)			HD（透析）
>50	10～50	<10		
5 mg　1日1回または35 mg　週1回	重篤な腎障害では慎重投与			
2.5 mg　1日1回または17.5mg　週1回	慎重投与．Ccr<30では禁忌			
1 mg　1日1回または50mg　4週に1回	重篤な腎障害では慎重投与			
100mg　月1回	慎重投与			
1mg　月1回				
5mg　年1回	慎重投与，Ccr<35では禁忌			
60mg　6ヵ月間に1回　皮下注	重度の腎機能障害患者では低カルシウム血症を起こすおそれが高いため，慎重投与			
1日1回20μg　皮下注	慎重投与			
1週間に1回56.5μg　皮下注				
20 mg　分1				
60 mg　分1				
200～300 mg　分2～3	50～100 mg　分1	50 mg　分1		100 mg　週3回HD後
10～60 mg　分1	少量から慎重投与			
40～160 mg　分2				
通常　3～4 mg　分6～8　予防　0.5～1 mg　分1	慎重投与			1回0.25mg　週2回　慎重投与
25～150 mg　分1～3	Ccr30 mL/分未満では効果が減弱するため一般的には投与しない	高度の腎障害のある患者では禁忌		
0.5～2.0 g　分2～4	効果が期待できないため投与しない			
1回400 mgを目安に適宜増減．最大4 g/日	重篤な腎障害のある患者は禁忌になっているが，消化性潰瘍や腎虚血・抗血小板作用が無く安全性が高い長期高用量では腎機能低下や肝機能障害のリスクがあるため，できるだけ短期間少量での投与が望ましい			
25～75 mg　分1～3	腎障害を悪化させる恐れがあるため重篤な腎障害には禁忌			重篤な腎障害には禁忌だが減量の必要なし
25～100 mg　分1～3				
300 mg　分2				
1回0.25 g　2回まで				
200～400 mg　分2				
800 mg　分1				
1回50 mg ゆっくり静注				
12～18 mg　分3（術後外傷後・抜歯後は8～24 mg）				
10～15 mg　分1				
60～180 mg　分1～3				

解説 3. CKD関連疾患（高尿酸血症・骨粗鬆症）薬剤ガイド

◎専門医からのワンポイント ● ● ● ● ●

- 慢性腎臓病（chronic kidney disease：CKD）を有する患者に腎排泄性薬剤を処方する際は，腎機能に応じた適切な用法用量調節を行う必要がある．
- 薬剤性腎障害をきたす可能性のある薬剤を使用する場合は，開始後，腎機能を注意深くモニタリングする必要がある．腎排泄型の薬剤でなくても，薬剤性腎障害の原因薬剤となる場合がある．
- 透析導入後は，腎排泄が消失することに加え，透析での除去が薬物動態に影響を及ぼすことに注意する．
- 透析患者では，腎機能を温存する必要性が低下するため，腎機能に悪影響を及ぼす薬剤が使用可能になる場合もある．
- CKD患者は併存疾患を有する場合が多く，複数の診療科や医療機関から薬剤が処方される例も少なくない．薬剤師には，これらの情報を共有する役割も求められる．

A　腎疾患治療薬

◎注意のポイント ● ● ● ● ● ● ●

＊球形吸着炭
- 他の薬剤を吸着する可能性があるため，同時服用を避ける（一般的には内服時間を2時間空ける）．
- 消化管に通過障害のある患者では禁忌．
- 飲み忘れによる残薬が多いため，服薬アドヒアランスを確認することが重要である．【フォローアップ】

＊陽イオン交換樹脂
- 便秘の副作用が多い．
- 腸閉塞の患者では禁忌である．
- 甲状腺ホルモン製剤を吸着するため，内服時間をずらす必要がある．【ベーシック】

＊経口そう痒症治療薬
- 血液透析患者にのみ使用可能．【ベーシック】
- 血液透析で除去されるため，内服から血液透析開始まで十分な間隔を空ける．

＊リン吸着薬
- 保存期CKD患者では適応外の薬剤もあることに注意する．【ベーシック】
- いずれの薬剤も，消化器症状をきたすことが多い．セベラマー塩酸塩では，便秘がしばしば出現する．炭酸ランタンでは，悪心，嘔吐が出現することがある．
- クエン酸第二鉄水和物，スクロオキシ水酸化鉄では，下痢が出現することがある．【フォローアップ】

- 炭酸カルシウム，炭酸ランタン，クエン酸第二鉄水和物，スクロオキシ水酸化鉄は，テトラサイクリン，ニューキノロン系抗生剤と難治性の塩を生成し，吸収が妨げられる．【ベーシック】
- クエン酸第二鉄水和物，スクロオキシ水酸化鉄では，さらにセフジニル，抗パーキンソン薬，エルトロンボパグ オラミンの吸収を抑制する可能性が指摘されている．
- セベラマー塩酸塩は，多剤の吸収を遅延・減少させる可能性があり，抗てんかん薬，不整脈薬など，安全性・有効性に重大な影響を及ぼす可能性のある薬剤を併用する場合は，可能な限り内服間隔をあける．【ベーシック】
- 炭酸カルシウムは，高カルシウム血症に注意が必要である．
- クエン酸第二鉄水和物，スクロオキシ水酸化鉄では，鉄過剰に注意が必要である．

＊Ca 受容体作動薬

- 二次性副甲状腺機能亢進症の治療を目的とする場合，いずれの薬剤も透析患者においてのみ使用することができる．【ベーシック】
- シナカルセト塩酸塩は，原発性副甲状腺機能亢進症，副甲状腺癌による高カルシウム血症の治療目的では，非透析患者にも使用可能である．【ワンランクアップ】
- シナカルセト塩酸塩，エテルカルセチド塩酸塩は，悪心，嘔吐がしばしば出現する．エボカルセトではこれらの発生頻度が大きく低下したことが示されている．
- シナカルセト塩酸塩では，アゾール系抗真菌剤，マクロライド系抗生物質，塩酸アミオダロン，三環系抗うつ薬，ブチロフェノン系抗精神病薬，フレカイニド，ビンブラスチンとの薬物相互作用に注意を要する．

＊活性型ビタミン D 製剤

- 高カルシウム血症に注意が必要である．
- 骨粗鬆症治療目的で非腎臓内科医により処方され，血清カルシウム値や腎機能がモニタリングされていない場合が少なくない．【ベーシック】

B 骨粗鬆症治療薬

◎注意のポイント ● ● ● ● ● ● ●

- 経口のビスホスホネート製剤は，吸収率が低く，早朝空腹時に内服する必要がある．また逆流性食道炎の副作用があるため，200 ml 程度の水で内服し，内服後 30 分は臥位にならないことが必須である．ビスホスホネート製剤，抗 RANKL 抗体ともに顎骨壊死の副作用が報告されている．抜歯など歯科的処置が誘因になるとの報告もあり，事前に歯科受診を行うことが望ましい．
- 多くの骨粗鬆症治療薬は早期 CKD 患者では使用可能であるが，CKD ステージ G4 以降での効果，有害事象は明らかでなく，原則的に投与することは推奨されていない．【ベーシック】
- 抗 RANKL 抗体では，低カルシウム血症に注意が必要である．特に CKD 患者では，しばしば致命的な低カルシウム血症を呈することがある．【フォローアップ】
- 副甲状腺ホルモン製剤は，長期投与の安全性が確立していないため，投与期間は 24 ヵ月までに制限される．副甲状腺機能亢進症には禁忌であり．CKD 患者での使用は，副甲状腺摘出後の透析患者など，特殊な症例に限定され，その有効性も明らかではない．透析患者に使用する際は，血管拡張作用による血圧低下に注意を要する．

- 選択的エストロゲン受容体モジュレーターは，静脈血栓塞栓症の発生に注意する必要がある．一方，乳癌，子宮癌の発症リスクは低下することが知られている．

C 高尿酸血症治療薬

◎注意のポイント●●●●●●●●

- アロプリノールは，剥脱性皮膚炎，無顆粒球症などの重篤な副作用が報告されている．特にCKD患者では，活性代謝物のオキシプリノールが蓄積しやすいため，注意が必要である．
- フェブキソスタット，トピロキソスタットでは，中等度のCKDまでは安全に使用することができる．重度のCKD患者，透析患者でも，慎重に投与することは可能と考えられている．
- アロプリノール，フェブキソスタット，トピロキソスタットのいずれも，メルカプトプリン水和物，アザチオプリンの血中濃度を上昇させる可能性が指摘されており，併用は避ける必要がある．【🐢ベーシック】
- ベンズブロマロン，プロベネシドなどの尿酸排泄促進薬は，CKD患者では効果が期待できず，腎機能への悪影響も危惧されるため，原則として使用しない．【🐢ベーシック】

4. 循環器疾患薬剤ガイド

	代表的な一般名	製品名	主な副作用や注意点	推奨される使用法

A. 抗血栓薬

	代表的な一般名	製品名	主な副作用や注意点	推奨される使用法
DOAC（経口直接Xa阻害薬）	エドキサバントシル酸塩水和物	リクシアナ	透析を含む重度の腎機能障害患者には投与できない	
	リバーロキサバン	イグザレルト		
	アピキサバン	エリキュース		
DOAC（トロンビン直接阻害薬）	ダビガトラン	プラザキサ		
クマリン系薬	ワルファリンカリウム	ワーファリン	ビタミンKの食品は制限が必要	
抗血小板薬	アスピリン	バイアスピリン	潰瘍，上部消化管出血の危険性を高める	可能な限り使用を控える．代替薬として他の抗血小板薬（クロピドグレルなど）を使用する場合は，プロトンポンプ阻害薬やミソプロストールなどの胃粘膜保護薬を併用（適応症に注意）
	クロピドグレル硫酸塩	プラビックス	抗凝固薬の方が有効性が高い．出血リスクは同等	原則として使用せず，抗凝固薬の投与を考慮すべき
	シロスタゾール	プレタール		
	チクロピジン塩酸塩	パナルジン	複数の抗血栓薬（抗血小板薬，抗凝固薬の併用療法）は出血のリスク高まる	長期間（12ヵ月以上）の使用は原則として行わず，単独投与とする
	プラスグレル塩酸塩	エフィエント		
	クロピドグレル硫酸塩・アスピリン配合	コンプラビン		
	アスピリン・ダイアルミネート配合	バファリン（81mg錠）		
	イコサペント酸エチル（EPA）	エパデール		
	ベラプロストナトリウム	ドルナー／プロサイリン ケアロードLA ベラサスLA		
	サルポグレラート塩酸塩	アンプラーグ		

B. 心不全治療薬・昇圧薬

	代表的な一般名	製品名	主な副作用や注意点	推奨される使用法
ジギタリス製剤	ジゴキシン	ジゴキシンKY ハーフジゴキシンKY ジゴシン	ジギタリス中毒	0.125mg/日以下に減量する．高齢者では0.125mg/日以下でもジギタリス中毒のリスクがあるため，血中濃度や心電図によるモニターが難しい場合には中止を考慮する
	メチルジゴキシン	ラニラピッド		
PDE III阻害薬	ピモベンダン	アカルディ		

Ccr(mL/分)			HD（透析）
＞50	10〜50	<10	
30 mg 分1	15mg 分1　Ccr＜30 禁忌	禁忌	
15 mg 食後分1	10 mg 分1 15≦Ccr＜30：10 mg 分1 慎重投与 Ccr＜15 禁忌	禁忌	
非弁膜症性心房細動患者における虚血性脳卒中及び全身性塞栓症：1回5mgを1日2回 静脈血栓塞栓症：1回10mgを1日2回，7日間投与後，1回5mgを1日2回	Ccr40mL/分では腎機能正常者に比しAUCが29%増加するため，やや減量を考慮 Ccr30mL/分未満には使用経験が少ないため禁忌 Ccr15mL/分未満には使用経験が少ないため禁忌		
1回150mgを1日2回．ただし中等度の腎障害患者，経口P-糖蛋白阻害薬併用患者，70歳以上の患者，消化管出血の既往のある患者では1回110mgを1日2回を考慮する	Ccr 30〜50：220 mg 分2 Ccr＜30 禁忌	禁忌	
適量（INRで投与量を決定）	重篤な腎障害には禁忌だが，使用せざるを得ない場合には腎機能正常者と同量を慎重投与		
100〜300 mg 分1〜3	腎機能正常者と同量を慎重投与		
50〜75 mg 分1	腎機能正常者と同じ		
200 mg 分2			
200〜600 mg 分1〜3			
1回300mgを1日3回	腎機能正常者と同じ（Up to Date）	活性代謝物R-138727のAUCが約31〜47%及びCmaxが約20〜52%低下し，t₁/₂も1/5以下に短縮するため，少なくとも減量の必要はない	
1日1回1錠	腎機能正常者と同量を慎重投与		
81 mg 分1			
①閉塞性動脈硬化症に伴う潰瘍・疼痛・冷感の改善：1回600mgを1日3回，毎食後 ②高脂血症：1回900mgを1日2回，又は1回600mgを1日3回食直後．1回900mgを1日3回まで増量可	腎機能正常者と同じ		
添付文書参照			
120〜360 μg 分2			
300 mg 分3			
0.25〜0.5 mg 分1	0.125 mg 24h毎	0.125 mg 48h毎	0.125 mg 週2〜4回
0.05〜0.1 mg 分1	0.05〜0.1 mg 24h毎	0.025〜0.05 mg 24〜48h毎	0.05 mg 週2〜4回
2.5〜5 mg 分1〜2	腎機能正常者と同量を慎重投与	低用量から開始 2.5〜5 mg 分1〜2	

C. 血管拡張薬

	代表的な一般名	製品名	主な副作用や注意点	推奨される使用法
亜硝酸薬	ニトログリセリン	ニトロダーム TTS ニトロペン	PDE5 阻害薬との併用は禁忌	
	硝酸イソソルビド徐放剤	ニトロール R カプセル フランドル		
	一硝酸イソソルビド	アイトロール		
その他の冠拡張薬	ジラゼプ塩酸塩水和物	コメリアン		
	ジピリダモール	ペルサンチン		
	トラピジル	ロコルナール錠・細粒		
	ニコランジル	シグマート		

D. 抗不整脈薬

	代表的な一般名	製品名	主な副作用や注意点	推奨される使用法
Na チャネル遮断薬	プロカインアミド塩酸塩	アミサリン		
	ジソピラミドリン酸塩	リスモダンカプセル		
		リスモダン R		
	シベンゾリンコハク酸塩	シベノール		
	メキシレチン塩酸塩	メキシチール		
	プロパフェノン塩酸塩	プロノン		
	フレカイニド酢酸塩	タンボコール		
	ピルシカイニド塩酸塩	サンリズム		
K チャネル遮断薬	アミオダロン塩酸塩	アンカロン	間質性肺炎 甲状腺機能低下症 角膜色素沈着	
	ソタロール塩酸塩	ソタコール		

E. 末梢血管拡張薬

	代表的な一般名	製品名	主な副作用や注意点	推奨される使用法
プロスタグランジン製剤	アルプロスタジルアルファデクス	プロスタンディン		
	アルプロスタジル	パルクス リプル		
	リマプロストアルファデクス	オパルモン プロレナール		
エンドセリン受容体拮抗薬	ボセンタン	トラクリア		
	アンブリセンタン	ヴォリブリス		
PDE5 阻害薬	シルデナフィルクエン酸塩	レバチオ		
	タダラフィル	アドシルカ		

Ccr(mL/分)			HD（透析）
> 50	10～50	<10	

適量	腎機能正常者と同じ		
40 mg 分2			
40～80 mg 分2			
300 mg 分3			
75～400 mg 分3～4			
300 mg 分3			
15 mg 分3			

1回0.25～0.5 g 3～6時毎	1回0.25～0.5 g 12時毎	1回0.25～0.5 g 12～24時毎	
300 mg 分3	150～200 mg 20≦Ccr<50 分1～2 100 mg Ccr<20 分1		100 mg 分1
300 mg 分2	150～200 mg 分1～2	重篤な腎機能障害患者は禁忌 (腎排泄で徐放性製剤のため適さない)	
300～450 mg 分3	50～150 mg 分1～3	25 mg 分1	低血糖を起こすため禁忌
300～450 mg 分3		2/3に減量	
450 mg 分3	腎機能正常者と同じ		
100～200 mg 分2	75～100 mg 分2	50～100 mg 分1	
1回 50 mg 分2～3	1回25～50 mg 分1～2	1回25～50 mg 48時毎	1回25～50 mg 毎HD後
200 mg 分1～2	腎機能正常者と同量を慎重投与		
80～320 mg 分2	1/3～2/3に減量	禁忌	

添付文書参照	腎機能正常者と同じ		
5～10 μg			
30 μg 分3	減量する必要がないと思われるが，薬物動態データがほとんどなく不明		
投与開始から4週間は，1回62.5 mgを1日2回朝夕食後に経口投与． 投与5週目から，1回125 mgを1日2回朝夕食後に経口投与． 最大1日250 mgまで	腎機能正常者と同量を慎重投与		
5～10 mg 分1	腎機能正常者と同じ	データなし	データなし
1回20 mgを1日3回	腎機能正常者と同じ．Ccr<30では慎重投与		
Ccr>80：40 mg 分1 Ccr>50：20 mg 分1	Ccr≧30：10 mg 分1 Ccr<30：禁忌	禁忌	

解説 4. 循環器疾患薬剤ガイド

◎専門医からのワンポイント・・・・・

- 循環器疾患の薬剤は多岐にわたるため，どの疾患に対してどの薬剤を選択するかという基本とは別に，薬剤同士の相互作用を注意しなくてはならない薬剤も少なくない．
- 例えば，あまりにも有名だが，食事内容によるワルファリンの効果の変動や，ジゴキシンと非ジヒドロピリジン系 Ca 拮抗薬の併用でジゴキシン濃度の上昇などがそれに当たる．
- この点からも薬剤師からの服薬指導は，循環器疾患では特に重要と考えられ，適宜の追加指導が求められる．

A 抗血栓薬

◎注意のポイント・・・・・・・・

＊DOAC（direct oral anticoagulants）
- ワルファリンと比べ効果の発現が早く，食事制限がいらない点が大きなメリットである．
- 第Ⅲ相試験のサブ解析から，DOAC の使用ではワルファリンに比べて頭蓋内出血の人種差が少ないことが示されており，定期的な凝固能検査による用量調節の必要がないとされる点もメリットとされる．
- DOAC は腎排泄を有しているため，腎機能障害で血中濃度が上昇するため，透析患者を含む重度の腎機能障害患者には投与できない．【 ベーシックポイント】

＊クマリン系薬
- ワルファリンはビタミン K 阻害薬のため，ビタミン K の食品は制限が必要である．ビタミン K_1 は緑黄色野菜，ビタミン K_2 は納豆，フォアグラ，チーズなどに多く含まれる．また薬剤との相互作用が非常に多いため，注意を要する．
- 多く報告されているのは，ミコナゾール，5-FU，パラミジン，ロキソニン，アスピリンなどである．【 ベーシック】
- これらとの併用によりワルファリン効果が過剰となると出血傾向から死亡にいたることもあり，ワルファリンの併用薬には極めて注意が必要である．
- DOAC には，これらの相互作用も食事制限もないため，ワルファリンに比べて出血合併症は明らかに少ない．

＊抗血小板薬
- 血管内ステント治療の際には，アスピリンと P2Y12 阻害薬（クロピドグレル，プラスグレルなど）の 2 剤併用療法が，いわゆる DAPT と呼ばれ必須の処方とされている．【 ワンランクアップ】
- 長年の経験則から DAPT が最もステント血栓予防に有効であることが示されている．最近冠動脈インターベンション（PCI），ステント治療を受けた症例にはこの 2 剤を勝手に中止しないよう指導する．

B 心不全治療薬・昇圧薬

◎注意のポイント●●●●●●●

＊ジギタリス製剤
・分布容積の著しく大きい薬剤であり細胞内に分布するため，血液中濃度は全体のごく一部を示すに過ぎない．よって，血液中濃度は低値であっても中毒のことがあり，注意を要する．
・ジギタリス中毒は，不整脈，心停止などの心臓の症状以外に，消化器症状，モノが黄色く見えるなどの非特異的症状もある．【 フォローアップ】

C 血管拡張薬

◎注意のポイント●●●●●●●

＊亜硝酸薬（ニトロ系）
・ニトログリセリンは爆薬由来であるが，現在の薬は爆発しないので安心である．一酸化窒素（NO）を遊離し血管を拡張する．NOは生体内の血管拡張物質と同一であるため，生体への副作用は基本的にない．
・ただし，血管拡張作用を最も敏感に感じるのが脳血管であり1割程度に頭痛が生じる．ニトロ舌下の場合には30分程度で効果が切れるため，頭痛が生じた場合には30分休むように事前に説明しておけば患者が不安になることはない．【★ワンランクアップ】
・またバイアグラなどのホスホジエステラーゼ5（PDE5）阻害薬との併用は禁忌である．

D 抗不整脈薬

◎注意のポイント●●●●●●●

＊Naチャネル遮断薬
・CAST研究という有名な試験がある．心筋梗塞後には不整脈で死亡する例が多数いるため，フレカイニドで不整脈を減らせば死亡率も減るのではないかという仮説を検証した．ところが，結果は全く反対であり，フレカイニドで不整脈を減らした群でプラセボよりも死亡率が上昇した．これらの薬剤は心機能を低下させる恐れがあることが判明した．
・不整脈のコントロールのため短期間使用することはあるが，長期使用の場合には理由を考えるべきであろう．【★ワンランクアップ】

＊Kチャネル遮断薬
・アミオダロンはNaチャネル遮断薬と異なり，心筋梗塞や心機能低下例に使用しても死亡率を上昇させることはない．心機能低下例に安心して使用することができる．一方，著しく脂溶性が高いため，全身の脂質に分布し，中毒となっても薬が抜けるのには長時間かかるため，多量の長期間投与は注意を要する．

・また，間質性肺炎，甲状腺機能低下症，角膜色素沈着などの副作用はよく知られている．【フォローアップ】
・間質性肺炎は生命にかかわる副作用である．

E　末梢血管拡張薬

◎注意のポイント ● ● ● ● ● ● ● ●

＊ホスホジエステラーゼ5（PDE5）阻害薬

・PDE5阻害薬は血管拡張作用があり，肺高血圧症の治療に使用される．全く同じ薬が勃起不全の治療薬に使われているが，混乱を避けるためであろうか，同じ薬が違う名前で販売される．たとえば，一般名シルデナフィルは，勃起不全治療の場合には「バイアグラ®」であり，肺高血圧治療の場合には「レバチオ®」である．同様にタダラフィルは，勃起不全の場合には「シアリス®」であり，肺高血圧の場合には「アドシルカ®」である．

5. 呼吸器疾患薬剤ガイド

	代表的な一般名	製品名	主な副作用や注意点	推奨される使用法

A. 副腎皮質ステロイド薬

	代表的な一般名	製品名	主な副作用や注意点	推奨される使用法
副腎皮質ステロイド薬	プレドニゾロン	プレドニゾロン プレドニン	消化性潰瘍の発生，感染症の誘発・増悪，糖尿病，骨粗鬆症	増悪時，COPDではプレドニゾロン30〜40mg/日程度を5〜7日間投与が勧められる．喘息ではプレドニゾロン0.5mg/kg/日程度を1週間程度をめどに使用．
	メチルプレドニゾロン	メドロール		
	デキサメタゾン	デカドロン		

B. 気管支拡張薬・気管支喘息治療薬

	代表的な一般名	製品名	主な副作用や注意点	推奨される使用法
短時間作用型β₂刺激薬 (SABA)	サルブタモール塩酸塩	ベネトリン サルタノールインヘラー アイロミール		基本的に喘息治療においては吸入ステロイド薬併用で用いられる．高齢者など吸入が困難な症例では，貼付剤も選択される
	ツロブテロール	ホクナリン		
	プロカテロール塩酸塩	メプチン吸入液 メプチンエアー メプチンスイングヘラー		
長時間作用型β₂刺激薬 (LABA)	サルメテロールキシナホ酸塩	セレベント	長時間作用型の単独使用は増悪のリスクもあるため避ける	
	インダカテロールマレイン酸塩	オンブレス		
	ホルモテロールフマル酸塩水和物	オーキシス		
テオフィリン (キサンチン誘導体)	テオフィリン徐放剤	テオドール ユニフィルLA/ユニコン		
	アミノフィリン	ネオフィリン アプニション		
短時間作用型抗コリン薬 (SAMA)	イプラトロピウム臭化物水和物	アトロベント		
	臭化オキシトロピウム	テルシガン		
長時間用型抗コリン薬 (LAMA)	チオトロピウム臭化物水和物	スピリーバ		排尿障害のある前立腺肥大症や閉塞隅角緑内障では原則禁忌
	グリコピロニウム臭化物	シーブリ		
	アクリジニウム臭化物	エクリラ		
	ウメクリジニウム臭化物	エンクラッセ		

5. 呼吸器疾患薬剤ガイド

Ccr(mL/分)			HD（透析）
>50	10〜50	<10	
喘息 20〜30mg 分1〜2, COPD40mg 分1〜2	腎機能正常者と同じ		
16〜24mg 分1〜2			
3〜5mg/日 分1〜2			
吸入液：1.5〜2.5mg を深呼吸しながら吸入器を用いて吸入，インヘラー1回 200 μg(2吸入)	腎機能正常者と同じ		
テープ：成人 2mg を1日1回，胸部，背部又は上腕部のいずれかに貼付			
吸入液：1回 30〜50 μg (0.3〜0.5mL) を深呼吸しながらネブライザーを用いて吸入 エアー，スイングヘラー：1回 20 μg（2吸入）を吸入			
エアゾール 1回 200 μg(2吸入)，吸入液 1回 0.3〜0.5mL			
1回1カプセル（インダカテロールとして 150 μg）を1日1回，本剤専用の吸入器具を用いて吸入する			
1回1吸入（9 μg）を1日2回吸入投与			
200〜400 mg 分1〜2	腎機能正常者と同じ		透析性があるため HD 後血中濃度測定のうえ追加投与
300〜400 mg 分3〜4			
1回1〜2吸入(20〜40 μg) を1日3〜4回吸入	腎機能正常者と同じ		
1回1〜2吸入(0.1〜0.2mg) を1日3回吸入	減量する必要がないと思われるが，薬物動態データがほとんどなく不明		
COPD：1回2吸入（チオトロピウムとして 5 μg）を1日1回吸入，または1回1カプセル（チオトロピウムとして 18 μg）を1日1回本剤専用の吸入用器具（ハンディヘラー）を用いて吸入 喘息：1回2吸入（チオトロピウムとして 2.5 μg）を1日1回吸入．なお，症状・重症度に応じて1回2吸入（チオトロピウムとして 5 μg）を1日1回吸入	尿中未変化体排泄率は高いものの BA が低いため，腎機能正常者と同じ		
1回1カプセル（グリコピロニウムとして 50 μg）を1日1回本剤専用の吸入用器具を用いて吸入			
1回1吸入（アクリジニウム臭化物として 400 μg）を1日2回吸入			
1回1吸入（ウメクリジニウムとして 62.5 μg）を1日1回吸入			

	代表的な一般名	製品名	主な副作用や注意点	推奨される使用法
長時間作用型抗コリン薬・長時間作用型β₂刺激薬配合剤（LABA+LAMA）	グリコピロニウム臭化物・インダカテロールマレイン酸塩配合	ウルティブロ		
	ウメクリジニウム臭化物・ビランテロールトリフェニル酢酸塩	アノーロ		
	チオトロピウム臭化物水和物・オロダテロール塩酸塩	スピオルト		
吸入ステロイド薬（ICS）	ベクロメタゾンプロピオン酸エステル	キュバール		口腔内の白苔や嚥下時痛を認める際は，口腔内カンジダや食道カンジダを発症している場合もあり，抗真菌薬の含嗽や内服も検討
	フルチカゾンプロピオン酸エステル	フルタイド		
	シクレソニド	オルベスコ		
	モメタゾンフランカルボン酸エステル	アズマネックス		
吸入ステロイド・β₂刺激薬配合剤（ICS+LABA）	サルメテロールキシナホ酸塩・フルチカゾンプロピオン酸エステル配合	アドエア		
	ブデソニド・ホルモテロールフマル酸塩水和物配合	シムビコート		
抗IgE抗体	オマリズマブ（遺伝子組換え）注射用凍結乾燥製剤	ゾレア皮下注用		

C. 抗結核薬

	代表的な一般名	製品名	主な副作用や注意点	推奨される使用法
抗結核薬	イソニアジド（INH）	イスコチン ヒドラ		末梢神経炎予防のため，ビタミンB₆製剤を併用する必要がある
	ピラジナミド（PZA）	ピラマイド	肝機能障害 高尿酸血症	
	エタンブトール塩酸塩（EB）	エサンブトール エブトール		
	リファンピシン（RFP）	リファジン	肝機能障害 インフルエンザ様症状（発熱，筋肉痛，関節痛）	
	リファブチン	ミコブティン		AIDS患者では，抗HIV薬の多くがリファンピシンと併用禁忌/併用注意であり，リファブチンが使用される
アミノグリコシド系薬〔抗結核菌作用（+）〕	ストレプトマイシン硫酸塩（SM）	硫酸ストレプトマイシン	聴力障害 腎機能障害	細胞内移行が悪く，耐性化も早いため，イソニアジド，リファンピシンとの併用が必須
	カナマイシン硫酸塩（KM）	カナマイシン	聴力障害 腎機能障害	ストレプトマイシンよりも聴力障害，腎機能障害を生じやすい
		硫酸カナマイシン注		

5. 呼吸器疾患薬剤ガイド

	Ccr(mL/分)			HD（透析）
>50	10〜50	<10		
1回1カプセルを1日1回，専用の吸入用器具（ブリーズヘラー）を用いて吸入	グリコピロニウムの血中濃度が上昇し（重度，末期ともに腎機能正常者のAUCの2倍になる），副作用が増強されるおそれがあるため治療上の有益性と危険性を勘案して慎重に投与し，副作用の発言に注意すること			
1回1吸入（ウメクリジニウムとして62.5 μg及びビランテロールとして25 μg）を1日1回吸入				
1回2吸入（チオトロピウムとして5 μg及びオロダテロールとして5 μg）を1日1回吸入				
1回100 μgを1日2回吸入，最大800 μg		腎機能正常者と同じ		
1回100 μgを1日2回（最大投与量800 μg）				
100〜400 μgを1日1回吸入投与（〜800 μg）．1日に800 μg投与する場合，朝，夜の1日2回に分けて投与				
1回100 μgを1日2回吸入投与する				
気管支喘息：1回サルメテロールとして50 μg及びフルチカゾンプロピオン酸エステルとして100 μgを1日2回吸入投与．COPD：1回サルメテロールとして50 μg及びフルチカゾンプロピオン酸エステルとして250 μgを1日2回吸入投与				
添付文書参照				

0.2〜0.5 g 分1	腎機能正常者と同じ			
（サンフォード）15〜25 mg/kg 24h 毎	15〜25 mg/kg 24〜36h 毎	15〜25 mg/kg 48h 毎		15〜25 mg/kg HD 後
1.2〜1.5g/day（添付文書の用量では肝障害が起こりやすい）	腎機能正常者と同じ	1回 25〜30mg/kg を週3回投与		週3回HD 後に 25〜30 mg/kg を投与
（サンフォード）25 mg/kg 24h 毎		15〜25 mg/kg 24h 毎		週3回HD の 24h 前に 40 mg/kg
0.5 g 分1	1回 0.5 g 24〜36h 毎	1回 0.25〜0.5 g 48h 毎		1回 0.25〜0.5 g 48h 毎，HD 後
450 mg 分1	腎機能正常者と同じ			
5mg/kg/日（最大 300mg）	1日1回 300mg	1日1回 150〜300mg　1日1回 300mg という報告もある．（1日1回 300mg という症例報告もある．Nephrol Dial Transplant 2002；17：531-2）		
1〜2g 分1〜2	腎毒性あり要注意			1回 0.5 g 72〜96h 毎，HD 後
（サンフォード）15 mg/kg（最大1 g）24h 毎	15 mg/kg（最大1 g）24〜72h 毎	15 mg/kg（最大1 g）72〜96h 毎		HD 後に通常の 1/2 用量を追加
2〜4g 分4	内服は腎機能正常者と同じ（腎障害のある患者で重篤な腸疾患では吸収されて腎障害が増悪する恐れがあるので注意）			
1〜2g 分1	腎毒性あり要注意			1回 0.5 g 72〜96h 毎，HD

解説 5. 呼吸器疾患薬剤ガイド

◎専門医からのワンポイント ● ● ● ● ●

・喘息：増悪時はプレドニゾロン換算で 0.5mg/kg/ 日，1 週間を目安に投与する．
・COPD：増悪時はプレドニゾロン換算で 30 〜 40mg/ 日（適宜増減）を 5 〜 7 日程度投与する．

A　副腎皮質ステロイド薬

◎注意のポイント ● ● ● ● ● ● ●

*副腎皮質ステロイド薬
・抗炎症作用に優れているため，呼吸器領域においても様々な病態に使用されるが，その用法用量は疾患・病態によって異なるため注意が必要である．
・1 〜 2 週間以内の短期投与では副作用はおこりにくいが，消化性潰瘍の発生や糖尿病患者に投与する際の高血糖に注意を要する．
・長期投与では易感染性，骨粗鬆症などの他，急な服薬中止による副腎皮質機能不全にも注意を要する．【 フォローアップ】
・気管支喘息の場合，高用量吸入ステロイド薬等の治療でもコントロール不良な治療ステップ 4 では，経口ステロイド薬の追加が検討される．短期間の間欠的投与が基本であり，継続する場合では必要最少量を維持量とする．増悪時はプレドニゾロン換算で 20 〜 30mg/ 日，1 週間を目安に投与し，漸減中止する．
・COPD 急性増悪の場合もステロイド療法の有効性は認められており，5 日間の短期的全身ステロイド投与は 14 日間投与に非劣勢であったとの報告もある．（JAMA 309:2223-2231, 2013）【 ワンランクアップ】
・増悪時はプレドニゾロン換算で 40mg/ 日（適宜増減）を 5 日程度投与する．

◎専門医からのワンポイント①（吸入薬の選択の決め手）● ● ● ● ●

・喘息治療の基本は吸入ステロイド薬である．
・症状に応じて，長時間作用型 β_2 刺激薬やロイコトリエン受容体拮抗薬，テオフィリン，長時間作用型抗コリン薬の追加を検討する．重症例では経口ステロイド薬を使用するが，適応のある症例では抗 IgE 抗体や抗 IL-5 抗体も使用される．
・COPD 治療の基本は長時間作用型抗コリン薬や長時間作用型 β_2 刺激薬である．
・症状に応じて，テオフィリンの追加を検討する．COPD の増悪を繰り返す症例では吸入ステロイド薬も併用されることもあるが，肺炎のリスクもあり症例に応じて検討する．
・閉塞性障害を認めている患者で喘息と COPD 両者の要素を認めることもあり ACO(asthma-COPD overlap；喘息 COPD 合併) と言われる．この場合，喘息と COPD の両方の治療が行われることがある．【 ワンランクアップ】

◎専門医からのワンポイント② （吸入薬の選択と吸入指導）

- 吸入ステロイド薬や長時間作用型 β_2 刺激薬など，各吸入薬に対し様々な製薬メーカーから異なる吸入デバイスで各種薬剤が発売されている．
- 成分としての薬剤も重要であるが，患者に適した吸入デバイスを選択することも重要である．
- 内服薬と異なり，吸入薬は正しい吸入動作が行えないと期待した薬効は得られない．
- 薬剤師による吸入指導は重要であり，吸入動作の指導やアドヒアランスの確認など期待される役割は大きい．

B　気管支拡張薬・気管支喘息治療薬

◎注意のポイント

＊β_2 刺激薬

- 喘息の長期管理薬として，長時間作用型 β_2 刺激薬単独の使用は増悪のリスクもあり避けるべきである．【☆ワンランクアップ】
- 基本的に喘息治療においては，吸入ステロイド薬併用で用いられる．
- 高齢者など吸入が困難な症例では，貼付剤も選択される．

＊抗コリン薬

- 排尿障害のある前立腺肥大症や閉塞隅角緑内障では，原則禁忌とされている．【ベーシック】
- 排尿障害のない前立腺肥大症では，リスクを説明した上で処方される症例もある．

＊吸入ステロイド薬

- 吸入後はうがいを指導する．
- 口腔内の白苔や嚥下時痛を認める際には，口腔内カンジダや食道カンジダを発症している場合もあり，抗真菌薬の含嗽や内服も検討する．【フォローアップ】

◎専門医からのワンポイント （肺結核の服薬スケジュールと対策）

- 日本は先進国のなかでも取り分け肺結核患者が多い国である．その中でも，高齢者が半数以上を占めている（2013 年では，結核発生患者の 71％が 60 歳以上）．
- 最近の肺結核患者の 20％近くが糖尿病患者であり，透析を要する腎不全患者，HIV/AIDS 患者，ステロイドなどの免疫抑制治療中の患者，担癌患者など，医学的リスクのある患者が多くなっている．
- 内服の中心となる薬剤は，イソニアジド（INH），リファンピシン（RFP），エタンブトール（EB），ピラジナミド（PZA）である．
- 注射製剤は，ストレプトマイシン（SM）もしくはカナマイシン（KM）であるが，いずれも，EB の代替である．

- 標準治療では，INH/RFP/EB（もしくは SM 筋注）/PZA の 4 剤を 2 ヵ月間投与後，INH/RFP の 2 剤を 4 ヵ月間投与する計 6 ヵ月の治療が標準治療である．
- 高齢者や PZA が使用できない場合に限り，INH/RFP/EB（もしくは SM 筋注）の 3 剤を 2 ヵ月間投与後，INH/RFP の 2 剤を 7 ヵ月間投与する計 9 ヵ月の治療とする．
- 抗結核薬治療を完遂することが結核を治癒に導き，耐性化を防ぐ唯一の方法である．しかし，服薬期間が長期に渡るため，抗結核薬の不規則な内服や治療からの早期脱落が生じ，問題となる．そのため，DOT（directly observed therapy，直接服薬確認療法）を主軸とした包括的な対策（DOTS 戦略）が必要となる．【ワンポイントアドバイス】
- 抗結核治療における主な副作用は，肝機能障害，腎機能障害，視神経障害である．

C 抗結核薬

◎**注意のポイント** ● ● ● ● ● ● ● ●

＊イソニアジド（INH）
- 抗結核治療の中核をなす薬剤の一つ．
- 胃腸からの吸収がよく，組織内移行もよい．内服後 24 時間以内にアセチル化され，尿中排泄される．
- 末梢神経炎，肝機能障害が主な副作用である．
- 末梢神経炎の予防のため，ビタミン B_6 製剤を併用する必要がある．【ベーシック】

＊ピラジナミド（PZA）
- 治療期間短縮を図る目的で治療開始初期 2 ヵ月にのみ使用される．
- 肝機能障害，高尿酸血症が出現することがあり，血清肝酵素，尿酸の定期的な検査が必要である．【フォローアップ】

＊エタンブトール塩酸塩（EB）
- 初期強化期の治療開始初期 2 ヵ月に使用される．通常，長くとも 3 ヵ月間の使用である．
- 胃腸から良好に吸収される．
- 副作用として視神経炎が重要である．EB 内服中は定期的な眼科診療を要する．
- 視神経炎の重症化で失明に至る場合もあるので，眼症状が出現したら直ちに中止する．
- 視神経炎の副作用があるため，糖尿病網膜症のある患者には禁忌である．【ベーシック】

＊リファンピシン（RFP）
- 抗結核治療の中核をなす薬剤の一つ．
- 胃腸から吸収され，胆汁中に排泄されるが，再び腸より吸収される（腸肝循環）．
- 副作用は少ないが，胃腸症状，肝機能障害，インフルエンザ様症状（発熱，筋肉痛，関節痛）が見られることがある．【フォローアップ】
- 肝酵素チトクロム P-450 を誘導し，多くの薬物代謝に影響を与える．
- 尿，糞便，唾液，涙，汗が橙赤色を帯びる．【フォローアップ】
- 抗真菌薬のボリコナゾールとは併用禁忌であり，イトラコナゾールは RFP，INH と併用注意である．

【ベーシック】
・副腎皮質ステロイド薬との併用で，ステロイド薬の作用を減弱させるため増量を要することが多い．
・多くの抗 HIV 薬が RFP と併用禁忌もしくは併用注意のいずれかである．【ベーシック】

＊リファブチン（RBT）
・RFP が使用できない場合に RFP の代替に使用される．
・特に AIDS 患者では，抗 HIV 薬の多くが RFP と併用禁忌／併用注意であり，RBT が使用される．

＊ストレプトマイシン硫酸塩（SM）
・初期強化期の治療開始初期 2 ヵ月に EB の使用が難しい場合に使用される．
・細胞内移行が悪く，耐性化も早いため，INH，RFP との併用が必須である．
・聴神経障害がみられるため，めまい，難聴，耳鳴の出現に注意する．
・腎機能障害がまれに見られる．

＊カナマイシン硫酸塩（KM）
・交叉耐性の問題で，SM での治療既往のある患者に選択される薬剤である．
・SM よりも聴力障害，腎機能障害を生じやすい．

【ワンポイントアドバイス】

DOTS（directly observed therapy, short-course）
・1995 年に WHO で提唱された，DOT（directly observed therapy，直接服薬確認療法）を主軸とした結核対策である．
・日本版 DOTS では，①行政の関与，②精度の高い診断，③標準的な治療の規則的な実施，④医療の確実な提供体制，⑤治療情報の管理と評価，の 5 つの要素が重要とされている．
・通院治療の結核患者に対しては，地域 DOTS（保健所を中心とした服薬支援・患者支援）が行われる．患者に対しての服薬確認が重要なポイントであり，地域の医療機関・調剤薬局・介護関連施設・在宅看護関係などの結核患者に関与する様々な人が参画する必要がある．
・このことから，今後，地域のかかりつけ薬局・薬剤師は患者やその家族，地域住民に対して，予防や相談，結核に関する啓発活動を含め包括的支援を行っていく司令塔としても期待されている．

6. 消化器疾患薬剤ガイド

A. 消化器潰瘍治療薬

	代表的な一般名	製品名	主な副作用や注意点	推奨される使用法
プロトンポンプ阻害薬	オメプラゾール	オメプラール オメプラゾン		胃潰瘍には最長8週間まで 十二指腸潰瘍には最長6週間まで 逆流性食道炎には最長8週間までとされているが、再発・再燃を繰り返す場合には継続投与が可能
	ランソプラゾール	タケプロン		
	ラベプラゾールナトリウム	パリエット	通常治療で効果不十分な逆流性食道炎に対しては、唯一1日2回投与が可能	
	エソメプラゾールマグネシウム水和物	ネキシウム		
	ボノプラザンフマル酸塩	タケキャブ		
H₂受容体拮抗薬	ファモチジン	ガスター	認知機能低下、せん妄のリスク	可能な限り使用を控える。特に入院患者や腎機能低下患者では必要最小限の使用にとどめる
	ラニチジン塩酸塩	ザンタック		
	シメチジン	タガメット		
	ロキサチジン酢酸エステル塩酸塩	アルタット		
	ニザチジン	アシノン		
	ラフチジン	プロテカジン		
四級アンモニウム塩合成抗コリン薬	ブチルスコポラミン臭化物	ブスコパン	出血性大腸炎、緑内障、前立腺肥大症、重篤な心疾患、麻痺性イレウスには禁忌	
プロスタグランジン薬	ミソプロストール	サイトテック	下痢、軟便、妊婦には禁忌	
防御因子増強薬	スクラルファート	アルサルミン	透析患者には禁忌	
	テプレノン	セルベックス		
	レバミピド	ムコスタ		
	アルギン酸ナトリウム	アルロイドG		
	ポラプレジンク	プロマック		
	イルソグラジンマレイン酸塩	ガスロンN		

B. 下剤

	代表的な一般名	製品名	主な副作用や注意点	推奨される使用法
塩類下剤	酸化マグネシウム	酸化マグネシウム	高マグネシウム血症	高用量の使用は避ける。低用量から開始し、血清Mg値をモニターする。血清Mg値上昇時は使用を中止する 代替薬:他の作用機序の緩下薬
大腸刺激性下剤	センナ	センナ/アジャストA ヨーデルS	妊婦は禁忌	
	センノシド	プルゼニド		
その他 (胆汁酸トランスポーター阻害剤)	エロビキシバット	グーフィス	腹痛、下痢	他の便秘症治療薬(ルビプロストン製剤及びリナクロチド製剤を除く)で効果不十分な場合に使用 器質的疾患による便秘を除く慢性便秘症の患者へ使用

Ccr(mL/分) > 50	Ccr(mL/分) 10～50	Ccr(mL/分) <10	HD（透析）
10～20 mg 分1 （除菌：40 mg 分2）	腎機能正常者と同じ		
15～30 mg 分1 （除菌：60 mg 分2）			
10～40 mg 分1～2 （除菌：20 mg 分2）			
10～20 mg 分1 （除菌：40 mg 分2）			
10～20mg 分1 （除菌：20mg 分2）	腎機能正常者と比較してAUCが1.3～2.3倍高くなるが腎機能正常者と同じ	腎機能正常者と比較してAUCが1.25倍高くなるが腎機能正常者と同じ	
20～40 mg 分1～2	20 mg 分1～2	10 mg 分1	10 mg 分1または，20 mg 週3回HD後
150～300 mg 分1～2	150 mg 分2	75 mg 分1	75 mg 分1または150 mg，週3回HD後
400～800 mg 分1～4	400～600 mg 分3	200～400 mg 分1～2	200～400 mg 分1～2または週3回400 mg
75～150 mg 分1～2	75 mg 分1	37.5 mg 分1	37.5 mg 分1または75 mg，週3回HD後
150～300 mg 分1～2	150 mg 分1	75 mg 分1	75 mg 分1または150 mg，週3回HD後
10～20 mg 分1～2	腎機能正常者と同じ		不明
10～20mg 分3～5回	腎機能正常者と同じ		不明
800 μg 分4	腎機能正常者と同じ		
1日3～3.6gを分3	長期投与によりアルミニウムが蓄積しやすいため慎重投与		禁忌
150mg 分3	腎機能正常者と同じ		
300 mg 分3			
1回1～3g（本剤20～60mL）を1日3～4回，空腹時			
1回75mgを1日2回 朝食後及び就寝前			
1日4mgを分1～2	減量する必要がないと思われるが，薬物動態データがほとんどなく不明		
0.2～2 g 分割投与 （多量の水とともに経口投与）	腎障害ではMgの排泄障害があるため慎重投与		
800mg 就寝前	腎機能正常者と同じ		
12～24mg 分1			
	腎機能正常者と同じ		

	代表的な一般名	製品名	主な副作用や注意点	推奨される使用法
その他 (グアニル酸シクラーゼC受容体アゴニスト)	リナクロチド	リンゼス	下痢	他の便秘症治療薬（ルビプロストン製剤及びエロビキシバット水和物製剤を除く）で効果不十分な場合に使用 器質的疾患による便秘を除く慢性便秘症の患者へ使用
その他 (クロライドチャネルアクチベーター)	ルビプロストン	アミティーザ	悪心，下痢．妊婦には禁忌	他の便秘症治療薬（エロビキシバット水和物製剤及びリナクロチド製剤を除く）で効果不十分な場合に使用 器質的疾患による便秘を除く慢性便秘症の患者へ使用

C. 制吐剤

	代表的な一般名	製品名	主な副作用や注意点	推奨される使用法
セロトニン受容体作動薬	モサプリドクエン酸塩水和物	ガスモチン	抗コリン作用を有する薬剤との併用は，本剤の作用を減弱させる	
ドパミン受容体拮抗薬	メトクロプラミド	プリンペラン	ドパミン受容体遮断作用によりパーキンソン病の出現・悪化が起きやすい	可能な限り使用を控える
	プロクロルペラジン	ノバミン		
	プロメタジン塩酸塩	ピレチア		
	ドンペリドン	ナウゼリン坐剤		
		ナウゼリン		
	イトプリド塩酸塩	ガナトン		

D. その他の消化器官用薬

	代表的な一般名	製品名	主な副作用や注意点	推奨される使用法
過敏性腸症候群治療薬	ラモセトロン塩酸塩	イリボー	抗コリン作用を有する薬剤や止痢薬との併用は，便秘・硬便などの副作用の出現が高くなり注意が必要	
	ポリカルボフィルカルシウム	コロネル ポリフル		
	メペンゾラート臭化物	トラコロン		
催胆薬（胆汁酸利胆薬）	ウルソデオキシコール酸	ウルソ	下痢，上腹部不快感，肝機能障害	

E. 肝炎治療薬

	代表的な一般名	製品名	主な副作用や注意点	推奨される使用法
抗B型肝炎ウイルス薬	エンテカビル水和物	バラクルード	肝障害	薬剤耐性変異が疑われる例においては，複数の核酸アナログ製剤の内服が必要になることがある
	ラミブジン	ゼフィックス		
	アデホビルピボキシル	ヘプセラ		
	テノホビル・ジソプロキシルフマル酸塩	テノゼット	腎障害 低リン血症	
抗C型肝炎ウイルス薬	リバビリン	レベトール コペガス	慢性腎不全，妊婦には禁忌	

6. 消化器疾患薬剤ガイド

Ccr(mL/分) > 50	Ccr(mL/分) 10〜50	Ccr(mL/分) <10	HD（透析）
腎機能正常者と同じ			
血液透析を必要とする重度の腎機能障害のある患者には本剤又は活性代謝物の血中濃度が上昇するおそれがあるため，患者の状態や症状により1回24μgを1日1回から開始するなど，慎重に投与すること			
15 mg 分3	腎機能正常者と同じ		
10〜30 mg 分2〜3	5〜20 mg 分1〜2	5〜15 mg 分1〜2	
1回5 mgを1日1〜4回			
添付文書参照			
120 mg 分2	腎機能正常者と同じ		
15〜30 mg 分3			
1日150mg 分3 食前			
5〜10μg 分1	薬物動態パラメータは不明だが腎障害に禁忌・慎重投与になっていないため，減量の必要はないかもしれない．透析患者では便秘・虚血性腸炎に要注意		
1.5〜3.0g 分3	組織の石灰沈着を助長するおそれがあるため禁忌		腎機能正常者と同じ
15mg 分3	薬物動態データがほとんどなく不明		
150〜600 mg 分3（原発性胆汁性肝硬変とC型慢性肝疾患は最大 900 mg/日）	腎機能正常者と同じ		
0.5〜1 mg 分1 空腹時	0.5 mgを2〜3日に1回．ラミブジン不応患者には1 mgを2〜3日に1回	0.5 mgを7日に1回．ラミブジン不応患者には1 mgを7日に1回	0.5 mgを7日に1回．ラミブジン不応患者には1 mgを7日に1回．透析日は透析後の投与
（サンフォード）0.5 mg 24h毎	0.15〜0.25 mg 24h毎	0.05 mg 24h毎	0.05 mg 24h毎 HD日はHD後
1回100mgを1日1回	初回100mg，その後25〜50mgを1日1回	初回35mg その後15mgを1日1回	初回35mg その後10mgを1日1回
1日1回10mg	1回10mgを2〜3日に1回	1回10mgを週1回	1回10mgをHD後
1日1回300mg	1回300mgを2〜4日に1回	未検討だが1回300mgを7日に1回	1回300mgを7日に1回又は累積約12時間の透析終了後に300mg
腎機能正常者と同じ	本剤の血中濃度が上昇し，重大な副作用が生じることがあるため投与禁忌		

解説 6. 消化器疾患薬剤ガイド

A 消化器潰瘍治療薬

◎注意のポイント●●●●●●●●

＊プロトンポンプ阻害薬

・胃潰瘍には最長8週間まで，十二指腸潰瘍には最長6週間まで，逆流性食道炎は初期治療として最長8週間までとされているが，再発・再燃を繰り返す場合には継続投与が可能.【ベーシック】
・プロトンポンプ阻害薬による維持療法で効果不十分な逆流性食道炎に対しては，ラベプラゾールは1日2回投与が可能である.
・低用量アスピリン投与時における胃潰瘍または十二指腸潰瘍の再発抑制に対してはランソプラゾール (15mg)，ラベプラゾール (5mgまたは10mg)，エソメプラゾール (20mg)，ボノプラザン (10mg) の4種類のみが現在保険適用投与が可能.
・NSAIDs投与時における胃潰瘍または十二指腸潰瘍の再発抑制に対してはランソプラゾール (15mg)，エソメプラゾール (20mg)，ボノプラザン (10mg) の3種類のみが現在保険適用投与が可能.【ワンランクアップ】

＊H₂受容体拮抗薬

・夜間の胃酸分泌を効果的に抑制するが，昼間の酸分泌抑制効果はプロトンポンプ阻害薬に劣る．副作用として白血球減少や腎障害が多い．
・ラフチジン以外のH₂受容体拮抗薬は腎排泄型の薬剤であるため，投与量の調節が必要となる.【ベーシック】

＊四級アンモニウム塩合成抗コリン薬

・抗コリン薬で，鎮痙作用，消化管運動抑制作用，胃液分泌抑制作用，膀胱内圧上昇抑制作用などがあり，消化管，尿路や膀胱などの筋肉のけいれんや過度の緊張による痛みを抑える．
・出血性大腸炎，緑内障，前立腺肥大症，重篤な心疾患，麻痺性イレウスには禁忌とされている.【ベーシック】

＊プロスタグランジン薬

・プロスタグランジンE₁製剤であり，NSAIDs投与時の胃・十二指腸潰瘍の治療・予防に有効とされる．
・副作用として下痢・軟便があり，妊婦には禁忌である.【ベーシック】

＊防御因子増強薬

①スクラルファート
・ショ糖硫酸エステルアルミニウム塩であり，胃や十二指腸における潰瘍表面のタンパク質と結合して被膜を形成する．
・シメチジンや塩酸ラニチジンとの比較で潰瘍治癒率に差はない．
・NSAIDs潰瘍の予防のエビデンスはない．

- 副作用として便秘がある.
- アルミニウム塩が体内に蓄積するため透析患者には禁忌である.【 ベーシック】

②レバミピド
- 胃粘膜プロスタグランジン E_2 増加作用や胃粘膜保護作用により胃粘膜傷害を抑制し, 胃粘液量や胃粘膜血流量の増加で血行動態の障害を改善し, 炎症を抑え, 胃粘膜を修復する. NSAIDs による小腸や大腸粘膜傷害に対する予防効果が認められるとの報告がある.
- レバミピドを含めスクラルファート, ミソプロストール以外の防御因子増強薬に胃潰瘍治癒効果に関するエビデンス自体は存在するものの, 酸分泌抑制薬と同等の潰瘍治癒率を有するというエビデンスはない.【 ワンランクアップ】

B 下剤

◎注意のポイント ● ● ● ● ● ● ●

＊塩類下剤

①酸化マグネシウム
- 浸透圧性下剤として非吸収性の物質が腸管内の浸透圧を上昇させ, 腸管内に水分を引き込む.
- 習慣性が少なく, 用量調節をしやすい.
- 腎機能低下例や高齢者では高マグネシウム血症に注意が必要.【 フォローアップ】

＊大腸刺激性下剤

- 大腸粘膜に働いて, 腸管の蠕動を亢進させ排便を促す.
- 作用は強力であるものの連用で効果が減弱しやすい.
- 妊婦は禁忌.
- センナ, ダイオウでは長期使用で大腸粘膜が黒色調に変化する(メラノーシス).【 フォローアップ】

＊その他

①エロビキシバット(グーフィス®)
- 胆汁酸の再吸収を抑制することで, 胆汁酸により腸管内に浸透圧性の水分分泌を促進, 消化管運動を亢進させることで排便を促進する.
- 副作用として腹痛, 下痢がある.
- 妊婦には治療上の有益性が危険性を上回ると判断される場合にのみ投与可能. 授乳婦は授乳を避けること.

②リナクロチド(リンゼス®)
- 腸管内に浸透圧性の水分分泌を促進することにより, 便を柔らかくして腸管内の便輸送を高めて排便を促進する. また, 求心性神経の痛覚過敏を改善することにより, 腹痛・腹部不快感, 腹部膨満感を改善する.
- 副作用として下痢がある.
- 妊婦には治療上の有益性が危険性を上回ると判断される場合にのみ投与可能. 授乳婦は授乳を避けること.

③ルビプロストン(アミティーザ®)
- 腸管内に浸透圧性の水分分泌を促進することにより, 便を柔らかくして腸管内の便輸送を高めて

排便を促進する.
- 副作用として悪心,下痢がある.特に悪心は若年女性に多い.
- 妊婦には禁忌.【 ベーシック】

C 制吐剤

◎注意のポイント ● ● ● ● ● ● ● ●

＊セロトニン受容体作動薬
- モサプリドはセロトニン 5-HT$_4$ 受容体アゴニストであり,消化管内の平滑筋神経叢に作用し,アセチルコリン遊離の増大を介して平滑筋収縮を促す.
- 胃・小腸・大腸といった全消化管の運動性を促進する.
- 抗コリン作用を有する薬剤との併用は,本剤の作用を減弱させる.

＊ドパミン受容体拮抗薬
- メトクロプラミドやドンペリドン,イトプリド（D$_2$ 選択的）はドパミン受容体拮抗薬であり,アセチルコリン遊離の促進とコリンエステラーゼ阻害作用により消化管運動を高める.
- 食前投与を行い,食物の胃内流入時に効果の発現を期待する.
- 抗コリン作用を有する薬剤との併用は,本剤の作用を減弱させる.メトクロプラミドやドンペリドンは消化管穿孔,消化管器質的閉塞に対しては禁忌である.
- 副作用として錐体外路症状や乳汁分泌,パーキンソン病の悪化などが出現することがあり,注意する必要がある.【 フォローアップ】

D その他の消化器官用薬

◎注意のポイント ● ● ● ● ● ● ● ●

＊過敏性腸症候群治療薬（下痢型）
- ラモセトロンはセロトニン 5-HT$_3$ 受容体アンタゴニストであり,迷走神経や腸管神経叢の神経節の同受容体を阻害し,消化管運動を抑制する.
- また,腸管壁内の求心性神経上の同受容体を阻害し,内臓知覚過敏を是正することで腹痛を改善する.
- 男性では 5μg（上限 10μg）,女性では 2.5μg（上限 5μg）と性別により用量に差異がある.【 ベーシック】
- 抗コリン作用を有する薬剤や止痢薬との併用は,便秘・硬便などの副作用の出現が高くなり,注意が必要である.

＊催胆薬
- 胆汁酸利胆薬であるウルソデオキシコール酸は,肝庇護薬やコレステロール系胆嚢内結石の溶解目的に使用される.

- 劇症肝炎や完全胆管閉塞，高度の黄疸では胆汁酸の負荷となるため使用しない．【ベーシック】
- 副作用として下痢や上腹部不快感，肝機能障害などがある．

E　肝炎治療薬

◎注意のポイント

＊抗 C 型肝炎ウイルス薬
- リバビリンは慢性腎不全（Ccr ≦ 50ml/分）では血中濃度が上昇するため禁忌となっている．
- 用量は体重により設定される．
- また，副作用として貧血が多く認められ，定期的な Hb 値のチェックと用量の調整が必要である．【フォローアップ】
- 催奇形性が報告されており，妊娠または妊娠の可能性のある患者への投与は禁忌である．
- また，妊娠する可能性のある女性患者やパートナーが妊娠する可能性のある男性患者は，投与中および投与終了後 6 ヵ月間は妊娠を避けるように指導する．【ベーシック】
- 精液中への移行が否定できないことから，パートナーが妊娠している男性患者には使用上の注意を指導する必要がある．【ワンランクアップ】
- Direct acting antivirus (DAA) はウイルス蛋白を直接標的とした抗ウイルス薬であり，近年様々な薬剤が開発・販売され，良好なウイルス効果を示している．肝代謝，腎代謝などの薬剤があり，また併用禁忌・注意薬剤も多種あり，最新の情報に注意する必要がある．

＊抗 B 型肝炎ウイルス薬
- 核酸アナログ製剤は B 型肝炎ウイルスの複製過程を直接抑制する薬剤である．
- 投与を中止すると高頻度にウイルスが再増殖し，肝炎が再燃する．
- そのため，核酸アナログ製剤は原則として中止せず，長期継続投与が必要である．また，腎機能によって用量の調整が必要である．
- ラミブジン（LAM）の長期単剤投与は効率に耐性ウイルスが出現するため，現在は核酸アナログ製剤の第一選択ではない．【ワンランクアップ】
- アデホビル（ADV）の長期投与では，腎機能障害，低リン血症の出現に注意する．【フォローアップ】
- 現在（日本肝臓学会肝炎治療ガイドライン第 3 版）の核酸アナログ製剤の第一選択薬はエンテカビル（ETV），テノホビル・ジソプロキシルフマル酸塩（TDF），テノホビル・アラフェナミドフマル酸塩（TAF）である．
- ETV は食事の影響による吸収率の低下を防ぐため，食間の内服とするように指導する．
- 催奇形性のリスクがあるため，挙児希望のある女性への投与は適していない．
- TDF の長期投与では，腎機能障害，低リン血症の出現に注意する．【フォローアップ】
- TAF は TDF と比較して，腎機能障害や骨密度低下が少ない．高度腎機能障害（Ccr < 15ml/分）では，中止を考慮する必要がある．
- 薬剤耐性変異が疑われる例においては，複数の核酸アナログ製剤（ETV+TDF や ETV+TAF など）の内服が必要になることがある．

7. 血液疾患薬剤ガイド

	代表的な一般名	製品名	主な副作用や注意点	推奨される使用法
A. 鉄剤				
徐放鉄剤	乾燥硫酸鉄	フェロ・グラデュメット	悪心・嘔吐, 食欲不振, 腹痛, 過敏症(発疹, 掻痒感等)	鉄剤投与と同時に鉄欠乏性貧血の原因精査を行う 注射剤を使用する際には, アナフィラキシーに注意し, 鉄過剰症を避けるため, 総鉄必要量を計算する
有機酸鉄	溶性ピロリン酸第二鉄	インクレミン	セフジニル, ニューキノロン系, テトラサイクリン系抗生剤とキレートを形成し, 相互に薬剤吸収が阻害される	
	フマル酸第一鉄(徐放剤)	フェルム		
	クエン酸第一鉄ナトリウム	フェロミア		
注射用鉄剤	含糖酸化鉄	フェジン	頭痛, 悪心, 発熱, アナフィラキシーショック, 長期投与に伴う低リン血症及び骨軟化症	

解説 7. 血液疾患薬剤ガイド

◎専門医からのワンポイント（鉄欠乏性貧血の考え方）●●●●●

- 鉄欠乏性貧血の診療において，小球性貧血と血清鉄低値だけで鉄欠乏性貧血と診断すべきではない．
- 平均赤血球容積（MCV）低値で血清鉄低値の場合は，鉄欠乏性貧血だけでなく，二次性貧血あるいは両貧血の合併も考慮する必要がある．
- 二次性貧血の原因としては，感染症，悪性腫瘍，自己免疫性疾患，慢性腎不全，肝硬変，内分泌性疾患（甲状腺機能低下症，副甲状腺機能亢進症等）等がある．
- 特に二次性貧血との鑑別において，第1にフェリチン低値が重要であり，第2にTIBC高値が診断特異性が高いとされる．
- 鉄欠乏性貧血の診断が確定したら，その原因精査を行い，特に消化管からの慢性出血，婦人科疾患等に注意する．
- 原因が明らかになった場合は，その治療を優先する．鉄欠乏性貧血そのものに対しては，鉄剤投与を行う．原則として食事療法のみによる鉄欠乏性貧血の治療は不可能である．

A 鉄剤

◎注意のポイント●●●●●●●●

＊内服用鉄剤
- 鉄剤の投与ルートとして，経口投与と静注があるが，まずは経口投与を開始する．
- 経口鉄剤には，徐放性と非徐放性のものがある．
- 徐放性鉄剤としては，硫酸鉄(フェロ・グラデュメット®)とフマル酸第一鉄(フェルム®)があり，徐放性のため急激に胃に鉄が放出されるのを防ぎ，胃粘膜刺激を抑制することで，消化器症状

Ccr(mL/分)			HD（透析）
>50	10〜50	<10	
1日105〜210mg を分1〜2 空腹時 副作用が強い場合は食直後	腎機能正常者と同じ		
1歳未満 12〜24mg, 1〜5歳 18〜60mg, 6〜15歳 60〜90mg を分3〜4			
1日1回 100mg			
1日100〜200mg を分1〜2 食後			
1日40〜120mg を2分以上かけて徐々に静注	腎機能正常者と同じ	40mg を週1〜3回	酸化ストレス軽減のため週1回 50mg を推奨

の軽減をはかっている．【★ワンランクアップ】
- しかし，塩基性では溶解困難であることから，空腹時に吸収が良いとされ，胃切除者，胃酸分泌が低下している高齢者，制酸剤服用中では吸収が低下する．
- 非徐放性鉄剤としては，クエン酸第一鉄ナトリウム（フェロミア®）と溶性ピロリン酸第二鉄（インクレミン®）がある．
- クエン酸第一鉄ナトリウムは，胃酸分泌による吸収の影響が少なく，吐き気を軽減できる食後投与が推奨され，胃切除者においても吸収される．【★ワンランクアップ】
- 溶性ピロリン酸第二鉄は，鉄剤唯一のシロップ剤であり，錠剤や粉末剤の内服が困難な小児や高齢者に勧められる．
- 溶性ピロリン酸第二鉄では，鉄剤内服で問題となる悪心，嘔吐，腹痛等の消化器症状の発症が，比較的少ないとされる．
- 鉄剤の効果を高めるために，ビタミンCの併用や緑茶やコーヒー等の摂取制限が勧められる場合もあるが，実際的には問題とならない．【フォローアップ】

＊注射用鉄剤

- 注射剤である含糖酸化鉄（フェジン®）は，消化器症状による内服困難，大量出血などで急速に鉄の補充が必要な場合，消化管からの吸収が悪い場合，経口剤で増悪する疾患(消化性潰瘍，潰瘍性大腸炎など)を合併する場合に行う．
- 含糖酸化鉄は，水酸化第二鉄にショ糖を用いてコロイド化した鉄剤である．コロイド粒子は電解質など他の物質が入ると不安定になるため，希釈する場合は，生理食塩水での溶解を避け，10〜20%ブドウ糖注射液を5〜10倍にして，2分以上かけて緩徐に投与する．【ベーシック】
- 注射剤使用時の注意すべき合併症は，アナフィラキシーショックと過剰投与である．
- ヒトは鉄を体外に積極的に排泄する機構をもたないので，静注された鉄は，出血等で体外に失われない限り体内に蓄積し，容易に鉄過剰を来たす．
- 過剰投与を避けるために，貧血の程度から総鉄必要量を計算し，1日あたり40〜120 mg の鉄剤を投与し，総鉄必要量に達したらそれ以上の鉄を静注しない．【フォローアップ】
- 以下のような計算式で総鉄必要量を計算する．

【計算例】総鉄必要量（mg）＝ [2.2（16 − Hb g/dl）＋ 10] ×体重（kg）

8. リウマチ疾患薬剤ガイド

	代表的な一般名	製品名	主な副作用や注意点	推奨される使用法

I. 関節リウマチ治療薬

A. 合成抗リウマチ薬（csDMARDs）

	代表的な一般名	製品名	主な副作用や注意点	推奨される使用法
免疫調節薬	金チオリンゴ酸ナトリウム	シオゾール	間質性肺炎，皮疹，口内炎，下痢，腎障害，血液障害	
	オーラノフィン	リドーラ	消化器症状，腎障害，皮疹	
	d-ペニシラミン	メタルカプターゼ	皮疹，口内炎，味覚異常，糸球体腎炎，血液障害	
	ブシラミン	リマチル	皮疹，黄色爪，味覚障害，糸球体腎炎，血液障害，間質性肺炎	
	サラゾスルファピリジン	アザルフィジン EN	皮疹，胃腸障害，肝障害，血液障害	
	イグラチモド	ケアラム コルベット	肝障害，血液障害，間質性肺炎 ※ワーファリンと併用禁忌	
免疫抑制薬	メトトレキサート	リウマトレックス	リンパ増殖性疾患	活動性の関節リウマチの診断がついたとき
	レフルノミド	アラバ	間質性肺炎	
	ミゾリビン	ブレディニン	白血球が減少している（3000以下），妊娠では禁忌	ループス腎炎にも適応

B. 生物学的製剤 (bDMARDs/boDMARDs)

	代表的な一般名	製品名	主な副作用や注意点	推奨される使用法
TNF-α阻害薬	インフリキシマブ	レミケード	投与時反応（穿刺，注射部位からの発赤）感染症（結核など）薬剤性肺障害脱髄疾患ループス様症候群	メトトレキサートとの併用が望ましい（インフリキシマブは関節リウマチの場合必須）
		インフリキシマブ BS		
	エタネルセプト	エンブレル		
	アダリムマブ	ヒュミラ		
	ゴリムマブ	シンポニー		
	セルトリズマブ ペゴル	シムジア		
IL-6 受容体阻害薬	トシリズマブ	アクテムラ	重篤な感染症があってもCRPが上昇しないことがある	
T細胞選択的共刺激調整剤	アバタセプト	オレンシア		高齢者や合併症のある症例に使用される傾向

C. 分子標的薬 (tsDMARDs)

	代表的な一般名	製品名	主な副作用や注意点	推奨される使用法
JAK阻害薬	トファシチニブクエン酸塩	ゼルヤンツ	帯状疱疹	
	バリシチニブ	オルミエント		

8. リウマチ疾患薬剤ガイド

Ccr(mL/分)			HD（透析）
> 50	10〜50	<10	
10 mg 筋注から増量	症状悪化，重篤な副作用が現れることがあるため禁忌		
6 mg 分2	投与を避ける	投与禁忌	
1回100 mg 1日1〜3回 食間空腹時 最大600 mg/日	腎障害を起こす恐れがあるため禁忌		50 mg/日でも無顆粒球症の報告があるため避ける
200 mg 分2	重篤な腎障害が現れることがあるため禁忌		1回200 mg 週3 HD日はHD後
1,000 mg 分2，高齢者ではその1/2から開始			
1回25mg，1日1回朝食後に4週以上経口投与し，それ以降1日2回（朝食後，夕食後）に増量	腎機能正常者と同じ		
6〜8mg/週から，16mg/週まで増量可能	禁忌		
1日1回20mgより開始し，その後維持量として1日1回20mg，適宜1日1回10mgに減量	腎機能正常者と同じ		
150mg 分3	60〜100%に減量	25〜60%に減量	10〜25%に減量
添付文書参照	腎機能正常者と同じ		
	腎機能正常者と同じ（CKD患者での検討なし）		
1回5mgを1日2回経口投与	軽度腎障害患者ではAUCが137%に上昇し，中等度腎障害患者ではAUCが143%に上昇し半減期も1.21倍に延長するため1/2〜2/3に減量し1日1〜2回投与	重度腎障害患者ではAUCが223%に上昇し半減期も1.6倍に延長するため1/2以下に減量し1日1回投与	

	代表的な一般名	製品名	主な副作用や注意点	推奨される使用法

II. 膠原病・リウマチ性疾患治療薬

A. 免疫調整薬

	代表的な一般名	製品名	主な副作用や注意点	推奨される使用法
その他	ヒドロキシクロロキン硫酸塩	プラケニル	網膜症	眼科医との連携が必要

B. 免疫抑制薬

	代表的な一般名	製品名	主な副作用や注意点	推奨される使用法
アルキル化薬	シクロホスファミド水和物	エンドキサン	出血性膀胱炎 膀胱癌	
代謝拮抗薬 （プリン拮抗薬）	ミコフェノール酸モフェチル	セルセプト	催奇形性	
	アザチオプリン	イムラン／アザニン	白血球減少 (3000以下), フェブキソスタットあるいはトピロキソスタット投与中の症例は禁忌 骨髄抑制は特にアロプリノールとの併用時に注意	
	ミゾリビン	ブレディニン	白血球が減少している (3000以下), 妊娠では禁忌	ループス腎炎にも適応
カルシニューリン阻害薬	シクロスポリン	ネオーラル	腎障害 高血圧 高血糖 (タクロリムスで多い) 高カリウム血症 低マグネシウム血症	トラフの血中濃度を測定し, 副作用のモニタリングをしながら投与 グレープフルーツは避ける
	タクロリムス水和物	プログラフ		

C. 生物学的製剤

	代表的な一般名	製品名	主な副作用や注意点	推奨される使用法
B細胞阻害薬	リツキシマブ	リツキサン	初回投与後の24時間以内に発熱, 悪心, 頭痛, 発疹, 咳嗽を認めることが多い	
IL-12/23阻害薬	ウステキヌマブ	ステラーラ		
IL-17阻害薬	セキヌマブ	コセンティクス		
	イキセキズマブ	トルツ		
	ブロダルマブ	ルミセフ		
IL-1阻害薬	カナキヌマブ	イラリス	無顆粒球症	

Ccr(mL/分)			HD（透析）
> 50	10〜50	<10	

1日1回200mg または 400mg 食後．ただし，1日投与量はブローカ式桂変法で求めた理想体重に基づき決定	腎機能正常者と同じ		
内服：100〜200mg 注射：100mg/日	腎機能正常者と同じ	50〜75%に減量または常用量を18〜24時間おき（腎外CLが30%低下する；Nolin TD, et al; Clin Pharmacol Ther 83:898-903,2008)	
		Ccr＜25では1回1,000 mgまで（1日2回）を慎重投与	
添付文書参照		常用量を24〜36時間毎	常用量を24〜36時間毎
150mg 分3	60〜100%に減量	25〜60%に減量	10〜25%に減量
1.5〜16mg/kg 分1〜2	腎機能正常者と同じ，腎機能悪化に注意しTDMを実施		
添付文書参照	腎機能正常者と同じ		

	腎機能正常者と同じ		

解説 8. リウマチ疾患薬剤ガイド

◎専門医からのワンポイント① （最近のリウマチ・膠原病領域の治療方針）

＊関節リウマチ
・メトトレキサートの使用，生物学的製剤の登場により，寛解可能な疾患となった．
・発症早期から，まずメトトレキサートを開始する．
・メトトレキサートが使用困難，もしくは効果不十分の場合，他の抗リウマチ薬，生物学的製剤の使用を検討する．

＊膠原病（全身性エリテマトーデス，多発性筋炎・皮膚筋炎，全身性血管炎など）
・依然，ステロイド製剤がキードラッグであるが，寛解導入や維持期にステロイドを減らす目的で免疫抑制薬，疾患によっては生物学的製剤を併用することが主流となっている．

＊その他のリウマチ性疾患（乾癬性関節炎，自己炎症性疾患など）
・近年，乾癬性関節炎など関節リウマチ以外の疾患においても，IL-12, IL-17 などの病態特異的なサイトカインを標的とした生物学的製剤が開発され，その有効性が示されてきた．既存の治療で効果不十分の場合に使用される．

◎専門医からのワンポイント② （感染・妊娠）

＊一般・日和見感染症への対応
・頻度の高い細菌性肺炎や，尿路感染の他，ニューモシスチス感染症，サイトメガロウイルス（CMV）感染症，結核・非結核性抗酸菌症（NTM）などの日和見感染症を考慮する．
・免疫抑制薬投与前には，必ず肝炎ウイルス，潜在性結核などのスクリーニングを行う．
・免疫抑制薬，生物学的製剤の使用中に感冒症状があった際は，症状の改善までを目安に，その使用を中止するよう説明する．
・ステロイド製剤の内服をしている場合は，離脱症候群を防ぐ目的で，ステロイド内服は継続するよう説明する．
・免疫調整薬（ブシラミン，サラゾスルファピリジン，イグラチモドなど）は，免疫を抑制する薬剤ではないため，必ずしも中止しなくてもよい．

＊妊娠，妊娠希望への対応
・抗リウマチ薬，膠原病に用いられる薬剤の医薬品添付文書では，海外で用いられているリスク分類（FDA 分類，ADEC 分類）と比較して，妊娠中禁忌とされている薬剤が多い．
・メトトレキサート，レフルノミドなどの胎児毒性が強い薬剤を使用している際には，患者に避妊を勧める．
・近年，免疫抑制薬であるアザチオプリン，シクロスポリン，タクロリムスが，禁忌から有益性投与に変更された．

I. 関節リウマチ治療薬

A 合成抗リウマチ薬

◎注意のポイント

＊免疫調整薬

①金製剤・d-ペニシラミン
- 歴史は古いが，効果が比較的弱いこと，副作用の頻度が高いことから，処方される頻度は少なくなった．
- 下記に示すような，固有の副作用に注意する．
   例）金製剤；間質性肺炎（息切れ），胃腸障害（下痢，口内炎），腎障害（尿蛋白，むくみ）．
      ペニシラミン；皮疹（発疹，かゆみ），味覚障害，黄色爪，腎障害（尿蛋白，むくみ）．

②ブシラミン
- 日本で開発された薬剤で，骨格がペニシラミンと類似しており，副作用もそれに準ずる．
- 300mg/日まで処方可能だが，有効性は200mg/日と変わらず，副作用頻度が増える．【★ワンランクアップ】
- チオール基を有しているため，においが気になる人も少なくない．

③サラゾスルファピリジン
- メトトレキサートが使用困難な症例に用いられることが多い．
- 歴史的にも古く，その有効性・安全性からメトトレキサートに次いで処方数が多い．
- メトトレキサートとの併用で相乗効果があり，ブシラミンともよく併用される．
- スルファサラジンと，5-アミノサリチル酸の合剤であるため，サルファ剤またはサリチル酸製剤に対して過敏症の既往がある場合，禁忌となる．【●ベーシック】

④イグラチモド
- わが国で創出され，2012年から関節リウマチに対して承認された．
- サラゾスルファピリジンと同程度の効果を有し，メトトレキサートとの併用効果もある．
- 肝障害は頻度の高い副作用である．比較的用量に依存するため，隔日投与などで処方されている場合がある．
- ワーファリン投与中の患者，重篤な肝障害，消化管潰瘍のある患者は禁忌である．【●ベーシック】

＊免疫抑制薬

①メトトレキサート
- 関節リウマチ治療のアンカードラッグである．葉酸代謝拮抗薬．
- 1週間当たりの投与量を2～4回に分割し，12時間間隔で投与する．
- 通常は葉酸（フォリアミン®）を併用する．メトトレキサート最終内服の2日後に内服するのが一般的な使い方である．【★ワンランクアップ】

【処方例】メトトレキサート10mgを投与する場合
  Rp.1　リウマトレックス®　　3Cap 2×朝・夕　火曜日に内服
  Rp.2　リウマトレックス®　　2Cap 1×朝　　水曜日に内服
  Rp.3　フォリアミン®　　　　1T 1×　朝　　金曜日に内服

- 用量依存的副作用：口内炎，悪心，肝障害，骨髄抑制，易感染性など．

- メトトレキサートの減量 / 中止を行うか，葉酸を増量し対処する．
- 用量非依存的副作用：薬剤性肺障害（間質性肺炎），メトトレキサート関連リンパ増殖性疾患．
- 肺障害に対しては，メトトレキサート休薬の上，ステロイド治療が必要になる場合が多い．
- リンパ増殖性疾患は，悪性リンパ腫と異なり，その多くがメトトレキサート中止のみで軽快するが，化学療法が必要になる例もある．日本人で多いことが知られている．【☆ワンランクアップ】

②レフルノミド
- メトトレキサートと同等の効果を認めるが，副作用として重篤な間質性肺炎が散見され，わが国での使用頻度は低い．
- 添付文書上は，開始時に 100mg/ 日を 3 日間内服する（ローディング）が記載されているが，下痢，頭痛，高血圧などの副作用頻度が高いため通常ローディングは行わない．【☆ワンランクアップ】
- 半減期が長いことが特徴で，副作用発現時には，コレスチラミンの投与を検討する．

③ミゾリビン
- プリン代謝拮抗薬で，関節リウマチの他，ループス腎炎にも適応がある．
- 保険用量は分割投与であるが，一定量をまとめて内服するパルス療法も提案されている．
 （1 回 350mg を 1 日目の朝，夕，2 日目の朝内服し，1 週間の残りは内服しない）
- 白血球が減少している（3000 以下），妊娠中は投与禁忌である．

B　生物学的製剤

◎注意のポイント ● ● ● ● ● ● ● ●

＊ TNF-α阻害薬
- 2017 年現在，5 種類・6 製剤が使用可能である．
- 臨床効果と関節破壊抑制効果における高い有効性と安全性が示されている．
- 関節リウマチ以外にも，乾癬性関節炎，強直性脊椎炎，ベーチェット病，炎症性腸疾患等，適応が広がっている（薬剤ごとに適応は異なる）．
- メトトレキサートとの併用が望ましい．（インフリキシマブは関節リウマチの場合，必須）
- 近年，インフリキシマブは後発品（バイオシミラー）が適応承認された．
- 特徴的な副作用として，投与時反応（穿刺・注射部位からの発赤），感染症（結核など）薬剤性肺障害，脱髄疾患，ループス様症候群が認められる．【フォローアップ】

＊ IL-6 受容体阻害薬
- トシリズマブはわが国で開発された生物学的製剤で，関節リウマチ以外に，若年性特発性関節炎，Castleman 病，高安病，巨細胞性動脈炎で適応が認められている．
- 点滴製剤，皮下注製剤があり，どちらも選択可能である．
- 関節リウマチに対しては，これまで 2 週間ごとの皮下注射投与であったが，2017 年より 1 週間ごとの投与が可能になった．【☆ワンランクアップ】
- CRP，赤沈などの炎症反応や，発熱などの全身症状を強力に阻害する．
- 一方，肺炎や消化管穿孔など重篤な感染症があっても CRP が上昇しないことがあり，救急対応時には十分な注意が必要である．【フォローアップ】

＊T 細胞選択的共刺激調整剤

- アバタセプトは抗原提示細胞の CD80/86 に結合し，T 細胞の CD28 共刺激シグナルを阻害して，T 細胞の活性化を抑制することで効果を発揮する．
- 点滴製剤，皮下注製剤があり，どちらも選択可能である．初回ローディングとして，点滴製剤を使用後，同日中に 125mg の皮下注射を行うことが可能である．
- 効果発現が比較的緩やかで，安全性が比較的高いことから，高齢者や合併症のある症例に使用される傾向がある．【➡ベーシック】

C 分子標的薬

◎注意のポイント● ● ● ● ● ● ● ●

＊JAK 阻害薬

- 近年開発された，細胞内シグナルの Janus kinase(JAK) を標的とした低分子化合物である．
- 注射製剤が基本の生物学的製剤と異なり，内服薬である点が特徴である．
- メトトレキサート，生物学的製剤による治療に抵抗性の関節リウマチが適応となる．【➡ベーシック】
- JAK 阻害薬は帯状疱疹の副作用が，既存の生物学的製剤より約 2 倍多いと言われており，わが国ではさらに頻度が高い．高齢者，ステロイド投与，帯状疱疹の既往歴などがリスク因子である．
- CYP3A4 で代謝されるため，マクロライド系抗菌薬，抗真菌薬，カルシニューリン阻害薬で血中濃度が上昇し，リファンピシンなどで血中濃度が低下する．【★ワンランクアップ】

II. 膠原病・リウマチ性疾患治療薬

A 免疫調整薬

◎注意のポイント● ● ● ● ● ● ● ●

＊ヒドロキシクロロキン

- 抗マラリア薬として知られているが，免疫調整作用，抗炎症作用を有し，海外では広く全身性エリテマトーデス，関節リウマチに対する治療薬として用いられている．
- 本邦では類似薬のクロロキンの高用量使用により，不可逆の網膜症が発現したことから，長らく使用されていなかったが，2015 年より全身性エリテマトーデスに適応承認された．
- 治療効果発現は，開始後 1〜2 ヵ月，最大効果発現まで 6 ヵ月ほどかかることもある．【●フォローアップ】
- 上記のため，ヒドロキシクロロキン使用前，および使用中は眼科医との連携が必要である．【★ワンランクアップ】
- 比較的頻度が多い副作用は下痢などの消化器症状で，まれに色素沈着などの副作用がみられることもある．

B 免疫抑制薬

◎注意のポイント

＊アルキル化薬

①シクロホスファミド
- 膠原病領域の使用量では，比較的選択的にB細胞を抑制する．
- 代謝産物のアクロレインが膀胱粘膜障害を引き起こし，出血性膀胱炎の合併症や，長期的には膀胱癌のリスクとなる．
- 点滴静注されることが多い．悪心などの消化器症状が出現することが多いため，制吐薬を前投薬として用いることが多い．
- 骨髄抑制はシクロホスファミド点滴静注後，約10〜14日で発現する．
- 内服投与では総投与量が多くなる傾向があり，二次発癌のリスクが上昇する．点滴静注の場合でも累積投与量が10gを超えないよう，配慮することが望ましい．【フォローアップ】
- 無月経のリスクがあり，若年者では可逆性なことが多いが，40歳代では8割の症例で無月経になると言われている．

＊代謝拮抗薬

①ミコフェノール酸モフェチル
- 従来の適応は，臓器移植における拒絶反応抑制のみであったが，欧米においては広く，ループス腎炎などの寛解導入療法に用いられており，2015年より適応となった．【ワンランクアップ】
- リンパ球の増殖を比較的特異的に抑制する．
- 移植領域では，トラフの測定を行い用量調節するが，膠原病領域では測定できない．
- 消化器症状への忍容性を観察するため，1000mg前後から漸増法で用いられることが多い．
- 催奇形性があり，少なくとも妊娠6週間前から内服を中止する．

②アザチオプリン
- ループス腎炎や，ANCA関連血管炎に対する維持療法において，主に使用される．
- 副作用として，高尿酸血症，悪心嘔吐，肝障害は比較的頻度が高い．
- 骨髄抑制は，特にアロプリノールとの併用時に注意する．
- 白血球減少（3000以下），フェブキソスタットあるいはトピロキソスタット投与中の症例には，投与禁忌である．【ベーシック】

＊カルシニューリン阻害薬

- 移植領域における免疫抑制薬として開発され，タクロリムスはわが国で開発された．
- トラフの血中濃度を測定し，副作用のモニタリングを行いながら投与する．
- グレープフルーツは，血中濃度を上昇させるため，避ける．
- 腎障害（腎血管収縮作用，微小血管障害などが原因），高血圧，高血糖（タクロリムスで多い），高カリウム血症，低マグネシウム血症に注意．【フォローアップ】
- タクロリムスは肝臓代謝であり，透析中の用量調節の必要がない．
- シクロスポリンは，ベーチェット病の眼病変に適応があるが，神経ベーチェットを悪化させることがあるため，注意して使用する．

C 生物学的製剤

◎注意のポイント

＊B細胞阻害薬
- 膠原病領域では，ANCA関連血管炎，難治性ネフローゼ症候群に対して承認されている．
- 欧米では関節リウマチに対して広く使用されているが，わが国では適応となっていない．
- 投与時反応（Infusion reaction）の頻度が高く，特に初回投与後の24時間以内に発熱，悪心，頭痛，発疹，咳嗽を認めることが多い．投与2回目以降は軽減される傾向にある．
- 投与時反応に対する対策として，リツキシマブ開始30分前に抗ヒスタミン薬，解熱鎮痛薬，副腎皮質ステロイドの前投与を行う．また，特に初回投与時には点滴速度を緩徐に始め，ゆっくりと早める．

＊IL-12/23阻害薬，IL-17阻害薬
- 難治性の皮疹，関節症状を有する尋常性乾癬，乾癬性関節炎に適応がある．
- これらの薬剤には使用ガイドラインがまだ存在しないが，TNF阻害薬のガイドラインに準じた使用前感染症スクリーニングを行い，投与を開始する．
- 特に注意すべき副作用は，感染症である．

＊IL-1阻害薬
- 現在わが国ではカナキヌマブが，自己炎症症候群（クリオピリン関連周期性症候群，家族性地中海熱など）に対して適応を取得した．【☆ワンランクアップ】
- カナキヌマブはヒト型IL-1βモノクローナル抗体であり，8週ごとに静脈注射，あるいは皮下注射投与が行われる．
- 副作用としては感染症のほか，無顆粒球症の報告がある．

9. 神経疾患薬剤ガイド

	代表的な一般名	製品名	主な副作用や注意点	推奨される使用法

A. パーキンソン病治療薬

	代表的な一般名	製品名	主な副作用や注意点	推奨される使用法
レボドパ含有製剤	レボドパ・カルビドパ (10:1) 配合	ネオドパストン メネシット		
	レボドパ・ベンセラジド (4:1) 配合	マドパー イーシー・ドパール ネオドパゾール		
COMT 阻害薬	エンタカポン	コムタン	L-DOPA 血中濃度の上昇により，ジスキネジアなどの不随意運動を誘発	症状の日内変動（wearing-off, on-off）の改善を目的とし，レボドパ含有製剤と併用
ドパミン受容体刺激（作動）薬（アゴニスト）	ブロモクリプチンメシル塩酸塩（麦角系）	パーロデル	麦角アルカロイド過敏症，心臓弁膜症は禁忌	末端肥大症，乳汁漏出症，高プロラクチン血症，パーキンソン症候群に適応
	ペルゴリドメシル塩酸塩（麦角系）	ペルマックス		パーキンソン病に適応
	カベルゴリン（麦角系）	カバサール		1日 0.25mg より開始し，維持量は 3mg まで
	タリペキソール塩酸塩（非麦角系）	ドミン	妊婦，クロニジン過敏症は禁忌	1日1回 0.2mg 又は 0.4mg を夕食後より開始．1週間毎に1日量として 0.4mg ずつ漸増
	プラミペキソール（非麦角系）	ビ・シフロール	前兆のない突発性睡眠あり．自動車の運転，危険を伴う作業不可．	比較的若年者で，認知機能障害や精神症状を有さないパーキンソン病に適応．レストレスレッグ症候群にも適応あり
		ミラペックス LA		
	ロピニロール塩酸塩（非麦角系）	レキップ		
	ロチゴチン（非麦角系）	ニュープロパッチ	前兆のない突発性睡眠あり．自動車の運転，危険を伴う作業不可．なお，MRI 検査に際しては除去すること	貼付剤のため，嚥下障害を有する例に有効．肩，上腕部，腹部，側腹部，臀部，大腿部のいずれかに貼付し，24 時間毎に貼り替える
	アポモルヒネ塩酸塩水和物（非麦角系）	アポカイン	本薬剤は皮下注製剤であり，専用の注射キットで自己注射	投与後 20 〜 60 分で off 症状の改善が得られる．肝不全では禁忌
モノアミン酸化酵素 (MAO-B) 阻害薬	セレギリン塩酸塩	エフピー	ペチジン，トラマドール，三環系抗うつ薬，選択的セロトニン再取り込み阻害薬，ノルアドレナリン再取り込み阻害薬は併用禁忌	レボドパ含有製剤との併用を基本とし，1日1回 2.5mg より開始

Ccr(mL/分)			HD（透析）
＞50	10～50	＜10	
レボドパとして100～1,500mg/日，分3～6（食後）	腎機能正常者と同じ		
1日1～6錠（レボドパ100mg/錠），分3～6（食後）			
添付文書参照			
維持量：2.5～7.5mg			
初回：1日1回1μgより開始 維持量：1日750～1250μg，分1～3	薬物動態がほとんどなく不明		
添付文書参照	腎機能正常者と同じ		
維持量：1日1.2～3.6mg	薬物動態データはほとんどなく不明だが尿中排泄率31.3%であるため，腎機能正常者と同じ		
初回1日投与量 0.25 mg 分2 最大1日量 4.5mg 分3 （レストレスレッグ症候群は1日1回 0.125mgより開始し，0.25mgが維持量）	50＞Ccr≧20　初回1日投与量 0.125 mg×2回　最大1日量 1.125 mg×2回 20＞Ccr　初回1日投与量 0.125 mg×1回　最大1日量 1.5 mg×1回		
初回投与量 0.375 mg，1日1回 最大1日量 4.5 mg，1日1回	50＞Ccr≧30　治療開始1週間は隔日投与，その後は1日1回投与 初回1日投与量 0.375 mg×1回を隔日投与 最大1日量 2.25 mg×1回	Ccr＜30は禁忌	
初回投与量：1回 0.25mg 1日3回（CR錠 1日1回2mgより開始） 維持量：0.75～15 mg 分3（CR錠 1日16mgまで）	腎機能正常者と同じ	腎機能正常者と同量を少量より慎重投与	
パーキンソン病：成人にはロチゴチンとして1日1回4.5mgからはじめ，以後1週間毎に1日量として4.5mgずつ増量し維持量（標準1日量9～36mg）を定める．レストレスレッグス症候群（下肢静止不能症候群）：成人にはロチゴチンとして1日1回2.25mg/日からはじめ，以後1週間以上の間隔をあけて1日量として2.25mgずつ増量し維持量（標準1日量4.5～6.75mg）を定める	腎機能正常者と同じ		
off症状の発現時に1回1mgから開始し，経過を観察しながら1回量1mgずつ増量，維持量（1～6mg）を定める（最高1回 6mgまで）			
維持量：1日7.5～10mg，分2（朝・昼食後）	薬物動態データが不足しているため不明		

	代表的な一般名	製品名	主な副作用や注意点	推奨される使用法
アデノシン A_{2A} 受容体拮抗薬	イストラデフィリン	ノウリアスト	前兆のない突発性睡眠あり．自動車の運転，危険を伴う作業不可	レボドパ含有製剤で治療中のパーキンソン病における wearing-off の改善
副交感神経遮断（抗コリン）薬	トリヘキシフェニジル塩酸塩	アーテン	抗コリン作用による口腔内乾燥，便秘，排尿障害の悪化に注意．また，高齢者は認知機能が低下するため使用を控える	比較的若年のパーキンソン病，パーキンソン症候群における症状改善
	ビペリデン塩酸塩	アキネトン		
ドパミン遊離促進薬	アマンタジン塩酸塩	シンメトレル	てんかん・その既往がある場合は，発作を誘発する恐れ．	パーキンソン病，パーキンソン症候群の諸症状の改善．脳梗塞後遺症における自発性低下の改善
レボドパ賦活薬	ゾニサミド	トレリーフ	レボドパ含有製剤との併用が基本	レボドパ含有製剤で治療中のパーキンソン病における wearing-off の改善

B. 抗てんかん薬

	代表的な一般名	製品名	主な副作用や注意点	推奨される使用法
バルビツール酸系薬	フェノバルビタール（Cl チャネル作用型）	フェノバール	半減期が長い	主に強直間代発作に用いられる
ベンゾジアゼピン系薬	クロバザム（Cl チャネル作用型）	マイスタン	他の抗てんかん薬と併用で使用．呼吸抑制あり	強直間代発作に適応
ヒダントイン系薬	フェニトイン（Na チャネル作用型）	アレビアチン ヒダントール	注射剤は他剤との配合不可．また，洞性徐脈，刺激伝導障害あり	強直間代発作，部分発作に有効
	ホスフェニトインナトリウム水和物（Na チャネル作用型）	ホストイン	PHT の注射用プロドラッグ．一般の輸液製剤との配合可能．注意点はフェニトインに準ずる	てんかん重積，脳外科手術時のてんかん発作，フェニトイン内服中断時の一時的な代替療法
イミスチルベン系薬	カルバマゼピン（Na チャネル作用型）	テグレトール	副作用として骨髄抑制，皮膚粘膜眼症候群あり	部分発作の第一選択薬．三叉神経痛にも適応
ベンズイソキサゾール系薬	ゾニサミド（Na チャネル作用型）（Ca チャネル作用型）	エクセグラン		部分発作，全般発作に有効
分枝脂肪酸系薬	バルプロ酸ナトリウム（Na チャネル作用型）（Cl チャネル作用型）	デパケン	肝障害に注意．催奇形性リスクあり	各種てんかん（全般発作の第一選択薬），躁状態の治療，片頭痛の予防
		セレニカ R デパケン R	バルプロ酸ナトリウムの徐放剤．注意点はデパケンに準ずる．	各種てんかん（特に全般発作），躁状態の治療，片頭痛の予防
サクシミド系薬	エトスクシミド（Ca チャネル作用型）	エピレオプチマル ザロンチン	汎血球減少など血液障害の副作用あり	欠神発作に有効
新世代薬	レベチラセタム	イーケプラ	単剤投与可．錠剤（シロップ）と注射剤あり	部分発作の第二選択薬
	ラモトリギン	ラミクタール	単剤投与可．VPA 併用時は，投与量を減量する	部分発作，全般発作および Lennox-Gastaut 症候群に有効
	ガバペンチン	ガバペン	他の抗てんかん薬と併用のこと	部分発作で他の薬剤が効果不十分の場合に併用
	トピラマート	トピナ	他の抗てんかん薬と併用のこと	部分発作で他の薬剤が効果不十分の場合に併用

9. 神経疾患薬剤ガイド

	Ccr(mL/分)			HD（透析）
> 50	10～50	<10		
レボドパ含有製剤と併用し，成人に1日1回20mg経口投与．なお1日1回40mgまで増量可．ただし，CYP3A4を強く阻害する薬剤を投与中の患者では1日1回20mgを上限とする．	腎機能正常者と同じ			
向精神薬投与によるパーキンソニズム・ジスキネジア・アカシジア：1日2～10mgを分3～4 パーキンソン病及びその他のパーキンソン症候群：1日目1mg，2日目2mg，以降1日につき2mgずつ増量．維持用量1日6～10mgを分3～4				
1回1mgを1日2回より開始し，その後漸増し1日3～6mgを分割投与				
添付文書参照	慎重投与	禁　忌		
25～50 mg　分1	腎機能正常者と同じ			
	30～200 mg　分1～4	15～100 mg　分1～2		
10～30 mg（最高40 mgまで）を1～3回に分割経口投与	活性代謝物 M-9 の活性比は不明だが，親化合物の数十倍の血中濃度になるため，慎重投与			
200～300 mg　分3	腎機能正常者と同じ			
添付文書参照				
添付文書参照	腎機能正常者と同量を慎重投与			
維持量：1日200～400mg（最大600mgまで）1～3分服	尿中排泄率はやや高いものの腎不全でも血中濃度上昇は顕著ではないため腎機能正常者と同じ			
400～1,200 mg　分2～3	腎機能正常者と同じ			
400～1,200 mg　分1（デパケンRは分1～2）				
1日450～1000mg　分2～3				
Ccr ≧ 80　1,000～3,000 mg　分2　Ccr 50～80　1,000～2,000 mg　分2	Ccr 30～50：500～1,500 mg　分2	Ccr < 30　500～1,000 mg　分2		500～1,000 mg　1日1回　透析後は250～500 mgを補充
添付文書参照	やや減量	50%に減量		
	（≧60）初日 600 mg 分3　維持量：2,400 mg 分3　（30～59）初日 400 mg 分2　維持量：1,000 mg 分2　（15～29）初日 200 mg 分1　維持量：300～500 mg 分1　（5～14）初日 200 mg 分1　維持量：200～300 mg を2日に1回　（シロップでは 75～150 mg　1日1回も可）			初日 200 mg 分1　維持量 200～300 mg　2日1回 HD 後
50～600 mg 分1	50%に減量			50%に減量，透析日は1日量を2分割し透析前と透析後に投与

C. 認知症治療薬

	代表的な一般名	製品名	主な副作用や注意点	推奨される使用法
コリンエステラーゼ阻害薬	ドネペジル塩酸塩	アリセプト	他の ChE 阻害薬との併用不可	アルツハイマー型認知症およびレビー小体型認知症の進行抑制
	ガランタミン臭化水素酸塩	レミニール		アルツハイマー型認知症の進行抑制
	リバスチグミン	イクセロンパッチ リバスタッチ	本剤は貼付剤のみ．他の ChE 阻害薬との併用不可	アルツハイマー型認知症の進行抑制
NMDA 受容体アンタゴニスト	メマンチン塩酸塩	メマリー	ChE 阻害薬との併用可能．傾眠，ふらつきに注意	

D. 片頭痛治療薬

	代表的な一般名	製品名	主な副作用や注意点	推奨される使用法
トリプタン系薬	スマトリプタン	イミグラン	虚血性心疾患 脳血管障害 末梢血管障害では禁忌	片頭痛に有効．錠剤，注射剤，点鼻液があり，注射は群発頭痛にも適応あり
	ゾルミトリプタン	ゾーミッグ		片頭痛に適応
	エレトリプタン臭化水素酸塩	レルパックス		
	リザトリプタン安息香酸塩	マクサルト		
	ナラトリプタン塩酸塩	アマージ		片頭痛に適応．作用時間が長いため，長時間の効果を期待できる
エルゴタミン製剤	エルゴタミン配合	クリアミン	ジヒドロエルゴタミンと鎮痛薬の合剤．麦角アルカロイド過敏症，虚血性心疾患，閉塞性血管障害では禁忌	片頭痛，緊張性頭痛に有効
Ca 拮抗薬	ロメリジン塩酸塩	ミグシス / テラナス	頭蓋内出血，脳梗塞急性期は禁忌	片頭痛の予防薬として使われる

E. 末梢性神経障害性疼痛治療薬

	代表的な一般名	製品名	主な副作用や注意点	推奨される使用法
末梢性神経障害性疼痛治療薬	プレガバリン	リリカ	めまい，傾眠あり	帯状疱疹後の疼痛を含む神経障害性疼痛，線維筋痛症に適応

> 50	10〜50	<10	HD（透析）
初回：1日1回 3mg より開始し，2週間後に増量 維持量：5〜10 mg 分1	腎機能正常者と同じ		
1回 4 mg を 1 日 2 回から開始．4 週後に 16 mg まで増量（最大 24 mg）	50〜75%に減量		
1日1回 4.5 mg より開始 4.5 mg/4 週毎増量．維持量として 1 日 1 回 18 mg を背部，上腕，胸部のいずれかに貼付	腎機能正常者と同じ		
1日1回 5 mg から開始し，5 mg/週で増量，維持量 1 日 20 mg	Ccr < 30 維持量 10 mg 分 1 慎重投与	維持量 10 mg 分 1 慎重投与	
1回 50〜100mg．前回投与から 2 時間以上あけること．最大 1 日 200mg	腎機能正常者と同じ		
1回 2.5〜5 mg 最大 10 mg			
1回 20〜40 mg 最大 40 mg	腎機能正常者と同量を慎重投与．50%から開始．最大は 40 mg		
1回 10 mg 最大 20 mg	腎機能正常者と同じ		AUC が上昇するため禁忌
1回 2.5mg．前回投与から 4 時間以上あけること．最大 1 日 5 mg	軽度・中等度腎障害では AUC が 2 倍に増加し半減期も 2 倍に延長するため，1 日の総投与量を 2.5mg とする	重度の腎機能障害では血中濃度が上昇するおそれがあるため禁忌	
1日2錠を 2〜3 回．頭痛発作の前兆がある場合は 2〜4 錠を頓用．最大 1 週間 20 錠	エルゴタミンによる麦角中毒を起こすおそれがあるため禁忌		
100mg/日 分 2	腎機能正常者と同じ		
Ccr ≧ 60 初期量：150 mg 分 2 維持量：300〜600 mg 分 2	初期：75mg 分 1 または分 3 維持：150〜300 mg 分 2〜3 Ccr < 30 初期：25〜50 mg 分 1〜2 維持：75〜150 mg 分 1〜2	Ccr < 15 初期：25 mg 分 1 維持：25〜75 mg 分 1	初期：25 mg 分 1 維持：25〜75 mg 分 1 透析日は透析後

> **解説** 9. 神経疾患薬剤ガイド

◎専門医からのワンポイント①（パーキンソン病）●●●●●

- パーキンソン病は中脳黒質の変性により，線条体のドパミンが欠乏することによって筋強剛，無動，振戦などの神経症候を呈する疾患である．
- 本疾患の治療は，L-DOPA によるドパミンの補充と，ドパミン受容体への刺激作用を持つドパミンアゴニストによる治療が中心となる．
- どちらの治療を優先するかについては諸条件を加味して判断されるが，発症早期を除いて単剤では十分な効果が得られないことが多く，両者を併用して治療するのが一般的である．

A　パーキンソン病治療薬

◎注意のポイント ●●●●●●●●

＊レボドパ含有製剤

- レボドパ含有製剤はパーキンソン病にもっとも有効な治療薬であるが，作用時間が短く，血中濃度の日内変動により wearing-off（on-off）や，ジスキネジアなどの不随意運動を誘発しやすい．【⏱フォローアップ】
- 一定の効果を持続させるために，通常1日3回以上の分割投与にする場合が多い．

＊COMT 阻害薬

- COMT 阻害薬やエンタカポン配合剤は L-DOPA の作用を増強・延長し，wearing-off など症状の日内変動を減少させることを目的としている．
- また，近年では胃瘻を通して専用のポンプで持続的に投与する製剤（デュオドーパ）も登場した．

＊ドパミン受容体刺激薬

- ドパミン受容体刺激薬はレボドパ含有製剤に比べて作用時間が長く，服薬回数が少なくてすむメリットがある．
- 一方，幻覚，妄想などの精神症状を誘発しやすいため，認知症や精神疾患を有さない症例が適応となる．【😊ベーシック】
- 本薬剤は麦角系アゴニストと非麦角系アゴニストに分類されるが，前者は心臓弁膜病変と関連することが報告されており，非麦角系アゴニストで忍容性に問題がある場合に検討される．【⭐ワンランクアップ】
- 一方，非麦角系アゴニストは傾眠，突発性睡眠をきたすことが知られており，投与中は車の運転，危険を伴う作業などは禁止すべきである．

＊その他

- モノアミン酸化酵素（MAO-B）阻害薬のセレギリン，アデノシン A_{2A} 受容体拮抗薬，ドパミン遊離促進薬のアマンタジン，レボドパ賦活薬のゾニサミドは，wearing-off の改善を主な目的と

して，レボドパ製剤やドパミン受容体刺激薬と併用される事が多い．
- また，抗コリン薬は発症早期のパーキンソン病に有効だが，認知機能の低下をもたらすとされており，高齢者を中心に使用機会が減少している．【★ワンランクアップ】

◎専門医からのワンポイント②（てんかん）● ● ● ● ●

- てんかんは大脳ニューロンの過剰放電によって，一過性に神経症状が繰り返し出現するものとされる．
- 抗てんかん薬はそのような神経細胞の過剰興奮を抑制することで治療効果を発揮する．
- 抗てんかん薬は作用機序により，神経細胞の興奮性 Na^+ チャネル作用型，興奮性 Ca^+ チャネル作用型，抑制性 Cl^- チャネル作用型に分類される．
- 薬剤は主にてんかんの発作型に基づいて選択されるが，注射製剤および坐薬は発作中もしくは発作直後（てんかん重積を含む）に用いられ，錠剤は主に再発予防として用いられる．
- フェニトイン，フェノバール，カルバマゼピン，バルプロ酸，ゾニサミドの各薬剤については血中濃度が測定可能であり，適宜測定しつつ適切な投与量に調節するようにする．
- 抗てんかん薬は，他の薬剤との相互作用を有するものが多く，複数の抗てんかん薬を併用する場合は，それぞれの薬剤の特性を知っておく必要がある．

B 抗てんかん薬

◎注意のポイント ● ● ● ● ● ● ●

＊抑制性 Cl^- チャネル（GABA-A 受容体）に作用するもの

- バルビツール酸系薬とベンゾジアゼピン系薬は抑制性 Cl^- チャネルに直接作用することで効果を発揮する．
- バルビツール酸系薬は強直間代発作に対して用いられ，ベンゾジアゼピン系薬はクロバザムが強直間代発作に適応がある．【ベーシック】
- バルビツール酸系薬およびベンゾジアゼピン系薬は眠気，呼吸抑制に注意が必要である．
- バルプロ酸ナトリウムは GABA 分解酵素の働きを阻害することで，抑制性 Cl^- チャネルに間接的に作用する．あらゆる病型に有効で，特に全般発作では第一選択薬とされている．

＊興奮性 Na^+ チャネルに作用するもの

- ヒダントイン系薬，カルバマゼピン，ゾニサミドが該当する．ヒダントイン系薬は強直間代発作および部分発作に用いられ，カルバマゼピンは部分発作および部分発作の二次性全般化に対しての第一選択薬とされる．

＊興奮性 Ca^+ チャネルに作用するもの

- エトスクシミドは欠伸発作に有効である．また，ゾニサミドは興奮性 Ca^+ チャネルへの作用を併せ持っており，部分発作，全般発作のいずれに対しても有効である．

*新世代薬

- レベチラセタムは神経終末のシナプス小胞（SV2A）に作用し，発作を抑制する薬剤である．
- 単剤使用が可能だが，薬物相互作用が少ないため，他剤との併用も安全である．
- ラモトリギンは興奮性 Na^+ チャネルに作用するタイプで，単剤使用が可能だが，グルクロン酸抱合誘導体およびバルプロ酸と併用する際は投与量を調節する必要がある．【ベーシック】
- 一方，その他の新世代薬は，第一選択薬の効果が十分でない場合の併用投与が認められている．

C 認知症治療薬

◎注意のポイント ● ● ● ● ● ● ● ●

*コリンエステラーゼ阻害薬

- ドネペジルはアルツハイマー型認知症とレビー小体型認知症に適応があり，ガランタミンとリバスチグミンはアルツハイマー型認知症のみに適応がある．
- 認知症患者では，しばしば拒薬や服薬ミスが認められるが，リバスチグミンは貼付剤のため介護者の服薬管理が容易な点でメリットがある．
- 皮膚反応に注意が必要だが，貼付薬を剥がした部位を濡れタオルで拭き取った後，保湿剤で乾燥を防ぐことでかなり防ぐことができる．
- いずれのコリンエステラーゼ阻害薬も心伝導障害，消化管機能障害に注意が必要で，他のコリン阻害作用のある薬剤との併用はできない．【ベーシック】

* NMDA 受容体アンタゴニスト

- メマンチンは NMDA 受容体の拮抗薬で，認知機能障害の進行抑制のみならず，易怒性，介護への抵抗などの認知症の周辺症状への効果が示されている．
- コリンエステラーゼ阻害薬との併用も承認されており，両者の併用により認知症の諸症状への効果が増強すると報告されている．【ワンランクアップ】

D 片頭痛治療薬

◎注意のポイント ● ● ● ● ● ● ● ●

*トリプタン系薬

- 片頭痛治療薬については従来はエルゴタミン製剤が中心であったが，近年はトリプタン系薬が主流である．
- トリプタン系薬はセロトニン $5\text{-}HT_{1B}$ および $5\text{-}HT_{1D}$ 受容体に作用し，脳血管の攣縮を抑制することで効果を発揮する．
- いずれの薬剤も頭痛の発現から発作のピークに達するまでに内服すると効果が高い．
- スマトリプタンは錠剤の他に注射薬，点鼻液があり，より即効性を得たい場合に使用される．【ワンランクアップ】
- 頭痛に対する抑制効果はリザトリプタンが比較的高いが，作用時間の面からは半減期が長いエレ

トリプタンおよびナラトリプタンが有利であり，それぞれの特性を考慮して薬剤が選択される．
- トリプタン系薬は虚血性心疾患，脳血管ないし末梢血管障害，高血圧を有する例では注意が必要である．

＊エルゴタミン製剤
- トリプタンの登場により使用する機会は減少している．悪心・嘔吐の副作用を伴いやすく，トリプタン製剤が使用できない例にのみ適応がある．

＊Ca拮抗薬
- ロメリジンは脳血管の選択的血管拡張作用があり，片頭痛の予防的治療に用いられる．頭蓋内出血および脳梗塞急性期には禁忌である．

E　末梢性神経障害性疼痛治療薬

◎注意のポイント●●●●●●●●

- プレガバリンは神経系の電位依存性 Ca^+ チャネルに作用することで痛みを抑制する薬剤であり，薬理学的には抗てんかん薬のガバペンチンに近いとされる．
- 帯状疱疹後疼痛を含む末梢神経障害，脊髄損傷後の疼痛などの各種神経障害性疼痛と線維筋痛症に適応がある．
- 副作用として，めまい，眠気，体重増加がある．【フォローアップ】

10. 総合内科疾患薬剤ガイド

	代表的な一般名	製品名	主な副作用や注意点	推奨される使用法
A. 抗菌薬				
アミノグリコシド系薬	アミカシン硫酸塩（AMK）	硫酸アミカシン	腎障害 聴力障害	感染性心内膜炎以外では1日1回投与が基本 トラフとピークの薬物血中濃度モニタリングを要する
	イセパマイシン硫酸塩（ISP）	イセパシン エクサシン		
	カナマイシン硫酸塩（KM）	カナマイシン内		
		硫酸カナマイシン		
	ゲンタマイシン硫酸塩（GM）	ゲンタシン		
	ストレプトマイシン硫酸塩（SM）	硫酸ストレプトマイシン		
	トブラマイシン（TOB）	トブラシン		
	各種アミノグリコシド1日1回投与法	ゲンタマイシン トブラマイシン 硫酸アミカシン カナマイシン 硫酸ストレプトマイシン		
		イセパシン		
ペニシリン系薬	アモキシシリン水和物（AMPC）	サワシリン パセトシン	過敏症	1日3〜4回投与
	アンピシリン・クロキサシリン配合（ABPC/MCIPC）	ビクシリンS		
	スルバクタムナトリウム・アンピシリンナトリウム配合（SBT/ABPC）	ユナシンS		
	タゾバクタムナトリウム・ピペラシリンナトリウム配合（PIPC/TAZ）	ゾシン		
	ピペラシリンナトリウム（PIPC）	ペントシリン		
セフェム系薬	スルバクタムナトリウム・セフォペラゾンナトリウム配合（SBT/CPZ）	スルペラゾン	過敏症	CTRXは髄膜炎などの特別な疾患以外は1日1回 その他のセフェム系は頻回投与が基本
	セファクロル（CCL）	ケフラール		
	セファゾリンナトリウム（CEZ）	セファメジンα		
	セファレキシン（CEX）	ケフレックス		
	セフェピム塩酸塩（CFPM）	マキシピーム		

Ccr(mL/分)			HD（透析）
>50	10〜50	<10	
1回 300 mg 24h 毎	腎毒性あり要注意		1回 225 mg 毎 HD 後
（サンフォード）7.5 mg/kg 12h 毎	7.5 mg/kg 24h 毎	7.5 mg/kg 48h 毎	HD 後に通常の 1/2 用量を追加
200〜300 mg 24〜48h 毎	腎毒性あり要注意		200〜300 mg 毎 HD 後
2〜4g 分 4	内服は腎機能正常者と同じ（腎障害のある患者で重篤な腸疾患では吸収されて腎障害が増悪する恐れがあるので注意）		
1〜2 g 分 1	腎毒性あり要注意		1回 0.5 g 72〜96h 毎，HD
1.6 mg/kg 24〜48h 毎	腎毒性あり要注意		1.6 mg/kg 毎 HD 後
（サンフォード）1.7 mg/kg 8h 毎	1.7 mg/kg 12〜24h 毎	1.7 mg/kg 48h 毎	HD 後に通常の 1/2 用量を追加
1〜2 g 分 1〜2	腎毒性あり要注意		1回 0.5 g 72〜96h 毎 HD 後
（サンフォード）15 mg/kg（最大 1 g）24h 毎	15 mg/kg（最大 1 g）24〜72h 毎	15 mg/kg（最大 1 g）72〜96h 毎	HD 後に通常の 1/2 用量を追加
60〜90% 8〜12h 毎	20〜60% 12h 毎	20%以下 24〜48h 毎	1.0〜1.5 mg/kg 毎 HD 後
（サンフォード）1.7 mg/kg 8h 毎	1.7 mg/kg 12〜24h 毎	1.7 mg/kg 48h 毎	HD 後に通常の 1/2 用量を追加
（サンフォード）Ccr>80：5.1，60〜80：4，40〜60：3.5，30〜40：2.5（24h 毎），20〜30：4，10〜20：3（48h 毎），<10：2（72h 毎および HD 後） 単位はすべて mg/kg			
（サンフォード）Ccr>80：15，60〜80：12，40〜60：7.5，30〜40：4（24h 毎），20〜30：7.5，10〜20：4（48h 毎），<10：3（72h 毎および HD 後） 単位はすべて mg/kg			
（サンフォード）Ccr>80：8，60〜80：8，40〜60：8（24h 毎），30〜40：8，20〜30：8（48h 毎），10〜20：8（72h 毎），<10：8（96h 毎および HD 後） 単位はすべて mg/kg			
1回 250 mg 6〜8h 毎	1回 250 mg 8〜12h 毎	1回 250 mg 24h 毎	250 mg 分 1，HD 日は HD 後投与
（サンフォード）250〜500 mg 8h 毎	250〜500 mg 8〜12h 毎	250〜500 mg 24h 毎	250〜500 mg を 1 日 1 回，HD 日は HD 後
1.5〜4 g 分 2〜4	1 g 6〜12h 毎	1 g 12〜24h 毎	1 g 12〜24 h 毎 HD 日は HD 後投与
6 g 分 2	1.5〜3 g 分 2	1.5〜3 g 分 1	1.5〜3 g HD 日は HD 後投与
（サンフォード）2 g アンピシリン＋1 g スルバクタム 6h 毎	2 g アンピシリン＋1 g スルバクタム 8〜12h 毎	2 g アンピシリン＋1 g スルバクタム 24h 毎	2 g アンピシリン＋1 g スルバクタム HD 日は HD 後投与
1回 4.5 g 1日 3〜4 回	1回 4.5 g 1日 2〜3 回		9 g 分 2
（サンフォード）3.375〜4.5 g 6〜8h 毎	2.25 g 6h 毎，<20：8h 毎	1回 2.25〜4.5 g 1日 2 回	HD 日は HD 後 0.75 g 追加投与
2〜4 g 分 2〜4		1〜2 g 分 1〜2	1〜2 g 分 1〜2，HD 日は HD 後投与
（サンフォード）3〜4 g 4〜6h 毎	3〜4 g 6〜8h 毎	3〜4 g 8h 毎	2 g 8h 毎，HD 後 1 g 追加投与
1〜4 g 分 2	腎機能正常者と同じ		
750〜1,500 mg 分 3	750 mg 分 3	500 mg 分 2	500 mg 分 2，HD 日は HD 後投与
1〜5 g 分 2〜3	1〜2 g 分 2	1回 1 g 24〜48h 毎	1回 0.5〜1 g 毎 HD 後，HD 日は HD 後投与
（サンフォード）1〜2 g 8h 毎	1〜2 g 12h 毎	1〜2 g 24〜48h 毎	0.5〜1 g HD 後追加
1回 250〜500 mg 1日 4 回	1回 250 mg を 1日 4 回	1回 250 mg を 1日 2〜3 回	HD 日は HD 後
1〜4 g 分 2	1 g 分 2	0.5 g 分 1	0.5 g 分 1，HD 日は HD 後投与
（サンフォード）2 g 8h 毎	2 g 12〜24h 毎	1 g 24h 毎	1 g HD 後追加

	代表的な一般名	製品名	主な副作用や注意点	推奨される使用法
セフェム系薬	セフォゾプラン塩酸塩 (CZOP)	ファーストシン	過敏症	CTRX は髄膜炎などの特別な疾患以外は 1 日 1 回 その他のセフェム系は頻回投与が基本
	セフォチアム塩酸塩 (CTM)	パンスポリン		
	セフジトレンピボキシル (CDTR－PI)	フロモックス		
	セフジトレンピボキシル (CDTR－PI)	メイアクト		
	セフジニル (CFDN)	セフゾン		
	セフタジジム水和物 (CAZ)	モダシン		
	セフトリアキソンナトリウム水和物 (CTRX)	ロセフィン		
	セフピロム硫酸塩 (CPR)	ケイテン / プロアクト		
	セフポドキシムプロキセチル (CPDX－PR)	バナン		
	セフメタゾールナトリウム (CMZ)	セフメタゾン		
	フロモキセフナトリウム (FMOX)	フルマリン		
	ラタモキセフナトリウム (LMOX)	シオマリン		
カルバペネム系薬	イミペネム・シラスタチンナトリウム配合 (IPM/CS)	チエナム	痙攣発作 悪心	MEPM で 1 回 3 時間，DRPM で 1 回 4 時間かけて投与を pK/pD から推奨
	テビペネムピボキシル (TBPMPI)	オラペネム		
	ドリペネム水和物 (DRPM)	フィニバックス		
	パニペネム・ベタミプロン配合 (PAPM/BP)	カルベニン		
	ビアペネム (BIPM)	オメガシン		
	メロペネム水和物 (MEPM)	メロペン		
モノバクタム系薬	アズトレオナム (AZT)	アザクタム		
ペネム系薬	ファロペネムナトリウム (FRPM)	ファロム		
マクロライド系薬	アジスロマイシン水和物 (AZM)	ジスロマック錠	下痢	
		ジスロマック SR		
		ジスロマック点滴静注		
	エリスロマイシン (EM)	エリスロシン		

Ccr(mL/分)			HD（透析）
> 50	10〜50	<10	
1〜4g 分2〜4	0.75〜1g 分1〜2	0.5g 分1	0.5g 分1, HD日はHD後投与
0.5〜4g 分2〜4	1〜2g 分1〜2	0.5〜1g 分1	0.5〜1g 分1, HD日はHD後投与
300〜450mg 分3	200mg 分2	100〜200mg 分1〜2	100mg 分1, HD日はHD後投与
300〜600mg 分3	200〜300mg 分2〜3	100〜200mg 分1〜2	
300mg 分3	200〜300mg 分2〜3	100〜200mg 分1〜2	100〜200mg 分1〜2, HD日はHD後投与
1〜4g 分2〜4	1〜2g 分1〜2	1g を24〜48h 毎	1回1g 週3回毎HD後
（サンフォード）2g 8h毎	2g 12〜24h毎	2g 24〜48h毎	1g 透析後追加
1回1〜2g 1日1〜2回		1〜2g 分1	1〜2g 分1
1〜4g 分2〜4	1〜2g 分2	0.5〜1g 分1	0.5〜1g 分1, HD日はHD後投与
200〜400mg 分2	1回100〜200mg 12h毎	1回100mg 24h毎	100mg 分1, HD日はHD後投与
1〜2g 分2	1回1g 24h毎	1回1g 24〜48h毎	1回1g 24〜48h毎, HD日はHD後投与
1〜4g 分2〜4	1g 分2	0.5g 分1	0.5g 分1, HD日はHD後投与
1〜4g 分2	2g 分2	1g 分1	1g 分1, HD日はHD後投与
1〜2g 分2	0.25〜0.5g 分2	0.25g 分1	0.25g 分1, HD日はHD後投与
（サンフォード）0.5g 6h毎	250mg 6〜12h毎	125〜250mg 12h毎	125〜250mg HD後
4〜6mg/kg 12h毎	慎重投与		
70≦：0.5〜3g 分2〜3 50≦Ccr<70 0.5〜2g 分2〜3	30≦Ccr<50： 0.5〜1.5g 分2〜3 Ccr<30： 0.5〜0.75g 分2〜3	0.25〜0.5g 分1, HD日はHD後投与緑膿菌には 0.5g 分1	
（サンフォード）>50〜90 500mg 8h毎	30≦Ccr≦50：250mg 8h毎 10<Ccr<30：250mg 12h毎	―	
1〜2g 分2	0.5〜1g 分2	0.25〜0.5g 分1〜2	0.5g 分1, HD日はHD後投与
0.6〜1.2g 分2	Ccr≧30：0.6g, 分2 Ccr<20：0.3g, 分1		0.3g 分1, HD日はHD後投与
0.5〜3g 分2〜3	1回0.25〜0.5g 12h毎	1回0.25〜0.5g 24h毎	1回0.25〜0.5g 24h毎, HD日はHD後投与
（サンフォード）1g 8h毎	1g 12h毎	0.5g 24h毎	0.5g HD後
1〜4g 分1〜4	1〜2g 分2〜3	0.5〜1g 分1	0.25〜0.5g 分1, HD後
（サンフォード）2g 8h毎	50〜75%に減量 8h毎	25%に減量 8h毎	25%に減量 8h毎, HD後 0.5g を追加投与
450〜900mg 分3	慎重投与．Ccr値が30mL/分以下の高度腎機能障害患者では，t1/2の延長が認められるため，投与量を減量するか，投与間隔をあけて使用する		
（錠）500mg 分1	腎機能正常者と同じ		
（SR）2g 用時水で懸濁空腹時に1回服用			
（点滴）500mg 24h毎			
600〜1,500mg 分2〜6		300〜1,200mg 分2〜4	
（サンフォード）250〜500mg 6h毎	腎機能正常者と同じ	50〜75%に減量 6h毎	

	代表的な一般名	製品名	主な副作用や注意点	推奨される使用法
マクロライド系薬	クラリスロマイシン (CAM)	クラリス クラリシッド	下痢	
	ロキシスロマイシン (RXM)	ルリッド		
	ロキタマイシン (RKM)	リカマイシン		
テトラサイクリン系薬	ミノサイクリン塩酸塩 (MINO)	ミノマイシン	めまい,嘔気	1日2回
リンコマイシン系薬	クリンダマイシンリン酸エステル (CLDM)	ダラシンS		
ニューキノロン系薬	ガレノキサシンメシル酸水和物 (GRNX)	ジェニナック	消化器症状 光線過敏症 血糖異常 中枢神経 末梢神経副作用	CPFXは1日2回だが, 1日1回投与が基本 フルオロキノロン系抗菌薬と大動脈瘤, 大動脈解離の関連性が報告されたため, 注意を要する
	シタフロキサシン水和物 (STFX)	グレースビット		
	シプロフロキサシン (CPFX)	シプロキサン注		
		シプロキサン錠		
	トスフロキサシントシル酸塩水和物 (TFLX)	オゼックス トスキサシン		
	プルリフロキサシン (PUFX)	スオード		
	パズフロキサシンメシル酸塩 (PZFX)	パシル パズクロス		
	モキシフロキサシン塩酸塩 (MFLX)	アベロックス		
	レボフロキサシン水和物 (LVFX)	クラビット		
MRSA その他	アルベカシン硫酸塩 (ABK)	ハベカシン	ST合剤は過敏症 ダプトマイシンはCK上昇 VCMではRed man症候群	VCM,TEICはトラフ値の薬物血中濃度モニタリングを要する
	ST合剤 (SMX/TMP)	バクタ顆粒/錠		
	ダプトマイシン	キュビシン		
	テイコプラニン (TEIC)	タゴシッド		
	バンコマイシン塩酸塩 (VCM)	塩酸バンコマイシン注		
		塩酸バンコマイシン内		
	ホスホマイシンカルシウム水和物 (FOM)	ホスミシン内		
	ホスホマイシンナトリウム (FOM)	ホスミシンS静注用		
	リネゾリド (LZD)	ザイボックス		

10. 総合内科疾患薬剤ガイド

Ccr(mL/分) > 50	Ccr 10〜50	Ccr <10	HD（透析）
400 mg 分2	1回 200 mg 1日1〜2回		200 mg 分1
（サンフォード）0.5〜1 g 12h 毎	75%に減量 12h 毎	50〜75%に減量 12h 毎	50〜75%に減量 HD 後
300 mg 分2		150 mg 分1	
600 mg 分3	腎機能正常者と同じ		
1回 100 mg 12〜24h 毎			
600〜2,400 mg 分2〜4			
400 mg 分1	低体重（40 kg）未満かつ Ccr30 未満の場合は 200 mg 分1		腎機能正常者と同じ
100〜200 mg 分2 または 100 mg 分1	50 mg を 24〜48h 毎	50 mg を 24〜48h 毎	50 mg を 48h 毎
Ccr>60 1回 300 mg 12h 毎, 31≦Ccr≦60 1回 200 mg 12h 毎, Ccr≦30 1回 200 mg 24h 毎			必要に応じて低用量（200 mg）を 24 時間毎に投与するなど患者の状態を観察しながら慎重に投与すること
（サンフォード）400 mg 12h 毎	50〜75%に減量 12h 毎	50%に減量 12h 毎	200 mg 12h 毎
（サンフォード）500〜750 mg 12h 毎	Ccr>30 300〜600 mg 分2〜3 Ccr≦30 1回 100〜200 mg 24h 毎 50〜75% 12h 毎	50% 12h 毎	250 mg 12h 毎
450 mg 分3	150〜300 mg 分1〜2	150 mg 分1	
400〜600 mg 分2	1回 200 mg 24h 毎	1回 200 mg 48h 毎	
1回 500〜1,000 mg 1日2回点滴静注	1回 500 mg 1日1〜2回	1回 500 mg 1日1回	1回 300〜500 mg HD 後
400 mg 分1	腎機能正常者と同じ		
500 mg 分1	Ccr 20〜50：初日 500 mg 分1, 2 日目以降 250 mg 分1 Ccr<20：初日 500 mg 分1回, 3 日目以降 250 mg を 2 日に 1 回		
1回 4 mg/kg 24〜36h 毎	1回 4 mg/kg 36〜48h 毎	初回 4 mg/kg, 2 回目以降 3 mg/kg 48h 毎	初回 4 mg/kg, 2 回目以降 3 mg/kg 毎 HD 後
4 g 分 2/4 錠 分2	2〜4 g 分 2/2〜4 錠 分2	2 g 分 1/2 錠 分1	
Ccr≧30 1回 4〜6 mg/kg 24 時間毎	Ccr<30：1回 4〜6 mg/kg 48 時間毎		
初日 800 mg 分2, 2〜3 日は 400 mg 分1, 4 日目以降は (1) Ccr>60 mL/分では 400 mg 分1, (2) 60≧Ccr>40 mL/分では 200 mg 分1 か 400 mg 分1 隔日, (3) 40≧Ccr>10 mL/分では 133mg 分1 か 400 mg 3 日毎. TDM が望ましい		初日 800 mg 分2 2〜3 日 400 mg 分1 4 日目以降 80 mg 分1 または 400 mg（5 日毎）	
1〜2 g 分2〜4	1 g 1〜4 日毎	TDM が望ましい	初回 30 mg/kg, 以後 は毎 HD 後に 10 mg/kg を追加
0.5〜2 g 分4	内服は腎機能正常者と同じ		
2〜3 g 分3〜4	2 g 分4	1〜2 g 分2	0.5 g 分1
2〜4 g 分2〜4	1 g 分1	1回 1〜2 g 週3回	1回 1〜2 g 週 3 回透析日, HD 後
1,200 mg 分2	腎機能正常者と同じ血小板減少症が発現した場合は, 投与間隔を延長するか中止する		1,200 mg 分2 HD 後 血小板減少症が発現した場合は, 投与間隔を延長するか中止する

B. 抗真菌薬

	代表的な一般名	製品名	主な副作用や注意点	推奨される使用法
深在性抗真菌薬 (ポリエンマクロライド系)	アムホテリシンB (AMPH－B)	ファンギゾン注	薬物相互作用に注意	ボリコナゾールの内服薬は生物活性が高い イトラコナゾール内服薬は内容液で吸収率が高い
		ファンギゾン内		
	アムホテリシンB リポソーム製剤	アムビゾーム		
深在性抗真菌薬 (トリアゾール系)	ボリコナゾール	ブイフェンド注		
		ブイフェンド錠		
	ホスフルコナゾール (F－FLCZ)	プロジフ		
	フルコナゾール (FLCZ)	ジフルカン		
深在性・表在性抗真菌薬 (トリアゾール系)	イトラコナゾール (ITCZ)	イトリゾール		
深在性抗真菌薬 (キャンディン系)	カスポファンギン酢酸塩	カンサイダス		
	ミカファンギンナトリウム (MCFG)	ファンガード		
深在性・表在性抗真菌薬 (イミダゾール系)	ミコナゾール (MCZ)	フロリードF注		

C. 抗ウイルス薬

	代表的な一般名	製品名	主な副作用や注意点	推奨される使用法
抗ヘルペスウイルス薬	アシクロビル (ACV)	ゾビラックス内帯状疱疹	抗ヘルペス薬では消化器症状，腎障害． 抗CMV薬では骨髄抑制	
		ゾビラックス内単純疱疹		
		ゾビラックス注		
	バラシクロビル塩酸塩 (VACV)	バルトレックス帯状疱疹		
		バルトレックス単純疱疹		
	ファムシクロビル (FCV)	ファムビル		
	ビダラビン	アラセナA点滴静注用		

10. 総合内科疾患薬剤ガイド

Ccr(mL/分) > 50	Ccr(mL/分) 10〜50	Ccr(mL/分) <10	HD（透析）
0.25〜1 mg/kg 分1	腎毒性があるため，他剤を選択する		無尿の患者には腎機能正常者と同じ
200〜400 mg 分2〜4	内服は腎機能正常者と同じ		
2.5〜5.0mg/kg 分1 クリプトコッカス髄膜炎は 6.0 mg/kg	腎毒性があるため，注意が必要投与量は腎機能正常者と同じ		無尿の患者には腎機能正常者と同じ
（サンフォード） 3〜5 mg/kg 24h毎	腎機能正常者と同じ		
初日は1回6mg/kgを1日2回 2日目以降は1回3mg/kgまたは1回4mg/kgを1日2回点滴静注	添加物の蓄積により腎障害が悪化する恐れがあるためCcr < 30 mLには原則禁忌		
（サンフォード）6 mg/kg 12時間毎2回 その後 4 mg/kg 12h毎	Ccr < 50の場合，溶剤（シクロデキストリン）の集積のため経口投与に変えるか治療中止		
添付文書参照	腎機能正常者と同じ		
800 mgを2日間，3日目から50〜400 mg 分1	50〜400 mgを2日間，3日目から25〜200 mg 分1		HD後に通常量
50〜400 mg 分1	50〜200 mg 分1		1回50〜400 mg 毎HD後
（サンフォード） 100〜400 mg 24h毎	50% 24h毎	50% 24h毎	HD後に推奨量の100%
50〜200 mg 分1 食後（カプセル） 200 mg 分1 空腹時 最大 400 mg（内服液）	腎機能正常者と同じ		
（サンフォード） 内服 100〜200 mg 24h毎	100%	50%	100 mg 12〜24h毎
（サンフォード） 静注 200 mg 12h毎	Ccr < 30では溶剤（シクロデキストリン）集積のため使用しない		
1回50〜70 mgを1時間かけ緩徐に点滴静注			
50〜300 mg 分1	腎機能正常者と同じ		
200〜1,200 mg 分1〜3			
4 g 分5	0.8〜1.6 g 分2	体重に応じて400〜800 mg 分1	
1 g 分5	0.4 g 分2	0.2〜0.4 g 分1	
1回5 mg/kg 脳炎・髄膜炎は 10 mg/kgまで増量可 8h毎	1回5 mg/kg 12〜24h毎	1回3.5 mg/kg 48〜72h毎	1回3.5 mg/kg 週3回，HD後
（サンフォード） 5〜12.4 mg/kg 8h毎	5〜12.4 mg/kg 12〜24h毎	50%に減量 24h毎	50%に減量 24h毎 HD日はHD後
3g 分3	1〜2 g 分1 または 分2	0.5〜1 gを 48h毎	250 mgを12h毎 HD日はHD後
1〜1.5 g 分2〜3	1 g 分2	0.5 g 分1	250 mgを24h毎 HD日はHD後
(≧60) 1,500 mg 分3	(40〜59) 1,000 mg 分2	(20〜39) 500 mg 分1 (<20) 250 mg 分1	HD後 250 mg 分1
1回 5〜15 mg/kg 分1	腎機能正常者と同じ	投与量を75%に減量	投与量を75%に減量, HD後

	代表的な一般名	製品名	主な副作用や注意点	推奨される使用法
抗サイトメガロウイルス (CMV) 薬	ガンシクロビル (DHPG)	デノシン注	抗ヘルペス薬では消化器症状，腎障害．抗 CMV 薬では骨髄抑制	
	バルガンシクロビル塩酸塩	バリキサ錠 450 mg		
抗インフルエンザ薬	アマンタジン塩酸塩	シンメトレル		
	オセルタミビルリン酸塩	タミフル		
	ザナミビル水和物	リレンザ		
	ラニナミビルオクタン酸エステル水和物	イナビル		
	ペラミビル	ラピアクタ点滴		

D. 抗アレルギー薬

	代表的な一般名	製品名	主な副作用や注意点	推奨される使用法
H_1 受容体拮抗薬 (第 1 世代)	ジフェンヒドラミン塩酸塩	レスタミンコーワ錠	認知機能低下 せん妄のリスク 口腔乾燥 便秘	可能な限り使用を控える
	ジメンヒドリナート	ドラマミン		
	クレマスチンフマル酸塩	タベジール		
	d-クロルフェニラミンマレイン酸塩	アレルギン ポララミン		
	プロメタジン塩酸塩	ピレチア ヒベルナ		
	ヒドロキシジン	アタラックス		
	ホモクロルシクリジン塩酸塩	ホモクロミン		
	シプロヘプタジン塩酸塩水和物	ペリアクチン		
H_2 受容体拮抗薬 (第 2 世代)	アゼラスチン塩酸塩	アゼプチン	認知機能低下 せん妄のリスク	可能な限り使用を控える 特に入院患者や腎機能低下患者では，必要最小限の使用にとどめる
	エバスチン	エバステル		
	エピナスチン塩酸塩	アレジオン		
	オキサトミド	セルテクト		
	オロパタジン塩酸塩	アレロック		
	ケトチフェンフマル酸塩	ザジテン		
	セチリジン塩酸塩	ジルテック		
	フェキソフェナジン塩酸塩	アレグラ		
	プランルカスト水和物	オノン		
	ベポタスチンベシル酸塩	タリオン		
	メキタジン	ゼスラン ニポラジン		
	レボセチリジン	ザイザル		
	ロラタジン	クラリチン		

10. 総合内科疾患薬剤ガイド

Ccr(mL/分) > 50	Ccr(mL/分) 10〜50	Ccr(mL/分) <10	HD（透析）
初期 1 回 2.5〜5 mg/kg を 12h 毎，維持 24h 毎	初期 1 回 1.25〜2.5 mg/kg を 24h 毎 維持 0.625〜1.25mg/kg を 24h 毎	初期 1 回 1.25mg/kg（週 3 回目安）維持 0.625 mg/kg（週 3 回目安）	初期 1 回 1.25mg/kg を毎 HD 後 維持 0.625 mg/kg を毎 HD 後
（サンフォード）導入期：5 mg/kg　12h 毎 維持期：5 mg/kg　24h 毎	導入期：1.25〜2.5mg/kg 24h 毎 維持期：0.6〜1.25mg/kg	導入期：1.25 mg/kg を週 3 回 維持期：0.625 mg/kg を週 3 回	導入期：1.25 mg/kg を週 3 回 HD 後 維持期：0.6 mg/kg を HD 後
Ccr ≧ 60 初期：1 回 900 mg を 1 日 2 回 維持：1 回 900 mg を 1 日 1 回	初期：40 ≦ Ccr < 60　1 回 450 mg を 1 日 2 回，25 ≦ Ccr < 40　1 回 450 mg を 1 日 1 回，10 ≦ Ccr < 25　1 回 450 mg を 1 日おき，10 < Ccr 使用しない（ガンシクロビル製剤の静脈投与を考慮）維持：40 ≦ Ccr < 60　1 回 450 mg を 1 日 1 回，25 ≦ Ccr < 40　1 回 450 mg を 1 日おき，10 ≦ Ccr < 25　1 回 450 mg を週 2 回，10 < Ccr 使用しない（ガンシクロビル製剤の静脈投与を考慮）		
（サンフォード）1,800 mg　分 2	450 mg　24h 毎〜1 日おき	使用しない	
100 mg　分 1〜2	1 回 100 mg を 2〜3 日に 1 回投与	禁忌	
150 mg　分 2	Ccr ≦ 30 に 75 mg　分 1	1 回 75 mg を単回投与（以後投与しない）	
1 回 10mg を 1 日 2 回 5 日間吸入	尿中排泄されるが吸入後の肺局所濃度が効果の指標となるため，腎機能正常者と同じ		
40mg を単回吸入投与	Ccr30〜50mL/min で AUC が 2 倍に，Ccr30mL/min 未満で AUC が 4.9 倍上昇するが，1 回の治療で完結するため，減量の必要なし		
300 mg を 15 分以上かけて単回点滴静注．合併症などにより重症化する恐れのある患者には，1 日 1 回 600 mg を 15 分以上かけて単回点滴静注	30 < Ccr < 50 100〜200 mg を 1 日 1 回 10 < Ccr < 30 50〜100 mg を 1 日 1 回	50〜100 mg を 1 回投与	50〜100 mg を 1 回投与 重症例では HD 後に 50 mg 追加

Ccr > 50	Ccr 10〜50	Ccr < 10	HD
30〜50 mg　分 2〜3	腎機能正常者と同じ		
1 回 1 錠　分 3〜4	腎機能正常者と同じ		
1 回 1mg を 1 日 2 回朝晩服用	薬物動態データがほとんどなく不明		
錠：1 回 2 mg を 1 日 1〜4 回 注射：1 日 1 回 5 mg	腎機能正常者と同じ		
5〜25 mg　分 1〜3	腎機能正常者と同じ		
30〜150 mg　分 2〜4	腎機能正常者と同じ		
1 回 10〜20 mg を 1 日 3 回	薬物動態に関するデータがほとんどないため不明		
4〜12 mg　分 1〜3	腎機能正常者と同じ	少量から開始し常用量の 50〜100%	
2〜4 mg　分 2	腎機能正常者と同じ		
5〜10 mg　分 1	腎機能正常者と同じ		
10〜20 mg　分 1	腎機能正常者と同じ		
60 mg　分 2	腎機能正常者と同量を慎重投与		
10 mg　分 2	2.5〜5 mg　分 1〜2	2.5 mg　分 1〜2	
2 mg　分 2	腎機能正常者と同じ		
10〜20 mg　分 1 眠前	10〜20 mg　分 1 眠前	5 mg　分 1 Ccr < 30：5 mg を 2 日に 1 回	禁忌
120 mg　分 2	60〜120 mg　分 1〜2	60 mg　分 1	
450 mg　分 2	腎機能正常者と同じ		
10 mg　分 2	腎機能障害のある患者では低用量から投与するなど慎重投与		20〜50%に減量し透析前に投与
6 mg　分 2 気管支喘息は 12 mg　分 2	腎機能正常者と同じ		
2.5〜5 mg　分 1	2.5 mg　48〜96h	禁　忌	
10 mg　分 1	腎機能正常者と同量を慎重投与		

解説 10. 総合内科疾患薬剤ガイド

◎専門医からのワンポイント① (尿路感染症の鑑別と治療方針)

①膀胱炎と腎盂腎炎の鑑別
- 尿路感染症 (UTI: urinary tract infection) には「無症候性細菌尿」,「急性単純性膀胱炎」,「再発性膀胱炎」,「カテーテル関連無症候性細菌尿」,「カテーテル関連尿路感染症 (通称, CAUTI: cather-associated UTI)」,「腎盂腎炎」,「前立腺炎」がある.
- 一般的に,「膀胱炎」は無熱である. 排尿困難, 頻尿, 尿意切迫などの膀胱炎症状に引き続いて発熱, CVA (肋骨脊椎角部) 叩打痛, 悪心・嘔吐を伴うことが多いのが「腎盂腎炎」である.
- 抗菌薬の投与期間は膀胱炎に3日間に対して, 腎盂腎炎は5日から14日間 (抗菌薬の種類で異なる) と変わってくる.

②菌血症のサイン
- 腎盂腎炎では約25%の患者が菌血症を伴っている.
- 「悪寒」のみでなく, ブルブルと震えを抑えきれない程の「戦慄」は菌血症のサインとして重要である.
- また, 頻呼吸 (1分間に20回以上), 血圧低下 (収縮期血圧＜90mmHg), 意識障害の内, 2つ以上を満たせば敗血症のサインで入院すべき状態である.

③培養の重要性
- 急性単純性膀胱炎, 腎盂腎炎の原因菌の80%以上は大腸菌である.
- しかし, 大腸菌の10%以上がセフェム系, キノロン系抗菌薬に耐性, ESBL (extended spectrum beta-lactamase：基質特異性拡張型β-ラクタマーゼ) 産生菌が5%を占め耐性化率は増加の一途を至っている. 【ワンポイントアドバイス】
- そのためキノロン系, ST合剤を第一選択とすべきか難しくなってきており, 腎盂腎炎, 複雑性尿路感染症, 再発例や耐性菌の既往例では, 抗菌薬投与前に尿培養を提出しておくべきである.

④投与経路
- 外来治療を基本とする場合には内服加療が治療の中心であるが, 初日のみセフトリアキソン1～2gを単回点滴静注して内服加療に移行するのが治療失敗を防ぐには賢明である.

経口抗菌薬	生体内利用率	副作用, 相互作用	妊婦への安全性
アモキシシリン	90%	皮疹, 下痢	B
セファレキシン	99%		B
レボフロキサシン	70～	嘔気, 嘔吐, 下痢	C
シプロフロキサシン	99%		C
ST合剤	98%	皮疹, 嘔気	C
ホスホマイシン	12%#	下痢, 嘔気	B

\#：わが国のホスホマイシンはfosfomycin calciumで, 生体内利用率12%と不良であるが, 海外のfosfomycin trometamolは42.3%と異なる.

- 経口抗菌薬で注意しなければいけない点は，バイオアベイラビリティー(生体内利用率，吸収率)が高いものを選択することである．
- 大腸菌を起因菌とした場合に選択すべきバイオアベイラビリティーが高い経口抗菌薬をまとめた(表)．

⑤投与回数，投与期間

急性単純性膀胱炎：

ホスホマイシン	1g x3	2日間
セファレキシン	500mg x3	5日間
ST合剤	2錠 x2	3日間
レボフロキサシン	500mg x1	3日間

急性単純性腎盂腎炎：

セファレキシン	500mg x4	10〜14日間
ST合剤	2錠 x2	10〜14日間
レボフロキサシン	500mg x1	5〜7日間

⑥薬剤耐性

- ESBL産生大腸菌では，重症例はカルバペネム系抗菌薬の点滴，軽症例ではセフメタゾールの点滴を考慮する．

⑦妊婦への投与

- 妊娠後期の例は基本，入院で点滴加療すべきである．
- 安全性の高い薬剤として，静脈投与ではピペラシリン/タゾバクタム(PIPC/TAZ)，セフトリアキソン(CTRX)，セフェピム(CFPM)，セフタジジム(CAZ)，メロペネム(MEPM)，経口薬ではアモキシシリン/クラブラン酸(AMPC/CVA)，セフェキシム(Cefixime)，セフポドキシム(Cefpodoxime)が挙げられる．
- 避けるべき薬剤として静注薬ではゲンタマイシン(GM)，アミカシン(AMK)，経口薬として，シプロフロキサシン(CPFX)，レボフロキサシン(LVFX)，ST合剤(TMP/SMX)がある．

⑧腎機能障害患者におけるキノロン系での注意点

- 腎機能により用量は以下のように調節する．

シプロフロキサシン

CCr 50〜90 ml/分	250〜750mg q12hrs
CCr 10〜49 ml/分	250〜500mg q12hrs
CCr ＜10 ml/分	250〜500mg q24hrs (維持透析患者は透析後に内服)

レボフロキサシン

CCr 50〜90 ml/分		500〜750mg q24hrs
CCr 20〜49 ml/分		500〜750mg (loading) → 250mg q24hrs
	または	500〜750mg q48hrs
CCr ＜20 ml/分		500〜750mg (loading) → 500mg q48hrs
		(維持透析患者も同様)

【ワンポイントアドバイス】

ESBL産生菌

- ESBLとはextended spectrum beta-lactamase(基質特異性拡張型β-ラクタマーゼ)というペニシリン系，セファロスポリン系を分解する酵素で，大腸菌やKlebsiellaなどのグラム陰性桿菌の一部が産生する．2000年以降，ESBL産生大腸菌は徐々に増加傾向で問題となっている．β-ラクタマーゼ阻害薬をもつ抗菌薬，セファマイシン系のセフェムであるセフメタゾール，カルバペネム系抗菌薬が有効とされる．日本の療養病床型病院では，ESBL産生菌が蔓延してきており，院内感染対策が必要である．ひとつの腸内細菌がESBL以外にもクラブラン酸などで阻害できないAmp Cという別のβ-ラクタマーゼを同時にもつ場合，β-ラクタマーゼ阻害薬やセフメタゾールは無効である．

◎専門医からのワンポイント② (肺炎と抗菌薬の基本的考え方)

①肺炎球菌性肺炎の治療

- 肺炎に対する抗菌薬の基本はまず，最も頻度が高く，最も重症化しやすい肺炎球菌性肺炎に対する治療を会得することである．
- 喀痰のグラム染色でグラム陽性双球菌を認める．
- 肺炎球菌性肺炎では，髄膜炎や呼吸不全，ショックなどの合併症がない場合にはペニシリンを大量に使えば治療可能である(文献1, 2).
   1) IDSA/ATS guidelines on the management of community-acquired pneumonia in adults.　Clinical Infectious Diseases 2007; 44: S27-72.
   2) JAID/JSC感染症治療ガイドライン　http://www. kansensho. or. jp/guidelines/pdf/guideline_jaid_jsc. pdf, accessed on 2018.1.10
- 肺炎球菌性肺炎で重症呼吸不全，ショックになった場合に必要なのは広域抗菌薬ではなく，集中治療である．
- 軽症例に対する外来での治療はアモキシシリン1500〜3000mg 3xが勧められるが，保険を考慮すると1500mgまでになる．
- ペニシリンアレルギーのある患者ではレスピラトリーキノロンであるレボフロキサシンやモキシフロキサシンなども使用しても良いが，耐性菌の増加，重症偽膜性腸炎，結核の単剤治療，などとの関連も報告されており，濫用を避けなければならない．

②その他の肺炎の治療

- 肺炎球菌の他にしばしば遭遇する起因菌としてはインフルエンザ桿菌やモラキセラなどがある．
- インフルエンザ桿菌は痰のグラム染色ではグラム陰性球桿菌として認められる．
- 緑膿菌も小さなグラム陰性桿菌として認められ，初心者はインフルエンザ桿菌と間違いやすいが，

- 緑膿菌は通常は医療施設との関連や肺の構造異常（気管支拡張症など）がないと鑑別に入れない．
- 治療薬はβ-ラクタマーゼ非産生ABPC耐性株（BLNAR）が比較的多く認められるため，重症であればセフォタキシムやセフトリアキソンが勧められるが，重症でなければアンピシリン・スルバクタムで開始することもある．
- 外来での治療ではアモキシシリン・クラブラン酸＋アモキシシリンの組み合わせを用いるとアモキシシリンとクラブラン酸の割合が丁度良くなるが，保険で切られることもあるようである．
- 保険が問題になるならミノサイクリンやアジスロマイシンが良い．
- モラキセラはアンピシリン・スルバクタムで治療開始することが多い．
- 非定型菌はグラム染色で見えないが，特にマイコプラズマは60歳以下，基礎疾患が少ない，咳が強い，聴診所見が乏しい，白血球が高くない，痰が少ない，などの特徴がある．
- 治療はマクロライド耐性株の増加を踏まえてミノサイクリンが推奨される．
- レジオネラは重症になり，マイコプラズマのような"いわゆる非定型肺炎"を呈さない．
- しかし，低ナトリウム血症，横紋筋融解症，消化器症状などの肺外症状を呈しやすいという特徴が診断の手がかりになる．
- レジオネラは尿中抗原の感度が低いので，否定のために用いてはならない．
- 治療はレスピラトリーキノロンかアジスロマイシンが勧められる．
- 市中肺炎のうち起因菌が判明することはせいぜい50％程度である．重症の場合には，起炎菌が分からなければ上記の定型，非定型のいずれもカバーするためにβラクタム（アンピシリン・スルバクタムかセフォタキシムあるいはセフトリアキソンのいずれか）とアジスロマイシンあるいはミノサイクリンのいずれか，との併用療法を行うことが通例である．

③抗菌薬の投与量（かかりつけ薬剤師からの服薬指導のポイント）

- 1928年にペニシリンを発見したフレミングは1945年のノーベル医学生理学賞受賞講演で，「ペニシリンが誰でも買える時代が来たら，無知な人が必要量以下の用量で用いて体内の微生物に非致死量の抗菌薬を暴露させることで，薬剤耐性菌を生み出してしまう恐れがある」と述べている．
- その後の抗菌薬開発と耐性菌のいたちごっこはご存知の通りであり，フレミングの慧眼であったというべきであろう．かかりつけ薬剤師から抗菌薬の適正使用啓発も重要である．

A 抗菌薬

◎注意のポイント●●●●●●●●

＊アミノグリコシド系薬剤

- タンパク質合成を阻害することで殺菌的に抗菌作用をあらわす．
- ストレプトマイシン，カナマイシンは結核菌に対して有効である．
- カナマイシンは腸内でのアンモニア産生抑制を利用して，肝性脳症における高アンモニア血症の改善にも用いられることがある．【☆ワンランクアップ】
- ゲンタマイシンやトブラマイシンは緑膿菌に対して有効である．
- アミノグリコシド系薬剤の副作用で重篤なものは，第8脳神経障害と腎障害が有名であり，注意を要する．【フォローアップ】

*ペニシリン系薬
- 細菌のペニシリン結合タンパクに作用して細胞壁合成を阻害する.
- 頻度は稀であるが，ペニシリンアレルギーによるアナフィラキシーショックは重篤であり，薬歴の聞き取りポイントとなる.【😊 ベーシック】
- スルバクタムナトリウム・アンピシリンナトリウム配合剤のように，広域ペニシリンの抗菌力と抗菌スペクトラムを維持しつつ，β-ラクタマーゼ産生菌にも作用させる目的で，ペニシリン系薬とβ-ラクタマーゼ阻害薬を配合した合剤が広く使用されている.

*セフェム系薬
- 第1世代から第5世代まで開発が進んでいる.
- セフェム系薬の治療効果は，最大血中濃度（Cmax）を高くするよりも，血中濃度が最小発育阻止濃度（MIC）以上となっている時間を長くすること（時間依存性）が重要である.【⭐ ワンランクアップ】
- 腎排泄型の薬剤が多く，原則として中等度以上の腎機能低下者には投与間隔をあける.
- 血液透析患者では，透析後に投与する.

*カルバペネム系薬
- 細胞壁構築阻害作用で殺菌的に働く.
- その特徴は，広域かつ多くの細菌に対して効果をもつという点である.
- バルプロ酸ナトリウム投与中の患者に投与すると，バルプロ酸ナトリウム濃度が低下し，てんかんが再発することがあるため禁忌.【😊 ベーシック】

*ニューキノロン系薬
- 細菌のDNA複製に必要な酵素を阻害することで殺菌的な抗菌作用を有する.
- アルミニウム，マグネシウム，カルシウム，鉄を含有する製剤と併用すると，吸収が低下するため注意を要する.【😊 ベーシック】
- QT延長症候群，痙攣などの中枢神経障害，低血糖などの副作用に注意.
- 特にNSAIDsとニューキノロン系薬を併用すると，ニューキノロン系薬の中枢神経作用であるγ-アミノ酪酸受容体（GABA受容体）応答抑制のため，痙攣の閾値を低下させ，誘発することがある.【😊 ベーシック】
- 泌尿器系の感染症によく用いられるが，レボフロキサシンやモキシフロキサシンはレスピラトリーキノロンとして肺炎にも投与される.

B 抗真菌薬

◎注意のポイント

*ポリエンマクロライド系薬
- 深在性真菌症の治療薬として長い歴史を持つアムホテリシンBは，真菌細胞膜のエルゴステロールに結合し，細胞膜を破壊，殺菌する.
- アムホテリシンBは高用量でも消化管からほとんど吸収されないため，通常，過量投与で全身障害が発現することはない.

* トリアゾール系薬
- 細胞膜の主成分エルゴステロールの小胞体における合成を阻害し，真菌の成長が阻害する．
- イトラコナゾールでは，爪白癬に対してパルス療法を行うことがあり，その場合の服用方法は1周期あたり「通常，1日量400mgを1週間服用，その後3週間休薬」これを3周期にわたり繰り返す．
- アゼルニジピンやトリアゾラムのほか，多数の併用禁忌薬が存在するため，注意を要する．

* キャンディン系薬
- 真菌細胞壁を構成する $1,3-\beta-D$ グルカンの合成を阻害し，効果を発揮する．
- トリアゾール系薬などで十分な効果が得られないアスペルギルス症や，トリアゾール系薬耐性のカンジダ症などに対しても効果を示す．【★ワンランクアップ】
- 肝機能障害や血球系減少の副作用などが現れることがあり注意する．【フォローアップ】

C 抗ウイルス薬

◎注意のポイント●●●●●●●●

* 抗ヘルペスウイルス薬
- 水痘への投与は，皮疹出現後24時間以内に投与することが治療効果を得るために必要で，72時間以降に投与しても薬剤による治療効果は期待できない．
- 帯状疱疹では，皮疹出現後72時間以内に投与を始め，7日間使用することを原則とする．
- 皮疹出現5日以降であっても，新規の皮疹出現が続いている場合は帯状疱疹後神経痛の発症リスクなどを考慮し，投与することがある．
- 腎機能低下，高齢者，低体重，NSAIDs，利尿薬など腎血流を低下させる薬剤の併用症例では，用量調節を行う必要がある．

D 抗アレルギー薬

◎注意のポイント●●●●●●●●

* H_1 受容体拮抗薬
- H_1 受容体拮抗薬は一般に抗ヒスタミン薬と呼ばれ，強い鎮静作用と眠気が特徴の第1世代と，ヒスタミン受容体の選択性を向上させた結果，脳に到達しにくくした第2世代がある．
- 第1世代は，抗アセチルコリン作用があるので，緑内障，前立腺肥大症の患者には，使用禁忌．【ベーシック】
- 第2世代の中でも，水溶性で血液脳関門を通過しにくく中枢神経副作用が少ないとされるフェキソフェナジン塩酸塩，オロパタジン塩酸塩等は第3世代とも呼ばれることがある．

11. 精神疾患薬剤ガイド

	代表的な一般名	製品名	主な副作用や注意点	推奨される使用法
A. 抗精神病薬				
定型抗精神病薬（フェノチアジン系）	クロルプロマジン塩酸塩	ウインタミン コントミン		定型抗精神病薬の使用はできるだけ控える 非定型抗精神病薬は必要最小限にとどめる ブチロフェノン系（ハロペリドールなど）はパーキンソン病に禁忌 オランザピン、クエチアピンは糖尿病に禁忌 クロザピンは登録医療機関・薬局においてのみ使用可能（使用開始に当たっては入院治療が必要）
	レボメプロマジン	ヒルナミン レボトミン		
	プロクロルペラジン	ノバミン		
	プロペリシアジン	ニューレプチル		
定型抗精神病薬（ブチロフェノン系）	ハロペリドール	セレネース		
	ブロムペリドール	インプロメン		
定型抗精神病薬（ベンザミド系）	スルピリド	ドグマチール アビリット ミラドール		
	スルトプリド塩酸塩	バルネチール		
	チアプリド塩酸塩	グラマリール		
非定型抗精神病薬（セロトニン・ドーパミン拮抗薬：SDA）	リスペリドン	リスパダール	錐体外路症状、悪性症候群、過鎮静、認知機能低下、脳血管障害と死亡率の上昇 非定型抗精神病薬には血糖値上昇のリスク	
	パリペリドン	インヴェガ		
	ペロスピロン塩酸塩水和物	ルーラン		
	ブロナンセリン	ロナセン		
非定型抗精神病薬（多元受容体作用抗精神病薬：MARTA）	オランザピン	ジプレキサ		
	クエチアピンフマル酸塩	セロクエル		
	クロザピン	クロザリル		
	アセナピンマレイン酸塩	シクレスト		
非定型抗精神病薬（ドパミン部分作動薬：DPA）	アリピプラゾール	エビリファイ／エビリファイ（持効性注射薬）		

Ccr(mL/分)			HD（透析）
＞50	10〜50	＜10	
1日30〜100mg 分服 （精神科領域：1日50〜450mg 分服）	腎機能正常者と同じ		
1日25〜200mg 分服			
1日5〜20mg 分服 （精神科領域：1日15〜45mg 分服）			
1日10〜60mg 分服			
1日0.75〜2.25mg から始め漸増. 維持量3〜6 mg			
1日3〜18mg を分割投与, 最大36mg/日			
①胃・十二指腸潰瘍：1日150mg 分3 ②統合失調症：1日300〜600mg 分服. 1日1200mg まで増量可. ③うつ病・うつ状態：1日150〜300mg 分服. 1日600mg まで増量可	25〜300 mg 分3	25 mg 分1	25mg 分1 HD患者では透析日は透析後
1日300〜600mg 分服. 1日1800mg まで増量可.	尿中排泄88%（72時間），半減期3時間		
75〜150mg 分3	50〜75mg 分2〜3	25〜50mg 分1	
維持量：2〜6 mg, 最大12 mg 分2	初回1 mg 分2とし，0.5 mg ずつ増量する．維持量2〜6mg，最大6mg 分2まで		
Ccr≧80mL/分では 6〜12 mg 分1朝食後. 増量は5日間以上あけて1日3mgずつ 80＞Ccr≧50mL/分では1日用量として3mgから開始し，1日量は6mgを超えないこと	中等度から高度の腎機能障害（Ccr 50 mL/分未満）では本剤の排泄が遅延し血中濃度が上昇する恐れがあるため禁忌.		
12〜48 mg 分3 食後			
8〜24 mg 分2			
5〜20 mg 分1			
1回25mg，1日2〜3回より開始. 漸増し，1日150〜600mg，2〜3回分服. 最大1日750mg.	腎機能正常者と同じ		
初日；1日1回12.5mg，2日目；1日1回25mg，3日目以降；症状に応じて1日25mgずつ増量，原則3週間かけ1日200mgまで増量（1日量が50mgを超える場合には2〜3回に分服） 維持量；1日200〜400mgを2〜3回分服，ただし，1回の増量は4日以上の間隔をあけ，増量幅は1日100mgを超えない．最高用量は1日600mg	腎機能が悪化する恐れがあるため慎重投与	腎機能が悪化する恐れがあるため禁忌	
10〜20mg 分2 舌下のみ	腎機能正常者と同じ		
6〜30 mg 分1〜2			

B. 抗うつ薬

	代表的な一般名	製品名	主な副作用や注意点	推奨される使用法
三環系抗うつ薬	クロミプラミン塩酸塩	アナフラニール	認知機能低下, せん妄, 便秘, 口腔内乾燥, 起立性低血圧, 排尿障害悪化, 尿閉	緑内障, 尿閉（前立腺疾患等）, 心筋梗塞回復期の患者には禁忌 クロミプラミン, イミプラミンはQT延長患者には禁忌 高齢者には慎重投与 可能な限り使用を控える
	ノルトリプチリン塩酸塩	ノリトレン		
	アミトリプチリン塩酸塩	トリプタノール		
	アモキサピン	アモキサン		
	イミプラミン塩酸塩	トフラニール		
四環系抗うつ薬	ミアンセリン塩酸塩	テトラミド		糖尿病, 高齢者には慎重投与
	マプロチリン塩酸塩	ルジオミール		緑内障, 尿閉（前立腺疾患等）, てんかん, 心筋梗塞の初期には禁忌 高齢者には慎重投与
	セチプチリンマレイン酸塩	テシプール		高齢者には慎重投与
選択的セロトニン再取り込み阻害薬（SSRI）	パロキセチン塩酸塩水和物	パキシル	悪性症候群, セロトニン症候群, アクチベーション症候群, 性機能障害, 出血のリスク, 嘔気・嘔吐	高齢者には慎重投与. 急激な断薬, 減薬にて離脱症状あり. エスシタロプラムはQT延長患者には禁忌
	塩酸セルトラリン	ジェイゾロフト		
	エスシタロプラムシュウ酸塩	レクサプロ		
	フルボキサミンマレイン酸塩	デプロメール ルボックス		
セロトニン・ノルアドレナリン再取り込み阻害薬（SNRI）	デュロキセチン塩酸塩	サインバルタ	尿閉, 高血圧, 頻脈, 悪性症候群, セロトニン症候群	高齢者には慎重投与 トレドミンは尿閉（前立腺疾患等）がある患者に禁忌. 急激な断薬, 減薬にて離脱症状あり
	ミルナシプラン塩酸塩	トレドミン		
	ベンラファキシン塩酸塩	イフェクサーSR		
ノルアドレナリン作動性・特異的セロトニン作動性抗うつ薬（NaSSA）	ミルタザピン	レメロン リフレックス	過鎮静, 食欲亢進	高齢者では血中濃度上昇のリスクあり 慎重投与
5-HT$_{2A}$遮断薬	トラゾドン塩酸塩	レスリン デジレル	眠気	高齢者には慎重投与

C. 睡眠薬

	代表的な一般名	製品名	主な副作用や注意点	推奨される使用法
バルビツール酸系	ペントバルビタールカルシウム	ラボナ	薬物依存, 呼吸抑制	耐性, 依存性が強く, 不眠症には極力用いない
	アモバルビタール	イソミタール		
ベンゾジアゼピン系（超短時間型）	トリアゾラム	ハルシオン	過鎮静, 認知機能低下, せん妄, 転倒・骨折, 運動機能低下	不眠症にはまず睡眠衛生指導を行う. 常用量依存の問題もあるので, なるべく使用は控える 使用する場合最低必要量をできるだけ短期間使用に限る
ベンゾジアゼピン系（短時間型）	ブロチゾラム	レンドルミン		
	ロルメタゼパム	ロラメット エバミール		
	リルマザホン塩酸塩水和物	リスミー		
ベンゾジアゼピン系（中間型）	フルニトラゼパム	ロヒプノール錠 サイレース錠		
	ニトラゼパム	ベンザリン ネルボン		
	エスタゾラム	ユーロジン		
ベンゾジアゼピン系（長時間型）	クアゼパム	ドラール		
	フルラゼパム塩酸塩	ダルメート		

Ccr(mL/分)			HD（透析）
> 50	10～50	<10	
50～225 mg　分1～3	慎重投与だが腎機能正常者と同じ		
30～75mg　分2～3，最大150mg/日	腎機能正常者と同じ		
うつ病・うつ状態：1日30～75mgを初期用量とし，以後1日150mgまで漸増，分割経口投与．まれに300mgまで増量することもある			
25～300mg　1日1回～数回			
30～200mg　分1～3			
30mg/日を分1～2で開始，維持量60mg/日			
1日30～75mgを2～3回に分割経口投与する．また1日1回夕食後あるいは就寝前に投与できる．			
初期用量　3mg/日，最大6mg			
10～50 mg　分1	5～30 mg　分1	5～20 mg　分1	
25～100 mg　分1	慎重投与だが腎機能正常者と同じ		
10～20 mg　分1	腎機能正常者と同じ	腎機能正常者と同量を慎重投与	
50～150 mg　分2	腎機能正常者と同じ		
20～60 mg　分1　朝食後	Ccr ≧ 30 は腎機能正常者と同量を慎重投与　Ccr < 30 禁忌	禁　忌	
50～100 mg　食後分割	25～75 mg　食後分割	25～50 mg　食後分割	
1日1回　37.5mg（初回量），1週間後より1日1回　75mg，食後．増量は1週間以上間隔をあけて1日75mgずつ，1日225mgを超えない．	禁忌（Ccr15 mL/分未満），血中濃度が上昇する恐れがあるため軽度から中等度低下では50～75%に減量し，高度低下では50%以下に減量（総CLが約40%低下する）		
15～45 mg　分1　就寝前	腎機能正常者と同じだが，中等度および重度の腎障害（Ccr 40mL/分未満）は慎重投与		
1日75～100mgを初期用量とし，1日200mgまで増量し，1～数回に分割投与	腎機能正常者と同じ		
不眠症：1回50～100mg　就寝前	腎障害を有する患者には原則禁忌（代謝・排泄の遅延により副作用発現のおそれがある）		
不眠症：100～300mg　眠前			
1回0.125～0.5 mg　眠前	腎機能正常者と同じ		
1回0.25 mg　眠前			
1回1～2 mg　眠前			
1回1～2 mg　眠前			
0.5～2 mg　分1（眠前）			
不眠症，麻酔前投薬1回5～10 mg，てんかん5～15 mg　適宜分割			
1回1～4 mg　眠前			
15～30 mg　眠前			
10～30mg			

	代表的な一般名	製品名	主な副作用や注意点	推奨される使用法
非ベンゾジアゼピン系 (超短時間型)	ゾルピデム酒石酸塩	マイスリー	転倒・骨折，その他ベンゾジアゼピン系と類似の有害作用の可能性あり	漫然と長期投与せず，減量，中止を検討する 少量の使用にとどめる
	ゾピクロン	アモバン		
	エスゾピクロン	ルネスタ		
メラトニン受容体作動薬	ラメルテオン	ロゼレム		
オレキシン受容体拮抗薬	スボレキサント	ベルソムラ	悪夢	CYP3Aを強く阻害する薬剤を投与中の患者は禁忌

D. 抗不安薬

	代表的な一般名	製品名	主な副作用や注意点	推奨される使用法
ベンゾジアゼピン系 (短時間型)	クロチアゼパム	リーゼ	過鎮静，認知機能低下，せん妄，転倒・骨折，運動機能低下	常用量依存の問題もあるので，なるべく使用は控える．使用する場合最低必要量をできるだけ短期間使用に限る
	エチゾラム	デパス		
ベンゾジアゼピン系 (中間型)	アルプラゾラム	コンスタン ソラナックス		
	ロラゼパム	ワイパックス		
	ブロマゼパム	レキソタン セニラン		
ベンゾジアゼピン系 (長時間型)	ジアゼパム	セルシン ホリゾン		
	クロキサゾラム	セパゾン		
	フルジアゼパム	エリスパン		
	クロルジアゼポキシド	コントール バランス		
ベンゾジアゼピン系 (超長時間型)	ロフラゼプ酸エチル	メイラックス		
	フルトプラゼパム	レスタス		
セロトニン$_{1A}$部分作動薬	タンドスピロンクエン酸塩	セディール		作用発現は遅い 高齢者では慎重投与

E. 気分安定薬

	代表的な一般名	製品名	主な副作用や注意点	推奨される使用法
分枝脂肪酸系薬	炭酸リチウム	リーマス	リチウム中毒，腎障害，甲状腺機能低下症	定期的に血中濃度を測定し，用量を調整．躁状態が中等度以上の場合は非定型抗精神病薬と併用する てんかん，妊婦には禁忌 ACE阻害薬，NSAIDs，ARBとの併用でリチウム中毒
	バルプロ酸ナトリウム	デパケン デパケンR（徐放剤）	肝障害，高アンモニア血症，脳萎縮	定期的に血中濃度を測定し，用量を調整．催奇形性あり，妊婦には禁忌 カルバペネム系抗生物質との併用で血中濃度が低下するために併用禁忌． 向精神薬，抗てんかん薬など相互作用のある薬物多い
イミノスチルベン系薬	カルバマゼピン	テグレトール	粘膜皮膚眼症候群 汎血球減少症	定期的に血中濃度を測定し，用量を調整．向精神薬，抗てんかん薬など相互作用のある薬物多い
新世代薬	ラモトリギン	ラミクタール	中毒性表皮壊死融解症などの皮膚障害	定期的に血中濃度を測定し，用量を調整．投与開始8週間以内の発疹，発熱注意

11. 精神疾患薬剤ガイド

	Ccr(mL/分)			HD（透析）
> 50	10〜50	<10		
5〜10 mg 分1，就寝直前				
1回 7.5〜10 mg 眠前				
1回 2mg，高齢者1回1mgを就寝前に投与．なお，成人1回3mg，高齢者1回2mgを超えないこと	腎機能正常者と同じだが，腎機能低下によりAUCの上昇，半減期の延長が見られるため，1mgより開始			
8 mg 眠前				
1日1回 20mg，就寝直前 高齢者：1日1回 15mg 就寝直前	腎機能正常者と同じ			
15〜30 mg 分3				
1〜3 mg 分1〜3				
0.4〜2.4mg 分3	腎機能正常者と同じ			
1日 1〜3mg 分1〜2				
1日量 6〜15mg 分2〜3				
4〜15 mg 分2〜4	腎機能正常者と同じ．ただし腎機能低下とともに活性代謝物の蓄積が懸念される．			
1回 1〜4mg 分3				
1日 0.75mg 分3				
20〜60mg 分2〜3	腎機能正常者と同じ			
1〜2 mg 分1〜2				
1回 2〜4mg 分1				
30〜60 mg 分3				
400〜600mg 分2〜3 最大 1日 1200mg	軽度〜高度低下では50〜75%に減量（腎障害ではリチウムが体内蓄積しやすいので禁忌），末期腎不全，HD，PDでは25〜50%に減量（腎障害ではリチウムが体内蓄積しやすいので禁忌）			
400〜1,200mg 分2〜3 （徐放剤は分1〜2）	腎機能正常者と同じ			
200〜1,200mg 分1〜2				
25〜400mg 分1〜2	15 ≦ Ccr < 60 やや減量	< 15，透析 50%に減量		

解説 11. 精神疾患薬剤ガイド

◎専門医からのワンポイント① (統合失調症)

- 統合失調症の薬物療法は，非定型抗精神病薬である SDA，MARTA が第 1 選択薬として使用される．単剤治療が原則で，併用薬の種類はできるだけ少ない方が良い．
- 持効性抗精神病薬（デポ剤）はコンプライアンスの保証と，消化管や肝臓による初回通過効果を避けられるのでより安定した活性薬物濃度が得られ，再発予防能力は高い．
- 抗精神病薬の副作用である錐体外路症状には早発性のもの（急性ジストニア，アカシジア，パーキンソニズム）と遅発性のもの（遅発性ジスキネジア，遅発性ジストニア）がある．
- 抗精神病薬は心電図異常（QT 延長，T 波異常，ST 変化），不整脈を起こす可能性があり，QT 間隔を大幅に延長する薬剤と併用する場合には注意する．
- 悪性症候群は抗精神病薬投与中に発熱とともに筋固縮，振戦などの錐体外路症状，あるいは激しい興奮，頻脈，発汗・発熱などの自律神経症状が比較的急激に出現する．疑われる場合にはすぐに抗精神病薬を中止し，適切な対応を行わないと致死的となる．
- 統合失調症の場合は病識が不十分であるが，服薬すれば症状が軽減されるなど本人の利益になる点を認識させると，納得して服薬することが多い．
- 副作用の少ない抗精神病薬を選択し，半減期の長い薬剤は夜間に服薬するなどの工夫は必要である．
- 抗精神病薬の継続を中断した場合，数年以内に 60 ～ 80％が再発する．抗精神病薬の継続服用は再発を予防する．

A 抗精神病薬

◎注意のポイント

＊定型抗精神病薬
- フェノチアジン系薬剤は口渇，便秘，記銘力障害などの抗コリン性副作用，起立性低血圧がしばしば出現し，イレウスには十分注意が必要．
- ブチロフェノン系薬剤は強い抗幻覚妄想作用を持つが，錐体外路症状が出現しやすい．フェノチアジン系薬物にある過鎮静，睡眠作用，その他副作用は少ない．
- ベンザミド系薬剤は抗幻覚妄想作用，賦活作用などをもち，鎮静作用，錐体外路系の副作用が少ない．

＊非定型抗精神病薬（SDA，MARTA）
- SDA は認知機能障害や陰性症状にも有効な可能性があり，錐体外路症状が少なく，遅発性ジスキネジアを抑制するなどの長所を有し，統合失調症治療の第 1 選択薬になっている．
- MARTA は肥満，体重増加，脂質異常，糖尿病，耐糖能異常を引き起こしやすく，薬剤誘発性の代謝障害の原因となる．糖尿病患者には禁忌である．
- クロザピンは強い抗精神病作用を持ち，陽性症状，陰性症状に有効であり，副作用は少ない．患

者の1〜2％に至死的な無顆粒球症が発症し，糖尿病性ケトアシドーシス，糖尿病性昏睡の死亡に至る恐れもある．
- クロザピン導入においては患者・医師・施設の三者にも厳しい基準が設けられているために処方できる患者は限定されている．【😊ベーシック】
- DPA（アリピプラゾール）は陽性症状を改善するが錐体外路性副作用は少なく陰性症状改善の可能性もある．錐体外路症状，鎮静，体重増加はわずかであり，QT延長やプロラクチン上昇はみられない．

◎専門医からのワンポイント②（気分障害）●●●●●

＊うつ病
- うつ病の患者には支持的態度で接し，十分な心理教育を行い，生活習慣の是正や患者背景に応じた環境の調整が基本的治療方針となり，重症度に応じ薬物療法を組み合わせる．
- 各々の抗うつ薬間で有効性に関して優位差は認められておらず，副作用や有害事象を考慮し個別の症例ごとに勘案し治療薬を選択する．
- SSRIはTCAやMAOIに比べ忍容性が高く，うつ病の薬物治療において通常は第一選択薬となる．
- 児童思春期うつ病に対して抗うつ薬が自殺関連行動を増加させることが報告されており，使用には十分注意し患者や保護者にインフォームド・コンセントを適切に行う必要がある．
- うつ病の薬物療法において基本は単剤投与であるが，幻覚や妄想などの精神病症状を伴ううつ病には抗精神病薬の併用が推奨されている．
- 抗うつ薬治療で難治な症例などでは修正型電気けいれん療法を，季節型のうつ病に該当する症例では高照度光療法の導入を検討する．

＊双極性障害
- 躁病エピソードの第一選択薬として炭酸リチウムなどの気分安定薬があげられるが即効性が乏しいため，興奮や易怒性の激しい患者には非定型抗精神病薬を併用する．
- 大うつ病患者の中で双極性うつ病が占める割合は約3割と報告があり，双極性障害の抑うつエピソードに対して不用意な抗うつ薬の投与は躁転や病相の急速交代化を招くリスクがあるため，双極性障害の可能性に関して十分な配慮と検討が必要となる．

B　抗うつ薬

◎注意のポイント●●●●●●●●

＊三環系抗うつ薬・四環系抗うつ薬
- 三環系抗うつ薬はセロトニン，ノルアドレナリンの再取り込み阻害以外に抗コリン作用，抗H_1作用，抗$α_1$作用を有し様々な副作用を認めるため，SSRI，SNRIと比較し忍容性は低く使用には注意を要する．
- 三環系抗うつ薬は催不整脈作用があり過量内服により致死となり得るため，自殺念慮の有無に注

意を要する.【 ベーシック】

* SSRI

- SSRI は全て肝臓で代謝され,パロキセチンは CY2D6 を阻害させるため,多くの抗精神病薬との併用や抗うつ薬同士の併用では血中濃度を上昇させる可能性があり注意を要する.【 ベーシック】
- 副作用として多く見られるのは悪心,嘔吐,下痢などの消化器症状であるが,通常は一過性で大部分は自然寛解する.食物とともに摂取することは,吸収にはほとんど影響を与えず,むしろこれらの症状を減少させる.
- SSRI は TCA と比し心血管系における影響は少ないと考えられているが,エスシタロプラムはQT 延長作用を有しており,添付文書にも慎重投与の記載がされている.
- 射精障害や性欲低下などの性機能障害は用量依存的に生じ,他の SSRI の副作用と異なり,性機能の抑制は最初の数週間ではおさまらず,薬物を服用しているうちは継続する.

* SNRI

- SNRI は CYP を阻害する作用は弱く SSRI に比べ併用薬の代謝を阻害するリスクは少ないが,ノルアドレナリン再取り込み阻害作用のため排尿困難がみられることがある.
- セロトニンとノルアドレナリンの再取り込み阻害作用を介して下行性疼痛抑制系を賦活化させ,鎮痛効果を発揮することで慢性疼痛に対する効果を期待されている.

* NaSSA

- 他剤抗うつ薬がトランスポーターの阻害によって効果を発現しているのに対し,シナプス前の α_2 受容体の阻害によってセロトニンとノルアドレナリンの放出を促進することで効果を発現する.
- $5-HT_2$, HT_3 受容体の遮断作用を持つため,消化器症状や性機能障害の副作用は少ないが H_1 受容体遮断作用が強いため,体重増加や鎮静系の副作用に注意を要する.
- CYP を阻害する作用は弱く,SSRI に比べて薬剤相互作用に注意する必要性は少ない.

◎専門医からのワンポイント③ (不眠症)

- 不眠は現象型によって,入眠障害,熟眠障害,早朝覚醒,睡眠時間短縮に分けられ,持続期間によって一過性不眠(2〜3日以内),短期不眠(1ヵ月以内),長期不眠(1ヵ月以上)に分けられる.
- 60歳以上の高齢者の約3割の人が何らかの睡眠障害を有している.老人性不眠は,高齢者は疼痛,夜間頻尿,呼吸困難,胸やけなどの出現により睡眠覚醒リズムが乱れ,日常構造や社会的もしくは職業的責任の欠如などが加わって起こるもので,治療には生活リズムの調整が必要である.
- 治療には睡眠衛生指導と薬物療法,認知行動療法がある.睡眠衛生指導とは睡眠薬使用前に行うもので,睡眠や睡眠薬に関する知識と同時に不眠治療開始時において患者教育として伝えるものであり,生活習慣の改善に働きかけ不眠を改善させる.
- 薬物療法では,不眠症のタイプ,患者の臨床的背景などを考慮して薬剤選択をする.
- ベンゾジアゼピン系と非ベンゾジアゼピン系では短期的な効果に大きな差はないが,長期服用時の効果の持続性(耐性不形成)は非ベンゾジアゼピン系のみで示される.

- 副作用は非 BZD 系の方が少ないがふらつきには注意を要する.
- リズム異常を有する不眠症に対してはメラトニン受容体作動薬が第一選択となる.

C 睡眠薬

◎注意のポイント ● ● ● ● ● ● ● ●

＊バルビツール酸系
- 今日では，睡眠薬として使用されることはほとんどなく，麻酔薬，抗てんかん薬として使用されている.
- 高齢者では奇異な気分変調や認知障害が出現する傾向があり，耐性が急速に生じ増量しないと催眠効果が得られないため，ベンゾジアゼピン系より乱用されやすい.
- 常用量と致死量の幅が狭いなどの問題点がある.

＊ベンゾジアゼピン系
- 長期間投与することによって，依存形成，常用量依存や離脱症状が出現する可能性がある．そのため，短時間，中間型の半減期のベンゾジアゼピン系を睡眠薬として用いるのが望ましい.
- ベンゾジアゼピン系は記憶障害を一時的に起こすことがあり，高齢の既存の認知障害が悪化することがある.【 フォローアップ】
- 持ち越し効果（睡眠薬の効果が翌朝以降も持続するために，日中の眠気，ふらつき，めまい，倦怠感，構音障害などが残る），健忘作用（服薬後から入床までの時間や中途覚醒，翌朝起床時の出来事などを思い出せない前向性健忘），筋弛緩作用（中途覚醒や翌朝起床後のふらつき，転倒の原因となる．高齢者ではこの作用が強く出やすいため転倒・骨折に注意），反跳性不眠・退薬症候（突然服用を中断すると，服用開始前より強い不眠が出現する．不安・焦燥・振戦・発汗が出現し，せん妄・けいれんを伴うことがある）などの副作用がある.

＊非ベンゾジアゼピン系
- 鎮静-催眠作用をもたらす用量では筋弛緩，抗不安，抗けいれん作用はもたないため高齢者の不眠に適応が広い．反跳性不眠も出現しにくく，睡眠構造への影響も少ない.
- ゾピクロンは，服用時はもとより翌日にも口内で苦味を感じる副作用が出現しやすい.

＊メラトニン受容体作動薬
- 睡眠覚醒リズム障害に有用であると共に，数日から 1 ～ 2 週間の連続使用によって入眠困難にも効果を得られる.
- GABA 作動性神経伝達を介さないため，記憶障害，ふらつき，転倒のリスクが他剤に比し有意に低い【 ワンランクアップ】
- フルボキサミンマレイン酸との併用禁忌.

＊オレキシン受容体拮抗薬
- 睡眠効率が上昇し，中途覚醒が減少する．断薬時の反跳性不眠や退薬症候も認めにくい.

◎専門医からのワンポイント④（せん妄）●●●●●

- せん妄は身体疾患により惹起される精神や行動の障害であり，日常臨床で頻繁に認められる症候群である．
- せん妄を起こし得る薬剤は数多く存在するが，抗コリン作用を有する薬剤やオピオイド，副腎皮質ホルモン，ベンゾジアゼピン系薬剤が薬剤性せん妄の重要な危険因子として挙げられる．【フォローアップ】
- せん妄の治療および予防に刺激や働きかけ，離床の促し，照明や音環境の調整などの非薬物療法が有効であり，原疾患の治療や誘発因子の除去とともに薬物療法よりも優先し行う必要がある．
- 薬物療法には抗精神病薬が主に使用され，身体症状や副作用などの状況に応じミアンセリンやトラゾドンなどの抗うつ薬が使用されることもある．
- 抗精神病薬には各々血糖上昇やQT延長作用，けいれん閾値を下げるなどの副作用を有するため，患者の身体状況や病態に応じ薬剤を選択する．
- フェノチアジン系薬剤は抗コリン作用を有しているため症状を増悪させる恐れがあり，せん妄に対し使用を避けるのが一般的である．
- 薬物療法ではチアプリドが保険適応となっているが，2011年9月からクエチアピン，ハロペリドール，ペロスピロン，リスペリドンの適応外使用について「処方を審査上認める」との通知が出された．【ワンランクアップ】

◎専門医からのワンポイント⑤（認知症：BPSDを中心に）●●●●●

- 認知症の症状には記憶障害，見当識障害，失語（運動性・感覚性），失行（着衣・構成），失認（視覚・相貌），実行機能障害などの「中核症状」と，不安・焦燥，興奮，抑うつ，妄想，異食，徘徊・迷子，失禁・不潔行為，暴力などの「認知症の心理・行動症状（Behavioral and Psychological symptoms of Dementia；BPSD）」がある．
- BPSDへの対応は，まず痛みや便秘などの身体因，患者の生活に不具合な環境因の有無を確認し，可能な限り非薬物的な介入を優先させる．非薬物的介入による効果が期待できないか，もしくは非薬物的介入が適切ではない場合のみ，薬物療法を行う．
- BPSDとしての幻覚，妄想，攻撃性，焦燥などについてはメマンチン，コリン分解酵素阻害薬を使用し，改善しない場合抗精神病薬の使用を検討する．レビー小体型認知症ではコリン分解酵素阻害薬が第一選択となる．
- BPSDとしての抑うつ症状，うつ病にはコリン分解酵素阻害薬を用い，改善しない場合に抗うつ薬の使用を検討する．
- BPSDとしての不安，緊張，易刺激性には抗不安薬を検討するが，過鎮静，運動失調，転倒，認知機能の低下のリスクが高まるため，原則使用すべきでない．
- ベンゾジアゼピン系を主とする抗不安薬は広く認知症診療の現場で使われているが，厳密な比較対照試験はほとんど行われておらずBPSDに対する客観的な評価は得られていない．
- 認知症ではレム睡眠潜時の延長，レム活動の減少とともに昼夜逆転が生じやすく，睡眠障害についてもまず非薬物的介入（睡眠衛生指導）を優先する．また，せん妄との鑑別をきちんと行う．
- ゾルピデム，ゾピクロン，クアゼパムは筋弛緩作用が少なく，依存や反跳性不眠が少ないことが期待される．ただし，クアゼパムは半減期が長く持ち越し効果に注意である．

D 抗不安薬

◎注意のポイント ● ● ● ● ● ● ●

- 通常の臨床用量範囲内のベンゾジアゼピン系薬剤であっても継続的に使用することによって，服用を急に中止すると症状の再燃や離脱症状などの中断時症候がみられるために，容易に中断できず依存状態となる常用量依存が問題となる．
- 依存性は半減期の短い薬物でより認められるため，中長期の使用には必要性を再検討し，でき得る限り半減期の長いものや SSRI への置き換えていくことが望ましい．
- セロトニン$_{1A}$作動薬はベンゾジアゼピン系薬物と比し依存形成は少ないが効果発現が遅く，ベンゾジアゼピン系薬物との間に交叉耐性を示さないことからベンゾジアゼピン系薬物からの切り替えには怠薬症候の出現に注意する．【フォローアップ】

E 気分安定薬

◎注意のポイント ● ● ● ● ● ● ●

- 炭酸リチウムが躁病治療効果だけでなく，躁病相・うつ病相の周期性出現を予防することから躁状態治療の第一選択薬となっている．
- 単極性うつ病で標準的な抗うつ薬治療に反応しなかった症例に対してリチウム増強療法が推奨されている．
- リチウムの治療域は狭く定期的な血中モニタリングが必要となる．血中濃度 1.5mmol/L 超で中毒は確実に起こり，一般に吐き気や悪心などの消化管作用や筋力低下，傾眠，筋攣縮などの中枢神経作用からなる．2mmol/L 超の血中濃度では見当識障害とけいれんが起こり，昏睡となり最終的には死に至ることがある．【フォローアップ】
- バルプロ酸，カルバマゼピンは躁病相や双極性障害の予防に効果あり，バルプロ酸は体重増加，血球減少，高アンモニア血症，女性では高アンドロゲン血症に伴う多嚢胞性卵巣に関与する可能性があげられ，カルバマゼピンは発疹や血球減少がそれぞれ副作用として認められる．
- ラモトリギンは対照的に双極性障害のうつ病相に効果を認め，副作用には皮疹があり Stevens-Johnson 症候群や中毒性表皮壊死症などの重篤皮疹となる可能性があり注意を要する．

12. 泌尿器疾患薬剤ガイド

	代表的な一般名	製品名	主な副作用や注意点	推奨される使用法

A. 過活動膀胱治療薬

	代表的な一般名	製品名	主な副作用や注意点	推奨される使用法
ムスカリン受容体拮抗薬	イミダフェナシン	ウリトス ステーブラ	口内乾燥，便秘 排尿症状の悪化，尿閉 閉塞隅角緑内障には禁忌	低用量から使用．前立腺肥大症の場合は$α_1$受容体遮断薬との併用．必要時，緩下剤を併用する
	ソリフェナシンコハク酸塩	ベシケア		
	トルテロジン酒石酸塩	デトルシトール		
	プロピベリン塩酸塩	バップフォー		
	フェソテロジンフマル酸塩	トビエース		
	オキシブチニン経皮吸収型	ネオキシテープ		
	オキシブチニン塩酸塩製剤	ポラキス		
$β_3$アドレナリン受容体作動薬	ミラベグロン	ベタニス	生殖可能な年齢の患者への投与は可能な限り避ける	単剤で効果不十分な場合はムスカリン受容体拮抗薬との併用も可能である

B. 前立腺肥大症治療薬

	代表的な一般名	製品名	主な副作用や注意点	推奨される使用法
受容体サブタイプ選択的$α_1$受容体遮断薬	シロドシン	ユリーフ	起立性低血圧，鼻閉，射精障害	前立腺肥大症による排尿障害．尿流量，自覚症状が改善．尿閉の既往がある（尿閉後の使用でカテーテル再留置率が減少）
	タムスロシン塩酸塩	ハルナール	起立性低血圧	
	ナフトピジル	フリバス	起立性低血圧	
抗アンドロゲン薬	クロルマジノン酢酸エステル	プロスタール	うっ血性心不全，血栓症，肝機能障害，糖尿病の悪化	
配合剤		エビプロスタットDB		
$5α$還元酵素阻害薬	デュタステリド	アボルブ		定期的にPSAを測定することが望まれる
ホスホジエステラーゼ5阻害薬（PDE5阻害薬）	タダラフィル	ザルティア		

C. 神経因性膀胱治療薬

	代表的な一般名	製品名	主な副作用や注意点	推奨される使用法
コリンエステラーゼ阻害薬	ジスチグミン	ウブレチド	意識障害を伴うコリン作動性クリーゼ	定期的に血清コリンエステラーゼを測定することが望まれる

D. 勃起障害（ED）治療薬

	代表的な一般名	製品名	主な副作用や注意点	推奨される使用法
ホスホジエステラーゼ5阻害薬（PDE5阻害薬）	シルデナフィルクエン酸塩	バイアグラ	硝酸剤又は一酸化窒素（NO）供与剤（ニトログリセリン，亜硝酸アミル，硝酸イソソルビド等）を投与中の患者は禁忌であり，内服歴を必ず聴取する必要がある	
	バルデナフィル	レビトラ		
	タダラフィル	シアリス		

Ccr(mL/分)			HD（透析）
> 50	10〜50	<10	
0.2〜0.4 mg 分2	0.2〜0.4 mg 分2	0.2 mg 分2	
5 mg 分1	2.5〜5 mg 分1	2.5 mg 分1	—
4 mg 分1	2 mg 分1		—
20〜40 mg 分1〜2	腎機能正常者と同じ		—
1回4mgを1日1回経口投与（1日1回8mgまで増量できる）	Ccr 30〜80mL/分で活性代謝物のAUCが1.8倍上昇するため，慎重投与とし，Ccr < 30mL/分で活性代謝物のAUCが2.3倍と上昇するため，1日投与量は4mgまでとする		
1日1回1枚を下腹部，臀部または大腿部のいずれかに貼付し，24時間毎に貼り替え	腎機能正常者と同じ		
2〜3mg 分3			
1回50mg 分1			

8 mg 分2	4 mg 分2		—
0.2 mg 分1	腎機能正常者と同じ		—
	25 mg 分1より開始し漸増，最大投与量 75 mg 分1		
前立腺肥大症に対しては50 mg 分2	肝代謝の薬剤であるが，腎機能低下者に対する投与方法に言及している文献がないため慎重投与		
3錠 分3	腎機能低下者に対する投与方法に言及している文献がないため慎重投与．K上昇に注意		
0.5 mg 分1	腎機能正常者と同じ		
5mgを1日1回	Ccr 31〜50mL/分の中等度腎障害患者に単回経口投与したとき，$AUC_{0-\infty}$は健康成人の約100%増加するため2.5mgを1日1回から開始することを考慮する	重篤な腎障害（Ccr ≦ 30）では本剤の血中濃度が上昇し，使用経験が限られているため禁忌	

5 mg 分1	2.5〜5 mg 分1	0.125〜2.5 mg 分1を慎重投与	

1回 25〜50 mg	腎機能正常者と同じ．Ccr < 30 では慎重投与		
1日1回10mg，最大20mg，高齢者では5mgから開始し最大10mg	中等度〜重度の腎障害患者のAUC及びCmaxは健康成人にくらべ約1.2〜1.4倍とやや高値になるが，CcrとAUCあるいはCmaxとの間に有意な相関は認められなかったため，常用量		血液透析が必要な腎障害には禁忌
1回10mg，最大20mg	Ccr 31〜50mL/分でAUCが2倍になるため5mgから開始し，最大10mg	最大5mg，ただし心血管害を有するなど性行為が不適当と考えられる患者は禁忌	

解説 12. 泌尿器疾患薬剤ガイド

◎専門医からのワンポイント①（排尿困難発生のリスク）

- 前立腺肥大症を有する男性過活動膀胱患者に対して抗コリン薬を投与することは，膀胱収縮力の低下により排尿困難を生じさせる可能性がある．
- 実際に急性尿閉とまでなるケースはまれではあるが，内服開始直後の 30 日間に症状が発現することが多く，特に早期では注意が必要である．
- 排尿症状が強い場合，前立腺体積が大きい場合，高齢者などには低用量から開始するなど慎重な投与が推奨されている．
- 万一排尿困難もしくは尿閉が生じた場合は，抗コリン薬の内服を中断してかかりつけの医療機関を受診するように勧めていただきたい．

◎専門医からのワンポイント②（効果不十分時）

- 中高年の男性過活動膀胱患者の中には，前立腺肥大症などの膀胱出口部閉塞を有するケースが存在し，抗コリン薬のみでは十分な治療効果が得られないことがある．
- 男性の前立腺肥大症を伴う過活動膀胱には，$α_1$ 受容体遮断薬や 5α 還元酵素阻害薬，PDE5 阻害薬などの前立腺肥大症治療薬に過活動膀胱治療薬を併用する必要がある．
- 過活動膀胱の症状を訴え上記治療薬による効果が不十分な患者の中には，睡眠障害による夜間中途覚醒が夜間頻尿の主な原因であったり，心疾患等のため他科より利尿薬が処方されていることがあるため，正確な過活動膀胱症状の聴取と病歴・処方薬の確認が重要である．

A 過活動膀胱治療薬

◎注意のポイント

＊ムスカリン受容体拮抗薬

- 全身のムスカリン受容体の遮断作用によって生じる羞明，口内乾燥，便秘などの副作用は，内服開始後に自覚しても徐々に慣れが生じてくることもあり，あらかじめ患者教育をしておくことが内服継続を可能にするポイントと言える．【☆ワンランクアップ】
- 1～3 ヵ月程度で自他覚症状を評価し，効果に乏しい場合や副作用が強い場合などは漫然と長期投与をせず，薬剤変更を検討する必要がある．
- 現在多種類の抗コリン薬が過活動膀胱の適応薬として承認されているが，患者個別にその副作用の発現を予測することができないため，2 種類目あるいは 3 種類目の変更で満足のいく薬剤に到達することも少なくない．

①オキシブチニン
- オキシブチニンに関する臨床研究は数多くあり，過活動膀胱症状に対する有効性については十分に立証されているが，抗ムスカリン作用による副作用の発現頻度が他の薬剤に比較して高い．
- また，本剤は脳血管関門を通過し中枢神経系の副作用を起こす可能性があり，特に高齢者での使

用に関しては認知機能の悪化に注意を要する．【フォローアップ】
・一方で，オキシブチニン経皮吸収型薬剤は経口製剤と比べてこれらの副作用が少ないことが報告されているが，貼付部位皮膚反応に注意が必要である．

* β_3 アドレナリン受容体作動薬
・ミラベグロンは β_3 アドレナリン受容体に選択的に作用することにより，膀胱の蓄尿機能を高め，過活動膀胱の症状を改善する．
・本剤の特徴は，症状改善効果に加えて抗コリン薬に特徴的な副作用がほとんど認められない点である．【ワンランクアップ】
・一方で，動物実験において生殖器系への影響が認められたため，生殖可能な年齢の患者への投与はできる限り避けるように注意が必要である．【ベーシック】

◎専門医からのワンポイント③ （α_1 受容体遮断薬の虹彩への影響）

・術中虹彩緊張低下症候群（intraoperative floppy iris syndrome；IFIS）は，白内障等の眼科手術時に発生する虹彩の異変で，①術中の洗浄液流による虹彩のうねり，②虹彩の脱出・嵌頓，③進行性の縮瞳，を三つの特徴とする．
・α_1 受容体遮断薬が虹彩の瞳孔散大筋に作用することによる発生機序が考えられている．手術の難易度が増してしまうが，手術中に適切な処置を行うことにより，手術時のリスクを回避することができるとされており，α_1 受容体遮断薬を内服していることを，術前に眼科医に伝えるよう指導することが大切である．

B 前立腺肥大症治療薬

◎注意のポイント

* 受容体サブタイプ選択的 α_1 受容体遮断薬
・前立腺肥大症に対する薬物療法として最も一般的に使用されるのは α_1 受容体遮断薬である．
・α_1 受容体遮断薬は前立腺と膀胱頸部の平滑筋緊張に関係する α_1 アドレナリン受容体を阻害して前立腺による閉塞の機能的要素を減少させ，症状を軽減させると考えられている．
・わが国で頻用されている3剤（シロドシン，タムスロシン，ナフトピジル）の有効性はほぼ同等で，排尿症状のみならず蓄尿症状を改善することや，比較的長期の有効性が証明されている．
・副作用としては起立性低血圧，射精障害，術中虹彩緊張低下症候群が挙げられる．
・国内の比較検討において，起立性低血圧の発現率はナフトピジルとタムスロシンで各々 55.0% と 20.0% （$p<0.05$），射精障害の発現率は，シロドシンとタムスロシンで各々 22.3% と 1.6%（有意差検定なし），タムスロシンとナフトピジルで各々 16.7% と 7.4%（有意差なし）とされており，副作用覚知後の薬剤変更時の選択のポイントでもある．【ワンランクアップ】

＊抗アンドロゲン薬

- 精巣からのテストステロン分泌を抑制するとともに，前立腺細胞に対してテストステロン取り込み阻害作用，ジヒドロテストステロンとアンドロゲン受容体との結合阻害作用を有する．
- 前立腺肥大症に対して保険適応はあるが，その有効性を支持する根拠は十分でなく，「前立腺肥大症診療ガイドライン」においても推奨グレードはC1と記載されている．【★ワンランクアップ】
- 高頻度で性機能障害を生じ，またうっ血性心不全，血栓症，肝機能障害，糖尿病などの重大な副作用を有するため，現在はあまり使用される頻度は高くない薬剤である．

＊5α還元酵素阻害薬

- 中等度以上（推定前立腺体積が30ml以上）の前立腺肥大症患者に対する有効性が示されているが，本薬剤投与によりPSA値が約50％減少するため，投与前と投与中は定期的なPSA測定とあわせて前立腺癌の評価を行うことが添付文書上に重要な基本的注意として記載されている．【フォローアップ】

＊ホスホジエステラーゼ5阻害薬（PDE5阻害薬）

- 一酸化窒素（NO）の作用を増強し，従来は勃起障害（ED）を改善させる薬剤であったが，尿道や前立腺の平滑筋もNOを介して弛緩するため，前立腺肥大症患者の排尿障害を改善させるとして，本邦では2014年にタダラフィルが前立腺肥大症にも適応となった．
- 欧州では$α_1$受容体遮断薬とならぶ前立腺肥大症の第1選択薬と位置付けられており（EAUガイドライン2014），今後はわが国でも前立腺肥大症に対する薬物療法の中心となる可能性がある．【★ワンランクアップ】
- 臨床試験ではCcr≦30の重度腎障害患者や透析患者は除外されており，その安全性は確立されていないが，中等度腎障害（目安として30＜Ccr≦50程度）では1日1回2.5mgの低用量から開始することも考慮することとされている．

◎専門医からのワンポイント④（神経因性膀胱治療薬と経過観察）

- 副交感神経刺激薬であるムスカリン受容体作動薬のベタネコールやコリンエステラーゼ阻害薬のジスチグミン，さらに$α_1$受容体遮断薬のウラピジルが治療選択肢に挙げられるが，エビデンスレベルの高い治験は実施されていない．本稿では，比較的使用頻度が高いと思われるジスチグミンを記載した．
- ジスチグミンは持続的にコリンエステラーゼを阻害するため，神経因性膀胱等の低緊張性膀胱による排尿障害（重症筋無力症や術後を含む）に用いられる．
- 必要以上にコリンエステラーゼが阻害された場合，初期症状として徐脈，下痢，唾液分泌過多，縮瞳などを引き起こすが，気づかずに増量などすると，急激に増悪し呼吸困難を伴う危険な状態になることがある．
- 経過観察の際に薬剤師の聞き取りは重要となる．

C　神経因性膀胱治療薬

◎注意のポイント●●●●●●●●

＊コリンエステラーゼ阻害薬
・副作用としてコリン作動性クリーゼに注意が必要である．低活動膀胱の患者は高齢者が多く，慎重投与が求められる．

D　勃起障害（ED）治療薬

◎注意のポイント●●●●●●●●

＊ホスホジエステラーゼ5阻害薬（PDE5阻害薬）
・わが国における勃起障害の有病者数は，中等度以上で約1130万人と推定されている．とりわけ高齢化の著しいわが国では，今後さらに有病者数が増えることが予測されている．
・わが国で使用できる勃起障害治療薬は，PDE5阻害薬（シルデナフィル，バルデナフィル，タダラフィル）であるが，実際の臨床の場での使い分けは処方医の好みによることが多い．
・PDE5阻害薬の処方に際してのポイントとしては，まず，併用禁忌であるニトログリセリンの内服歴を必ず聴取する必要がある．【　ベーシック】
・また，各薬剤において，それぞれ薬物血中動態が異なるので，これを踏まえ各々の性生活に即した薬剤の内服を指導することである．

3章
スキルアップへの取り組み

1. 疾患に応じたアプローチ（糖尿病コンシェルジュを目指して）

① 「人財」育成と「糖尿病サポーター」

　ココカラファインでは，地域社会に貢献する，社会に必要とされる優れた人材を育成することを，「人材育成」と区別して「人財育成」と呼んでいる．ココカラファインは，病気を克服するための「cure」，病気を未然に防ぎ体調を整える「care」，より快適に過ごすための「fine」をサポートしていくことをキーワードに，薬剤師を始め，登録販売者，管理栄養士，看護師，ケアマネージャーなどの専門家が，それぞれの立場で患者・お客様・地域の方々をサポートするためのネットワークづくり「地域のヘルスケアネットワークづくり」を進めている．

　国内の糖尿病患者数は，予備軍を含めると2200万人（5人に1人の割合）にも及ぶと推測され，糖尿病が疑われる人の約4割がほとんど治療を受けていないという実態がある．糖尿病で人工透析を始める人は年間約1万5000人，視覚障害を発生する人も年間約3000人に上る．こうした背景から当社は，糖尿病患者・予備軍に対して働きかける，糖尿病の専門知識を身に着けた薬剤師やスタッフ「糖尿病サポーター」を育成し，地域社会に貢献する取り組みを推進している．

　ここでは，当社が初めて取り組んだ「糖尿病サポーター」人財育成について紹介し，かかりつけ薬剤師に求められる慢性疾患・生活習慣病患者との関わり方，あるいは，スキルアップの取り組みについて述べたい．

1.「糖尿病サポーター」の役割

　「糖尿病サポーター」は，来店される患者様・お客様，その地域の方々を糖尿病にさせない（早期発見），悪化させないこと（重症化予防）を目的として活動している．育成研修参加者は，以下の研修目標A〜Dを実施する意思があり，所属上長から推薦された選抜社員が参加する．サポーターの育成は2018年度で5年を迎え，現在全国172名のサポーターが誕生し各地域で活躍を始めている．

【研修の目標】
- A. 糖尿病を発症させない，悪化させないために，糖尿病の最新の専門知識を身につけ，来局される方への相談対応や具体的な提案．
- B. 患者や患者の家族等に寄り添い，個々にあわせた情報提供や支援．
- C. 医師，薬剤師，管理栄養士等と連携し，サポートスキルを習得．

 D．研修に参加していないスタッフへ研修内容を情報発信し，参加できなかったスッタフが糖尿病に関する支援ができるよう，水平展開．

2. 研修プログラム

「糖尿病サポーター」の育成研修（以下，「サポーター研修」）の基本プログラムは以下の4つより構成されている．

 A．糖尿病専門医による講義（視点の養成）
 B．コミュニケーションスキルの検討と実践（スキルトレーニング）
 C．店頭や地域で実践する啓発内容の検討とその準備（グループワーク）
 D．症例報告や取り組み報告（成果発表）

チーム毎にグループワークにて実施事項を決定し1年間を通して取り組む．その成果を発表・情報共有し，改善点などを専門医からアドバイスを頂き，フィードバックを繰り返す．また，個人で実施した患者サポート内容についても，症例報告や取り組み報告として情報共有している．

研修時間は1回あたり5～6時間，年に4回の研修となる．終了証書と糖尿病サポーターバッジの授与式（図1）を終えたスタッフは，患者の生活環境を考え，患者の気持を考えられるサポーターとして活躍するだけでなく，各店舗に戻り「体験する研修」「実例に対しての実践的に話す・アプローチする研修」の指導者としての役割を担うこととなる．

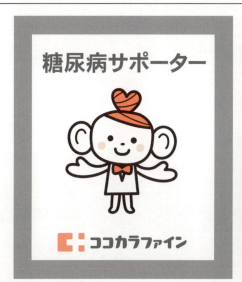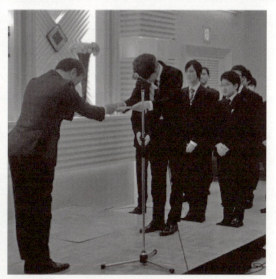

図1 ●糖尿病サポーター終了証書・バッジの授与式写真

3. 1クール（全4回）の基本研修テーマ・研修内容

第1回 糖尿病の早期発見と患者に寄り添うために

1）コミュニケーションのあり方

・患者に接する姿勢として，お互いが同じものを見て話す大切さ．同じものを見たときに一つの見え方だけではなく，他の見え方もあるということをまず学ぶ．すなわち，最初の見え方（薬剤師側の正論）を抑制して他の見え方（患者側の考え方）を発見する努力が必要であることを学び，コミュニケーションスキルの大切さを学ぶことから研修がスタートする．

表1● 研修のテーマ・研修内容（第1回～4回）

◆ 第1回　糖尿病の早期発見と患者に寄り添うために

	研修内容	方略	概要
1	コミュニケーションのあり方	講義	・患者さんとの接する姿勢を学ぶ． ・お互いが同じものを見て話す大切さを学ぶ．
2	糖尿病と食後高血糖の危険性	講義	・食後高血糖が心血管イベントのハイリスクであることを学ぶ． ・現在の健診の弱点などを議論．
3	ランチョンセミナー	講義	・カロリーコントロール商品や低カロリー商品などの特性や活用方法について学ぶ．
4	患者さんにいま伝えるアプローチ法	討議 発表	・食後に注目した薬剤師側からのアプローチを学ぶ． ・尿糖試験紙測定や血糖自己測定機器の活用方法を議論．

◆ 第2回　糖尿病と腎症についての話題

	研修内容	方略	概要
1	腎症・CKDの診断と治療	講義	・糖尿病性腎症の臨床経過を学ぶ． ・腎症ステージ毎の食事・運動・ケア・薬物治療についての注意点を学ぶ．
2	服薬指導に役立つ腎症・腎不全の話題	講義	・内服薬の種類と腎機能における制限について学ぶ． ・必要な情報を聞き出す話法（疑義照会のためのコミュニケーションスキル）の実践．
3	ランチョンセミナー	講義	・管理栄養士によるタンパク制限食の実際を学ぶ． ・通販低タンパク食品の勉強会，試食会も同時開催．
4	アプローチの実践結果	討議 発表	・重症化予防アプローチの実施報告を発表と専門医によるフィードバック．

◆ 第3回　糖尿病薬物治療（インスリン療法について知る）

	研修内容	方略	概要
1	Patient centeredのインスリン療法	講義 討議	・インスリン療法（歴史，薬剤情報，処方の組み立て）を学ぶ． ・セルフモニタリングデータの薬剤師活用術を学ぶ． ・高齢者の特徴を踏まえた治療の注意点をグループワーク．
2	高齢者糖尿病の注意点	講義	・高齢糖尿病患者に多い便秘の注意点ついて学ぶ． ・腎機能の影響を受けやすい市販薬の注意点について学ぶ．
3	ランチョンセミナー	講義	・管理栄養士から脂質に注目した食事療法を学ぶ．
4	CSII・CGM	体験 学習	・実際の装着に挑戦．

◆ 第4回　最新の話題とともに1年間を振り返る

1	最新薬剤活用法	講義	・インスリンとDPP-4阻害薬の併用法をCGMデータから解説. ・GLP-1受容体作動薬の種類と特性を学ぶ. ・週1回製剤への期待について、実例を交えた講義.
2	年間活動発表	討議発表	・各グループで「隠れ糖尿病」「境界型糖尿病」「糖尿病」「健康診断」をテーマに、1年間の取り組みを発表. ・専門医からのフィードバックと来年度からの課題を討議.

2) 糖尿病と食後高血糖の危険性

・糖尿病の病態生理の基本だけでなく，食後高血糖タイプの境界型糖尿病や，糖尿病患者の中でも食後高血糖タイプは心血管イベントのハイリスクであることを学ぶ．日本人の隠れ糖尿病（食後高血糖）の臨床的意義や現在の健診の弱点なども議論する．

3) ランチョンセミナー

・管理栄養士からカロリーコントロールの講義を受け，店舗で扱うカロリーコントロール商品や低カロリー商品などの特性や活用方法について学ぶ．

4) 討議発表：患者さんにいま伝えるアプローチ法

・食後に注目した薬剤師側からのアプローチとして，尿糖試験紙測定や血糖自己測定機器の案内などの活用方法を議論．

・グループワークのテーマとして，2014年度は，「検体測定室」の準備「検体測定室」への挑戦とその成果の項参照）．2015年以降は，食後高血糖のリスク啓発，腎機能低下の方への支援，研修内容のフィードバック，健康相談会の取り組み等を課題としてグループワークを実践した．

第2回　糖尿病と腎症についての話題

1) 腎症・CKD の診断と治療

・糖尿病性腎症の臨床経過を学び，腎症以外の腎疾患合併が疑われる所見や，腎症ステージ毎の食事・運動・ケア・薬物治療についての注意点を学ぶ．

・糖尿病内服薬の基本事項を総復習しながら，専門医ならではの実例エピソードを交えて注意点を学ぶ．

2) 服薬指導に役立つ腎症・腎不全の話題

・内服薬の種類と腎機能における制限について学ぶ．

・症例検討では，腎機能低下患者での注意すべき薬剤の検討と必要な情報を聞き出す話法（疑義照会のためのコミュニケーションスキル）の実践をグループワークとロールプレイ形式で実施．

・2016年以降は，介入困難症例に対するアプローチの検討も実践している．

3) ランチョンセミナー

・管理栄養士によるタンパク制限食の実際と，通信販売低タンパク食品の勉強会，試食会も

同時開催.

4) 討議発表：アプローチの実践結果
・第1回で議論した，重症化予防アプローチとしての尿糖試験紙測定や血糖自己測定機器の案内などの啓発活動の実施報告を各グループが発表し，新たな課題の発見と専門医によるフィードバック.

第3回　糖尿病薬物治療法（インスリン療法について知る）

1) Patient centered のインスリン療法
・第2回の内服薬に続いて，インスリン療法について歴史変遷，薬剤の最新情報，処方の組み立てと血糖自己測定などセルフモニタリングデータの薬剤師活用術を学ぶ.
・近年の超高齢社会を踏まえ，高齢者の特徴を踏まえた治療の注意点（個人差が大きい，複数の病気を持っている，体調の変化が大きい等）サルコペニアが多くみられることや認知症のリスクとしての低血糖について講義とグループワーク.

2) 高齢者糖尿病の注意点
・高齢者に限らず，糖尿病の患者は便秘が多く，聞き取りからわかる便秘の分類や適切な便秘薬選択について講義．また，高齢CKDの観点から腎機能の影響を受けやすいマグネシウム製剤服用や市販薬の注意点についても配慮が求められることを学ぶ.

3) ランチョンセミナー
・管理栄養士から「脂質」に注目した食事療法を学ぶ.

4) 体験学習：さわってみよう CSII・CGM
・海外に比べ，なかなかCSIIやCGMが広がらない現状を踏まえ，「患者の治療のチャンスを奪わない」をテーマに，まずは薬剤師がこれらに触れて体験することの重要性を学び，業者の協力で実際の装着に挑戦.
・講義「かかりつけ薬剤師の血糖変動理解」では，実例から学ぶCGMの有効性やインスリンポンプについての理解を深め，地域の啓発活動に繋げる.

第4回　最新の話題とともに1年間を振り返る

1) 最新薬剤活用法
・インスリン製剤とDPP-4阻害薬の併用法のメリットを作用機序だけでなく，CGMを駆使した観察から解説.
・GLP-1受容体作動薬の種類と特性から，使いこなすための実例紹介.
・週1回製剤への期待についても実例を交えた講義.

2) チーム取り組みの年間活動発表
・各チームでの活動発表のなかで，特に取り組みが盛んであった「隠れ糖尿病」啓発の取り組みを実例として紹介する.
・「隠れ糖尿病」とは，健康診断などで捉えにくい糖尿病で，「境界型糖尿病」いわゆる糖尿

病予備軍や「糖尿病」のまだ進行していない時期の患者を含むと考えられている．
・一般的な健康診断では，通常，空腹時採血で糖尿病の診断を行うため，食後高血糖のみの患者は異常を発見されずに放置される可能性がある．
・この点に着目し，健康診断を受けていない主婦やクリニックには通院しているものの空腹時採血しかされていない患者を含む，多くの人々に興味を持ってもらい，健康的な生活や早期発見につながるサポート活動を各店舗が競い合った．

2 早期発見／隠れ糖尿病の啓発の取り組み

1. 患者アンケート調査からの活動発表

顧客のニーズや知識についてアンケートを活用することに挑戦した結果，3つの課題が見えた．

1) 3つの課題
①「糖尿病」に関する知りたい・興味のある一番の情報は食事療法であった．
②非糖尿病患者での「糖尿病の合併症」についての認知度は約60％．
③食後高血糖という言葉を知っている割合は約45％であった．

2) アンケートを参考にした実践
アンケート結果を利用してニーズにあった情報提供を実施した．
①店舗で扱っている健康食品や食事療法に関する相談の実践．
②糖尿病合併症や食後高血糖のリスクを啓発するためのツール（パンフレットやポスター）を作成，掲示，配布．
③食後高血糖発見のための「検体測定室」「自己測定機器」「尿糖試験紙」利用の啓発を推進．

2. 尿糖試験紙を用いた「隠れ糖尿病」発掘の活動発表

食後高血糖があると尿糖が出現しやすいというコンセプトから実施した．2015年1月〜2月の1ヵ月間において，40代〜60代の糖尿病薬を使用していない生活習慣病（高血圧症や脂質異常症）の患者に，15項目の生活習慣についての質問票を通じて，糖尿病予防の啓発を行った．

実施店舗は5店舗で，質問票に興味を示した79名の中から40名が尿糖試験紙（新ウリエース®Gaを使用）によるセルフチェックを実施した．尿糖+以上の割合は45％（表2）と予想以上に高く，数名に対してクリニックでの空腹時採血以外に食後の採血・採尿やHbA1cの測定などの相談をするよう具体的にサポートが実施できた．

糖尿病薬を使用してない生活習慣病患者が対象であっただけに，通院時に空腹時採血を行

う習慣が根付いていることへの警鐘を鳴らすべく,今後さらなる活動を計画中である.

表2 ● 尿糖試験紙(新ウリエース®Ga)測定結果

尿中糖濃度	0〜検出限以下	50mg/dL	100mg/dL	500mg/dL	2000mg/dL
色調表記号	+	±	+	++	+++
人数	15	7	10	6	2

事例　尿糖試験紙を利用した事例

【患者背景】80代男性.食事は1日2回.妻が施設に入居しているため一人暮らし.
【主訴・状態】平成28年10月アログリプチン(ネシーナ®錠)25mgを新規処方.2年前にも血糖値高値を指摘されていたが,最近,血糖値300mg/dL程度が持続しHbA1c 9.1%で上記処方を開始した.
【現病歴】神経痛で内服中.
【治療経過】

・処方箋を持参した初来局時に尿糖試験紙に興味あるということだったので,サンプル配布と使用方法を説明した.その後購入に至り,毎朝食後1時間半ごろに使用した.
・平成28年10月の治療初期は(+)〜(++)が多かった.
・平成28年12月にはHbA1c7.5%に低下し,尿糖も(±)もしくは(−)になることが多くなる.
・翌年2月にはHbA1c7.0%に低下し,尿糖はほとんど(−)となる.
・しかし食後血糖値が216mg/dLと,コントロール不良な食後高血糖も散見される.
・サポーターの聞き取りでは,食事は購入したものが多く,食事内容もあまり気にしていない状態であった.まずは購入したものでも野菜から先に食べ,ご飯類は後に食べるよう説明した.
・尿糖試験紙は,朝食後ではほぼ(−)とのことなので,夕食後にも使用してみるよう提案して,次回の来店まで経過観察中.

3. 世界糖尿病デーに合わせた啓発の活動発表

　2015〜2016年の2年にわたり,東海エリア(愛知・岐阜・三重・静岡)の48薬局店舗において,11月14日の世界糖尿病デーを含む2週間限定で,啓発活動を行った.フローチャート(図2)を用いて来局した非糖尿病患者に,クリニックでの血糖測定についての聞き取りを実施した.

1)クリニックでの血糖測定についての聞き取りの結果

　聞き取りしたのは2,638名,過去1年間に血糖値測定を行っていたのは1,369名,その中で随時血糖(空腹時以外)を測定していたのは490名(35.8%)であった.

糖尿病を知ってもらうこと，採血の重要性などについて，手配りのチラシ（**図3**）とともに啓発を行った．今後さらに活動を広げる予定である．

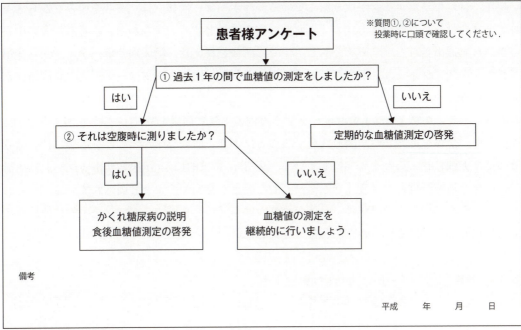

図2●血糖測定の聞き取りに用いたフローチャート

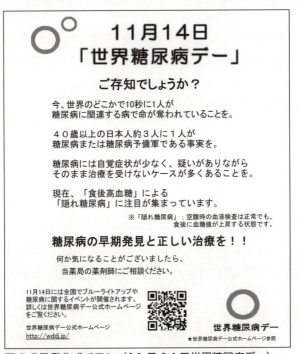

図3●啓発作成チラシ（11月14日世界糖尿病デー）

3 「人財」育成，今後の「サポーター研修」への期待（屋根瓦方式）

現在，ココカラファインが取り組んでいる「サポーター研修」は，実践を積みながらスキルアップを目指した屋根瓦方式の「人財」育成を特徴とする．すなわち，新規参加者の中からチームで選出された「リーダー」と，すでに研修を終えた「糖尿病サポーター」から選出された「タスクフォース」が各グループに配属され，毎回グループワーク形式の育成研修が実施される．

さらに「タスクフォース」をサポートする役割のエリア店舗上長（「タスクサポート」）と，専門医が，全体を見渡しつつ調節誘導することにより，研修で学んだことを店舗に持ち帰りそのまま実践に移すことを可能にしている（**表3**）．結果的に，「糖尿病サポーター」は店舗だけでなく地域医療における「リーダー」的な働きが身につくよう計画されている．

このような屋根瓦式の研修は，今後かかりつけ薬剤師を育成する上で，全国的に他施設でも活用していただける一つの方法として提案したい．

表3 ●「糖尿病サポーター研修」参加者の構成と役割

参加者		薬剤師	管理栄養士/登録販売者	新規	継続	タスクフォース（継続）	タスクサポート（継続）
2014年度	46名	44名	管栄 2名	46名			
2015年度	47名	43名	管栄 4名	39名		4名	4名
2016年度	49名	47名	管栄 1名 登販 1名	33名	6名	5名	5名
2017年度	45名	45名		30名	5名	5名	5名

4 「検体測定室」への挑戦とその成果

1. 立ち上げの準備

2014年に臨床検査技師法の一部が改正され，薬局でも「検体測定室」の届け出が可能になった．「検体測定室」は，地域住民の健康意識の向上や生活習慣病の早期発見などの役割が期待される中，ココカラファインの薬局でも2014年10月から7店舗で導入された．導入に先立ち2014年の第1回「サポーター研修」では，以下の①～④についてディスカッションを行い実践に備えた．その後2015年には22店舗，2016年には4店舗が加わり，現在全国33店舗の「検体測定室」を設けている．

ディスカッションのテーマ

①簡易検体検査を実施するメリット vs リスクは？
②基準値の扱い（正常範囲，異常値）は？
③通院歴無し vs 通院歴ありの患者応対は？
④医療連携の必要性（具体的紹介先）について？

2.「検体測定室」の周知活動

「検体測定室」を知って頂くために，手配りチラシ（図4）を7店舗で約6000枚を配布し，店内へはポスターを掲示した（図5）．

ポスターの掲示・チラシの配布による関心は高まりを見せ，利用者は，2014年10月〜翌4月の6ヵ月で約130名，2015年4月〜翌3月の12ヵ月で約1300名，2017年4月までに利用者数は延べ約4000名に達した（表4）．さらにその約75％の方が処方箋を店頭に持参せずに検体測定を受けており，健康に対する関心の高まり，あるいはクリニックにおける通院間隔に対する患者側の不満もうかがえた．

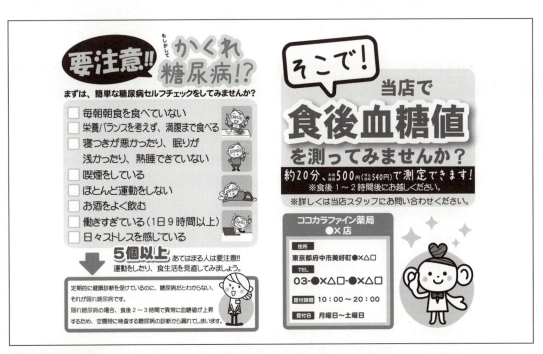

図4 手配りチラシ

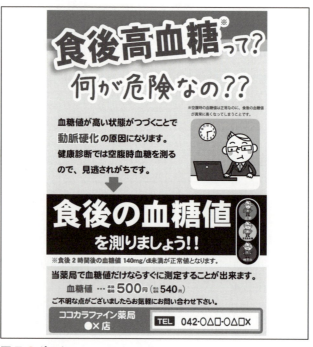

図5 ● ポスター

表4 ●「検体測定室」立ち上げ当初の利用者推移（2014年）

	利用者数（人）	血糖値（件）	HbA1c（件）	脂質（件）
11月度	7	3	4	3
12月度	8	3	7	2
1月度	11	7	7	1
2月度	30	15	14	5
3月度	29	18	19	4
4月度	38	17	20	10

3.「検体測定室」利用者の事例紹介

事例1

　40代女性，主婦．健康診断や血液検査は，忙しさもあり，数年受けていなかった（6年前に血糖値が高いと指摘あり）．最近食欲が増えて太ったことが気になり，「検体測定室」を利用．食後6時間の結果は，血糖値が199mg/dL，HbA1c 9.8％であった．早急に，結果をかかりつけ医に持参し診察してもらうように伝えた．

事例2

60代女性．夫の薬の相談で来局したが，もともと本人も糖尿病である．通院していたが，忙しくて3ヵ月ほど受診できていない．2ヵ月は薬が切れている状態であった．通院時のHbA1cは7.0％台だったが，結果は11.9％となっており，すぐに受診を再開するように勧め，薬を再開することができた．その後来局し，数値も落ち着いたことを確認した．

事例3

60代男性．「検体測定室」を定期的に利用．現在までに3回の利用あり．2ヵ月に1度医療機関を受診．降圧薬と血糖降下薬での内服治療中（処方箋での当薬局の利用は一度もない）．医療機関では血液検査は毎回行われておらず，経過を見るために当薬局の「検体測定室」を利用している．医療機関では食事・運動に対しての指導がほとんどなく，自己流で気を付けていたが，思うように数値が下がらない．当社作成の糖尿病に関する資料を渡し，サポーター研修で習った食事療法や運動療法について説明．食事に関しては妻主導のもと，食物繊維を積極的に摂取するなどいろいろ工夫をして，4月HbA1c 6.6％→8月HbA1c 6.5→10月HbA1c 6.2と経過は良好となり，本人も満足している．

4. 有用なツールとしての「検体測定室」

これらの事例のように「検体測定室」はその場で数値がわかるため，注意喚起だけでなく，努力の結果も確認できる．本人のモチベーションを上げることのできる有用なツールであることがわかる．特に食後の血糖値を測定することで，通院はしているが，血糖値やHbA1cの測定から遠ざかっている患者へのセーフティーネットとしての役割もある．

5 まとめ

以上，「cure」，「care」，「fine」をサポートしていくことから生まれた「糖尿病サポーター」や「検体測定室」の紹介に加えて，かかりつけ薬剤師がスキルを駆使する上で必要とされる育成研修に盛り込まれたコンセプトを紹介した．今後，数多くのかかりつけ薬局・薬剤師にこのコンセプトが広がり，人々の健康増進，早期発見，医療費抑制など様々な効果を発揮することに期待したい．

2. 薬剤師の業務改革への先駆け

① 訪問・在宅におけるかかりつけ薬剤師の意義

　2013（平成25）年10月1日現在のわが国の総人口に占める65歳以上の高齢化率は，25.1％で過去最高であり，団塊世代が75歳以上となる2025年以降は，医療・介護の需要が更に増加することがわかっている．このような中，高齢者の尊厳の保持と自立生活の支援の目的のもとで，可能な限り住み慣れた地域で，自分らしい暮らしを人生の最期まで続けることができるよう，在宅医療へのシフト・地域包括ケアシステムの構築が推進されている．2000年からスタートした介護保険により，薬剤師による居宅療養管理指導が開始され，2016年の診療報酬改定では，かかりつけ薬剤師制度が開始された．薬剤師を取り巻く環境は大きく変化する中，時代の変化に対応すべく望星薬局の取り組みを紹介する．

1．「患者のための薬局ビジョン」について

　2015（平成27）年10月に厚生労働省から発表された，「患者のための薬局ビジョン」は患者本位の医薬分業の実現を目的にしており，今後の地域包括ケアシステムの中で保険薬局が期待される機能を示している．患者本位の分業で実現できることとして，①多剤・重複投薬等や相互作用の防止，②薬の副作用・期待される効果の継続的な確認，③在宅で療養する患者への行き届いた薬学的管理，④過去の服薬情報を把握している薬剤師がいつでも相談に乗ってくれる，⑤かかりつけ薬剤師により薬の理解が向上し，飲み忘れ・飲み残しの防止による残薬解消が期待される．本ビジョンの基本的な考えは，立地から機能へ，対物から対人へ業務シフト，バラバラから一つへ，であり，保険薬局は立地によらず，服薬情報の一元的・継続的な把握（かかりつけ機能），地域医療においても多職種，近隣薬局と連携・協働し薬局機能を発揮することが求められており，かかりつけ薬剤師・薬局が持つべき3つの機能と患者のニーズ応じて強化，充実すべき2つの機能から構成されている（4章図2を参照）．

2．一人の患者を複数の"担当薬剤師"が支援

　望星薬局では，かかりつけ薬剤師の推進を掲げている一方で，業務が休日・夜間などにも及ぶ労働環境に配慮し，独自の「担当薬剤師制度」の確立に向けて活動を開始している．「担

当薬剤師制度」とはかかりつけ薬剤師指導料などの算定に必要な同意書を求めず，1人の患者を複数の薬剤師で支援できるようにする制度である．一方，調剤報酬上の「かかりつけ薬剤師」は患者と薬剤師の一対一を前提としており，患者からの指名と同意書があって初めて成立する．特定機能病院などの処方箋で高度薬学管理が必要な薬局では，かかりつけ薬剤師よりむしろ認定専門薬剤師がいる「かかりつけ薬局」の意味合いが強く求められ，その能力を十分に発揮できる「担当薬剤師制度」が最適だと考える．担当薬剤師制度では，患者1人に対して主担当薬剤師と副担当薬剤師を選任し，どちらかが不在の場合でも同じかかりつけ機能を発揮できるようにしている（**図1**）．

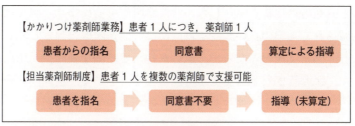

図1 ● かかりつけ薬剤師と担当薬剤師の違い

3. 各種学会認定薬剤師の取得に向けた支援体制

かかりつけ薬剤師は，自分で薬剤の把握・管理ができない患者や多剤併用の患者，高齢者，認知症患者などにおいて，その機能を十分に発揮することが必要である．これら以外にも高度急性期・急性期機能病院など，医療依存度が高い患者の処方を応需する薬局では，特に化学療法，緩和ケアを受けている患者もかかりつけ薬剤師の関与が理想となる．さらに，かかりつけ薬剤師における機能分化を想定して，学会が認定する認定専門薬剤師の活躍が見込まれるため，望星薬局では下記の学会における認定専門薬剤師の取得にかかる費用助成制度を開始し，学会発表を含めて取得に至る過程をサポートする体制を整えている（**表1**）．

表1 ● 助成制度を設けている学会例

日本臨床腫瘍薬学会
日本緩和医療薬学会
日本腎臓病薬物療法学会
日本くすりと糖尿病学会
日本病院薬剤師会（精神科薬物療法認定）
日本老年薬学会
日本プライマリケア連合学会

4. 事例紹介：外来癌化学療法認定薬剤師による患者サポート

病院薬剤師によるがん患者のサポート外来は多数の施設で実施されており，がん治療は確実に外来へとシフトしている．保険薬剤師も病院薬剤師とは異なる角度から介入が求められるが，治療情報が不足する保険薬局で同様なサポートを実施することは現実的には不可能であり，知り得た情報に対する医師へのフィードバック方法が確立していないのも現状である．

しかし，保険薬剤師の介入により知り得た情報を医師へフィードバックすることは医師にとって事前情報と診察時の症状を照らし合わせた診断が可能になり，服薬状況や併用薬などの確認時間が削減されて効率の良い診断が可能になる．保険薬剤師としても医師との情報の共有が可能になり，薬物支援のみならず，患者が抱える些細な疑問や問題点を見出し，処方提案を示すことで，より綿密な患者支援が可能になる．そこで，情報の共有化を図るためのフィードバック方法の確立および保険薬剤師による患者の受診前確認について検討した事例を紹介する（図2）．

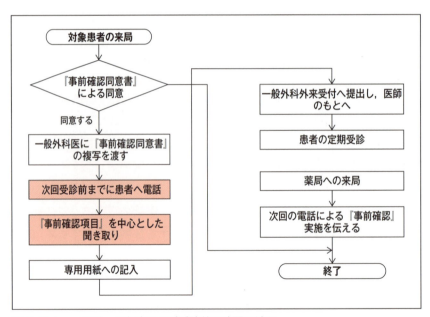

図2 ●フィードバック方法および受診前の確認の流れ

通常，保険薬局で行う指導は処方せん発行後になるが，電話事前確認を実施した患者は，受診前から一貫した指導が可能になる．医師においても患者が本当に訴えたい情報を正確にかつ事前に把握できるメリットがある．また，この電話事前確認は緩和ケアを実施する患者支援にも有効な手段として応用している．外来にて緩和ケアを実施する患者または家族の中には，日常生活における不自由や強い不安を感じているケースがあり，電話による疼痛管理支援を実施することで，痛みだけでなく服薬の問題や生活上の不安などが把握できるため，

早期対応や適正な処方提案を可能にしている．

　専門的な知識を有した，かかりつけ薬剤師や担当薬剤師による患者支援は，患者本位の高度薬学管理を実現させ，真に必要な患者支援が可能となり，また，医師へのフィードバックが的確になり，そのメリットは高いと思われる．

5. 「かかりつけから在宅へ」：求められる役割

　これまでの在宅訪問業務の契機は，ケアマネジャー，訪問看護師，往診医，退院時共同指導，施設在宅等の依頼であり，いずれの場合でも患者とは初対面から開始する在宅がほとんどで，かかりつけ・担当薬剤師として対応していた患者に対して在宅訪問をする機会はなかった．今回，外来がん治療の開始を契機に担当となり，緩和ケア開始から在宅移行となった事例を紹介する．

かかりつけ薬剤師が在宅訪問した事例

　78歳，男性，足に不自由がある妻と二人暮らし．当薬局の利用開始は7年前だが，担当薬剤師は特に決めていなかった．肝細胞がん治療のためソラフェニブ開始となるが，遠方の医療機関からの処方であり薬局では未採用であったため，主治医に確認したところ翌日から投与開始で問題ないことを確認した．薬のお届けと服薬指導のため車で10分程の患者宅を訪問して，作用機序や手足症候群，血圧上昇などの副作用を説明した．この訪問がきっかけとなり，患者からの依頼により以後は担当薬剤師として対応開始することになった．

　その後，一時は抗腫瘍効果が得られて肝機能経過が良好となり，オペの適応の可能性からソラフェニブを中止としたが，その後に転移が判明し緩和ケアへ移行となった．しばらく外来により医療用麻薬による疼痛緩和治療を継続していたが，遠方受診のため本人・家族の希望で近隣のクリニックにて在宅医療へ移行となった．患者からクリニックに，かかりつけ薬局と担当薬剤師の指名があり，訪問薬剤管理は往診医からの連絡を受け居宅療養管理指導が開始となった．

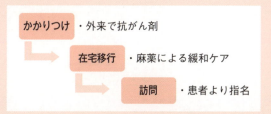

　在宅療養で3ヵ月あまりを過ごされ永眠．自宅で残薬となった医療用麻薬や経口栄養剤の回収等，最後まで関わることができ意義を感じる経験となった．

かかりつけ薬剤師が通院での治療段階から，在宅医療まで一貫して関わることで，患者の安心感，心理的不安感の解消に少しでも寄与できると考えられる．また，主治医や往診医が知らない薬局と患者との細かな情報（趣向，患者の性格，副作用情報）を生かせる可能もあり，「かかりつけから在宅へ」の流れから活躍する薬剤師が増えることが期待される．

【参考文献】
1) 厚生労働省：患者の為の薬局ビジョン．
2) 株式会社望星薬局在宅業務支援課，エィチ・ビーアンドシー株式会社編：薬剤師のためのすぐに始められる！在宅訪問ガイドブック，薬事日報社，2016．

2 訪問薬剤師に求められる知識と準備

1. 地域包括ケアシステムの中で求められる薬剤師の役割

　わが国の高齢者数は2042年にピークを迎え，75歳以上の後期高齢者の割合も2055年には25％を超える見込みである．厚生労働省が掲げた『地域包括ケアシステム』は，概ね30分以内に必要なサービスが提供可能な日常生活圏域（具体的には中学校区）を単位として想定されている．この中には"医療"，"介護"，"生活支援・介護予防"があり，保険薬剤師は主に"医療"の領域を担うとされていた（4章図1参照）．

　しかし2017年には，全国の保険薬局店舗数は5万8千店を超え，勤務薬剤師は医療提供施設に勤務する薬剤師の7割を超えている．この現状から地域の社会資源として薬剤師の有効的な活用が喫緊の検討課題となり，従来のような"医療"を支える役割だけでなく，"介護"や"生活支援・介護予防"の領域でも地域住民を支える役割を担うことが必要とされている．

　望星大磯薬局（神奈川県中郡大磯町）では，厚生労働省が掲げている地域包括ケアシステムの中で求められる薬剤師の役割を果たすために，これら領域における活動の幅を広げているので，以下に2つの事例を紹介する．

2.【事例1】介護事業所と保険薬局の連携

1）薬剤師がデイサービスに訪問することになったきっかけ

　2017年現在，介護事業所の中で通所介護（以下，デイサービス）は利用者数が最大であるが，薬剤師の法的配置基準があるのは，「介護老人保健施設（老健）」のみであり，これまでデイサービスに薬剤師が介入したという報告はない．本事例では，利用者からデイサービス担当者へのお薬相談がきっかけとなり，連携を開始することになった．デイサービスでは，食事，排せつ，入浴等の介護，その他の日常生活上の世話や機能訓練を行い，利用者の健康増進に寄与する施設であるため，利用者においては，第2の生活の場となり，いわゆる「在宅」と見なすことができる．また，ほとんどの利用者は医療機関を受診し，薬を服用しているため，デイサービスにおいても服薬管理が必要となっており，施設に赴く薬剤師「施設薬剤師」としての介入があってしかるべきと考えられる．

2）具体的な活動方法

　このような背景から望星大磯薬局ではデイサービスに薬剤師が赴き，薬学的指導・管理を開始することになった．従事する看護師やケアマネジャー，ヘルパーなどの多職種と施設薬剤師が共同で作業を行うことで，より良い介護環境の提供を実現している（表1）．

　具体的な活動としては，利用者の薬相談（服薬状況，体調変化，有害事象），フィジカル

表1 ● 薬剤師によるデイサービス訪問のメリットと課題

	利用者	デイサービス	薬剤師	薬剤師のグランドデザイン
メリット	お薬の相談が気軽に行える	正確な薬剤情報管理と専門的アドバイスが受けられる	お薬相談に時間がかけられる	きめ細かな服薬支援の実現
メリット	医師には言えない相談ができる	処方医への問い合わせが可能になる	心身状況にそった処方提案が行える	処方薬の適正化
メリット	頻回に処方薬のチェックをしてもらえる	看護師の負担が軽減、本来の専門業務に専念できる	一度に複数の患者の服薬確認が行える	専門職の業務合理化
メリット			フィジカルアセスメントの現場を持てる	職域の拡大
課題	複数の薬局や病院から薬をもらう場合がある	望星大磯薬局以外の薬剤情報の入手が困難	保険薬局間の連携の必要性	新しい「保険薬局-保険薬局」連携
課題			医師への連絡方法や連携ツールが未確定	「医-薬」連携の充実

アセスメント，スタッフの与薬補助，持参薬と薬剤情報提供書の整理などである．訪問活動による成果として，薬学的な観点から抗がん剤の被曝の可能性を指摘したことや，納豆の摂食を希望する利用者のワルファリンカリウム錠の処方について医師へ処方提案を実施したこともあった．また，以前は看護師が行っていた与薬準備や薬剤情報提供書の確認業務を施設薬剤師に移行したことで，看護師は本来の職務に専念できるようになった．薬剤師は，施設訪問を行うことで薬局窓口では確認できない生活背景の把握が可能となり，より細かな服薬支援が実現できている．このように，それぞれ多職種の専業度が増す効果が得られ，結果として質の高い介護環境に貢献できることが確認された．

しかし，利用者は様々な保険薬局で調剤を受けるため，保険薬局間の連携が必要である．現在，地域保険薬局に連携を呼びかけ，施設薬剤師を軸とした活動が徐々に拡大している．

3．【事例2】地域活動の紹介

1）地域住民に向けた保健師や管理栄養士の講演会

大磯町では2011年度より健康増進事業の一環として，保健師や管理栄養士が地域に出向き，健康や身体の具合について相談の場を設け，「地域の中の気軽に行ける健康サロン」を開始した．予防医学の大切さの普及と，健康についての関心を高めてもらうため健康診断結果の見方や生活習慣病予防のための健康講話，健康相談，血圧測定や，血管年齢の測定なども行っている．次年度からは，乳幼児と保護者対象の「母と子のおあしす」を開始し，乳幼児の身体測定，育児相談，保護者の健康チェックを実施するほか，健康診断結果の説明会も開催している．

2）薬剤師への事業参加・協力の依頼

　保健師や栄養士が健康に関する専門的知識を生かして活動する中で，薬についての質問が多いことから大磯町より薬剤師にも事業参加への依頼があり，望星大磯薬局では2016年10月より事業参加および協力を開始した．対象となる住民は70～90歳代の高齢者が多く，薬の一般的な講演会は2～3ヵ月に1回実施している．内容は，薬と食事の関係，お薬手帳の活用方法，ジェネリック医薬品など薬を中心に分かりやすく説明し，住民が地域でいつまでも元気に暮らせるよう薬剤師の視点でアドバイスをしている．参加者からは服用上の注意点がわかったことなどの感想が得られ，薬への興味や関心の向上が見られている．また，認知症や栄養管理，臨床検査値の見方など，健康全般に興味があることが確認できたため，今後は大磯町職員と相談して，これら内容を踏まえた活動も充実させたいと考えている（図1）．

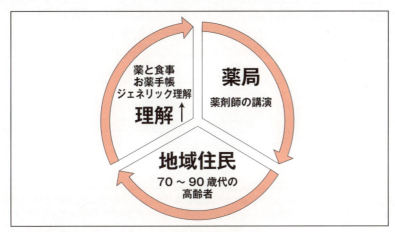

図1 ● 保険薬剤師の地域住民啓発活動による効果サイクル

4. 訪問かかりつけ薬剤師として，今後展開しようとしていること

1）在宅医療における有害事象（AE：Adverse Event）情報報告

　2017年10月，厚生労働省より薬局機能情報制度の改正が通達され，その中で「副作用等に係る報告の実施件数」が明記された．新設されたこの項目は，本来薬剤師が行うべき業務として，医薬品，医療機器等の品質，有効性及び安全性の確保等に関する法律（医薬品医療機器等法）に記載されていたが，詳細な実施件数を報告することになったのは，今回が初めてである．この改正により，今後，薬局機能として重要視される可能性は高いと思われる．

2）「有害事象ヒアリングシート」を利用した「平塚中郡薬剤師会方式」とは

　望星大磯薬局が所属する公益社団法人平塚中郡薬剤師会では，改正が通達される以前の2017年3月より，AE情報収集の重要性について講演会を企画し周知活動を展開していた．しかし，PMDAの医薬品安全性情報報告書の書式は複雑であり手間を要するため，報告書式簡略化のため「有害事象ヒアリングシート」の作成およびAE報告のしやすさを目的として「平塚中郡薬剤師会方式」を独自に考案した．

2017年7月には，この「平塚中郡薬剤師会方式」により「AE報告連携」を開始するに至り，会員薬剤師によるAE報告が確実に行われ，明らかな報告件数の増加がみられている（AEの各論および有害事象ヒアリングシートについては，182頁を参照）．

3）活動の実際と意義

望星大磯薬局ではAE報告連携を応用して，在宅患者におけるAE収集活動を行っている．在宅医療を必要とする患者の多くは，高齢者や認知症患者であり，近くにはサポートする家族や施設の介護職員などのキーパーソンが存在する．処方変更のタイミングにより，服用後に体調変化を来たすことがあり，それに一番早く気付く可能性が高いのはキーパーソンである．これまでも薬局に相談されたことはあったが，AEとしての認識は低かったため，現在では些細な体調変化でもキーパーソンから薬剤師に報告してもらうように呼びかけ，医薬品による可能性があればAE情報として報告する流れを確立した（図2）．特に認知症患者やADLが低下した高齢者は，小さな体調変化が重篤な結果を招くことも想定されるため，体調変化を見逃さずに支援を続けていくことは極めて重要と考えている．

AE情報の収集に意識的に取り組むことで医薬品のリスク回避に繋がり，患者の健康維持にも貢献できる．また，報告により，本人だけでなくサポートする家族や施設の介護職員にも安心感が与えられる．すなわち，患者本人だけの"かかりつけ薬剤師"ではなく，家族や施設とも信頼関係を築くことで本当の意味での"かかりつけ"に近づくのではないか，と思われる．

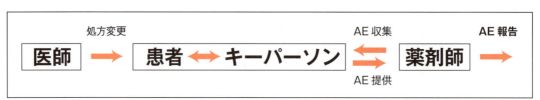

図2 ●在宅におけるAE報告連携の流れ

【参考文献】
1) 厚生労働省ホームページ
2) 大磯町ホームページ
3) 株式会社望星薬局在宅業務支援課・エィチ・ビーアンドシー株式会社編：薬剤師のためのすぐに始められる！在宅訪問ガイドブック，薬事日報社，2016.

3. 薬剤師の生涯学習の必要性とチーム医療

① チーム医療における薬剤師の果たすべき役割

> 日本くすりと糖尿病学会設立の経緯と活動内容およびチーム医療における薬剤師の果たす役割について述べる．

1. 学会設立までの経緯

　一般社団法人日本くすりと糖尿病学会は，2012年1月に設立された．「薬剤師として糖尿病治療に貢献していく」を学会の理念としている．本学会はそれまで任意団体として活動していた「薬と糖尿病を考える会」を発展的に解消し，一般社団法人として移行したものである．そもそも10数年前より本学会の副理事長である朝倉俊成先生（新潟薬科大学教授），同じく副理事長である佐竹正子先生（薬局恵比寿ファーマシー）らと「薬剤師糖尿病地域医療研究会」を結成し活動を行っていた．また，本学会の理事や委員の多くは東京都病院薬剤師会の「糖尿病領域薬剤師研究会」で活動を共にしていた．このような糖尿病領域で培った仲間らと薬剤師による全国レベルの学会を立ち上げようとする機運が高まったのは，日本糖尿病療養指導士（CDEJ）制度の誕生が大きく関わっている．

　すなわち，その頃，CDEJが誕生して10年近くを経過し，その中で薬剤師は2,400名近くに達していたが，その連携がほとんど行われていなかった．そして，CDEJとしてのスキルアップおよび育成の必要性を痛感していた．また，医薬分業が中心となり，外来患者のほとんどは薬局でフォローされる状況にある中，薬局薬剤師の糖尿病療養指導に関する知識は満足できる状況にないにもかかわらず，CDEJでは薬局薬剤師に受験資格がないということも大きな課題であった．糖尿病の地域医療連携の構築には糖尿病療養指導のエキスパート薬剤師の存在は欠かせない．薬局薬剤師の育成も大きな目標であった．加えて，専門性を究める学術研究を推進することも重要な課題であった．この基礎研究の分野では東京大学大学院薬学研究科教授の杉山雄一先生（現，理化学研究所）を中心に協力をお願いした．加えて，2009年にインクレチン関連薬が上市され，薬物療法が大きな変換点にさしかかった時期でもあった．

　このような背景から，病院薬剤師，薬局薬剤師そして基礎薬学研究者，相互の連携を密にし，糖尿病療養指導の技術・知識の維持・向上を図り，専門性を究めるために学術研究を推進し，糖尿病領域における基礎・臨床薬学研究分野の確立と会員の資質向上を目的として「日本くすりと糖尿病学会」を設立した．

2. 学会の活動内容

具体的には，その目的に資するために次の事業を行っている．
(1) 学術集会の開催
(2) セミナーや研修会などの開催
(3) 糖尿病薬学に関する調査・研究事業
(4) 機関誌「くすりと糖尿病」その他刊行物の発行事業
(5) 糖尿病領域に専門性を有する薬剤師の育成事業
(6) 国内外の関係団体との連携に関する事業，及び連携構築にかかわる調整事業

さらに，2015年度より本学会において認定薬剤師制度（糖尿病薬物療法認定薬剤師，准認定薬剤師）を稼働させた．現在，准認定薬剤師を165名認定している（2018年7月末現在）．

3. チーム医療における薬剤師の果たす役割

糖尿病患者の増加と相俟って，多くの新しい糖尿病治療薬が上市され，糖尿病治療薬の選択肢が拡大すると同時に治療は多様化を呈するようになった．薬局は医療機関と連携し，患者の理解度を確認しながら，理解不足な点を支援すべきである．低血糖の問題や，糖尿病薬はハイリスク薬の1つとして薬局でのガイドラインが定められるなど[1]，糖尿病薬の安全管理が重視されている．さらに，服用薬の説明以外にも，食事と運動，低血糖の理解と対処法，自己血糖測定，禁煙指導，健康食品との相互作用など，支援すべき療養指導の項目は多い．

医療連携における薬局薬剤師の役割について，地域連携パス，糖尿病連携手帳を利用した療養指導の実施例を上げ，チーム医療における薬剤師の果たす役割について考えたい．

1) 地域連携パス，糖尿病連携手帳を利用した療養指導

第5次医療法において，糖尿病は医療連携体制の構築が必要とされる疾患の1つと明記されている．糖尿病専門医を中心とした病院内のチーム医療のみならず，地域においても糖尿病の医療連携体制が構築されつつある（図1）．現在のところ病診連携に重きが置かれているが，増大する糖尿病患者およそ5100人に対して糖尿病専門医1人という状況であり，幸運な糖尿病患者だけが教育入院をしているに過ぎない．多くの糖尿病患者は一般の内科医を外来受診し，最後に薬局薬剤師と面談している．今後，薬局薬剤師も地域連携医療チームの一員として大事な役割を担っていくことが期待される．

薬剤師は，医薬品に関わるリスクマネジメントの観点から，患者の安全管理，特に副作用および医薬品に関連する健康被害の防止，さらには，個々の生活環境や療養状況に応じた適切な服薬管理や服薬支援を行うことを強く求められている．

このような状況において，糖尿病のハイリスク薬のリスクマネジメントは，医療連携を考慮した療養支援が望まれる．診療所と薬局の連携はもちろんのこと，病院薬剤師と薬局薬剤師の薬薬連携から地域の病診薬連携へと広げ，地域を1つのチームに育てていく必要があ

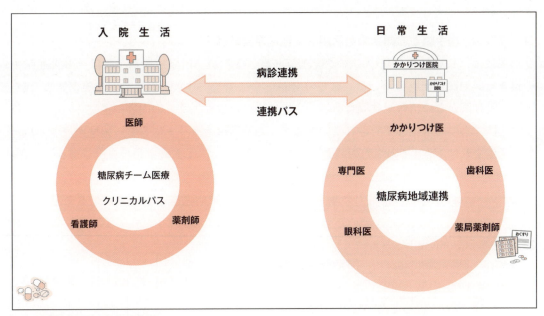

図1 ● 糖尿病の医療連携体制

る．そのために活用できるツールとして糖尿病連携手帳とお薬手帳がある．

糖尿病連携手帳には，基本情報・検査結果・療養指導報告・糖尿病教育入院の記載部分があり，検査結果には療養指導のポイントを記載する箇所もある．また，薬局で療養指導報告書を記載し，今後の課題について他職種へ連絡し，つなげることも可能である．

このように糖尿病連携手帳を活用することによって，患者の同意を得て，治療方針や検査値，問題点を継時的に把握しながら，ハイリスク薬の療養支援に役立てることが可能となる．

また，お薬手帳を介して，他医療機関の処方薬や一般用医薬品や健康食品などの確認ができ，重複，相互作用による健康被害を防止することができる．

2）糖尿病連携手帳を利用した退院指導事例[2]

糖尿病連携手帳には，糖尿病教育入院時の記載欄があり，①入院時の病態（インスリンの分泌不全，インスリン抵抗性の有無と検査値 HbA1c，C-ペプチドなど），②血糖管理の目標，③合併症の程度（細小血管障害，大血管障害），④検査値（血圧，脂質など），⑤治療方針（食事摂取カロリー，タンパク制限，塩分制限，運動，薬剤名など），⑥申し送り事項のコメント記入欄があるので，退院時の指導事項や退院後の留意点が把握できる．

退院後院外処方を応需した薬局で糖尿病連携手帳の内容を参照すれば，病態と治療方針を把握し，処方意図をよく理解したうえで，連携した服薬指導が可能となる．さらに連携手帳を活用してコメント記載欄に退院後の留意点が記載されることで，退院後薬局で継続支援すべき療養指導のポイントが理解できる．

このように，糖尿病連携手帳の教育入院情報を連携手帳に記載し，退院後の外来やかかりつけ医，院外の薬局で，これを活用することが出来れば，入院時の糖尿病チームの治療方針や療養指導の留意点に沿って，薬薬連携を含む地域連携で退院後も継続的な療養支援が可能

3）糖尿病連携手帳とお薬手帳を活用した地域連携事例

　退院後は，長い外来通院中の療養管理が重要となるが，糖尿病連携手帳は，外来通院中の検査値記録欄も充実している．毎月のHbA1cや血糖値，体重，血圧などの検査値のほか，眼科，歯科医からの情報記載欄もある．すでに述べた教育入院での内容や退院時の指導事項など連携に必要な情報も集約されているので，お薬手帳とセットにして，地域連携ツールとして活用すれば，地域での情報の共有に役立つ．薬局では，①お薬手帳用自己管理シート（表1）で患者とともに，併用薬，理解度をチェックしながら，②服薬アドヒアランスや理解不足などの部分に薬局から指導した場合は，薬剤師も糖尿病連携手帳にコメントを記入して

表1 ● お薬手帳用自己管理シート

☆★☆★　糖尿病健康管理シート（お薬手帳貼付用）☆★☆★		月/日					
1	糖尿病の病型（1型・2型）						
2	今までお薬はどのように飲んでいましたか？（服用状況）						
3	今飲んでいる薬の名前・働き・保管のしかたを知っていますか？						
4	お薬を飲む決められた時間と量が守れていますか？						
	注射を正しく組み立てられて、打てていますか？						
5	飲み忘れた時はどうしたらよいか解りますか？						
6	薬の副作用の注意点が解りますか？						
7	他に飲んでいるお薬はありますか？						
8	健康食品などはご使用ですか？						
9	旅行時、外出時は糖尿病のお薬はどうされていますか？						
10	検査値をご存知ですか？						
	HbA1c、血糖値、自己血糖測定（SMBG）						
	体重、BMI、コレステロール、血圧						
11	食事の指示カロリーはありますか？　1日　kcal						
	食品交換表や治療食をご存知ですか？						
12	運動を心がけていますか？						
13	フットケアをしていますか？						
14	タバコはお吸いになりますか？　　　　　　本/日						
15	アルコールはお飲みになりますか？　1日　mL、　回/週						
16	発熱、風邪、下痢の時の糖尿病のお薬の対処はわかりますか？						
17	低血糖をご存知ですか？						
	低血糖時はどのようにしていますか？						
18	口の中の衛生は気をつけていますか？						
19	その他						

＊服薬指導時に確認した項目にチェックを入れます．　　　　　　　　　　（フローラ薬局作成）

いる．そうすることで，患者に同意のうえで糖尿病連携手帳から治療方針や検査値の経過を把握しながら指導し，医療機関の医師や薬剤師，糖尿病療養指導士の先生に情報のフィードバックができるので，医療機関と薬局の相互の情報の連携を深めて患者の療養支援に活用することができる．

4. おわりに

　糖尿病を取り巻く医療連携体制は，地域により事情が異なっている．したがって，糖尿病医療連携の在り方，将来像もまた地域ごとに議論が進められている．一方で，連携のためのノウハウやツールには共有できるものが数多くある．糖尿病連携手帳もその一つなので，それぞれの地域の実情に合わせて有効活用すべきである．

　糖尿病治療薬が増えてきたことは，患者にとっても医療スタッフにとっても大変幸せなことである．しかしながら，治療薬を安全に上手に使いこなす努力と配慮を怠ってはいけない．薬剤師は複雑化した糖尿病治療において，時に薬の安全を守る監視役であり，ときに治療アドヒアランスを高めるサポーター役であることが期待されている．薬局薬剤師が持つ専門性と細やかさがチーム医療の質向上に寄与し，糖尿病患者一人ひとりの幸せにつながっていくことを祈念する．

【参考文献】
1) 日本薬剤師会．ハイリスク薬の薬剤管理指導に関する業務ガイドライン（第2版），2010.
2) 厚田幸一郎，井上　岳，篠原久仁子．医療連携における薬局薬剤師の役割．Diabetes Frontier. 25：704-708, 2014.

2 かかりつけ薬剤師に求められる情報の交通整理

1. 情報環境の現状とかかりつけ薬剤師の役割

　インターネット等のインフラが世界中で整備され情報環境が大きく変化し，現在では以前より幅広い医薬品情報を誰でも簡単に入手できる環境である．今や多くの人々は，世界中の医薬品情報に速やかにアクセスできる環境下に置かれている．一方，これらの情報の中には，不確実な情報であったり，フェイク情報が含まれていたり，専門性が高く患者やその家族にとって理解し難い内容が含まれていたりしている．薬の副作用を特集した雑誌により医療現場に混乱を来した例のように，情報の送付側にのみ専門知識と情報があり，受取側にそれがない場合（情報の非対称性），送付側にも不利益が生じる場合がある．このようなことが生じないように薬剤師には，情報の真贋を見極めること，適切に患者や医薬関係者へ情報提供することが求められている．さらに，特定の患者と接触する時間が長く，薬の重複や飲み合わせのほか，効果のチェックや有害事象などを継続的に確認できる立場であるかかりつけ薬剤師には，豊富な知識と経験を活用し，患者ニーズに沿った活動が求められている．

　そこでこの項では，かかりつけ薬剤師にとって今後必須となる有害事象（AE）の収集・報告に関する現状と先駆的事例を紹介するとともに，かかりつけ薬剤師が身に付けておくべき情報リテラシーとして，中上級レベルの内容について解説する．

用語解説

　有害事象（AE）：AE(Adverse Event)とは，患者に生じた好ましくない出来事のことで因果関係を問わない．一般的に副作用と言われている因果関係がある医薬品の有害で意図しない反応（ADR:Adverse Drug Reaction/ 薬物有害反応）も含まれる．

　情報リテラシー：情報リテラシーとは，情報を自己の目的に適合するように活用する能力のこと．中級レベルを「ニーズを認識し，効果的，能率的に情報を見つける」こと，上級レベルを「収集した情報を評価・管理できる」こと，そこから「新しい概念や新しい理解を生み出し，文化的・倫理的・経済的・社会的な問題を認識する」ことと定義する．

2. AE 報告の現状

　薬剤師を含む医薬関係者が AE を発見した場合，「医薬品安全性情報報告書」を用いて PMDA へ直接報告することが定められている（医薬品医療機器法第68条の10の第2項）．平成27年度の AE 報告に関しては企業報告（製造販売業者から PMDA への報告）を含め5万7千件の報告がなされているが，感染症報告を除く医薬関係者からの報告は，総件数の8.5%と圧倒的に低値であった．この現状に対し，医薬品の専門家である薬剤師の AE 報

告への積極関与が求められている．特に，かかりつけ薬剤師は，「医薬関係者の副作用報告ガイダンス骨子について」と「薬局機能情報報告制度」を理解しておく必要がある．

1）医薬関係者の副作用報告ガイダンス骨子について

　医療用医薬品と関連が疑われる副作用について，医療機関からの副作用報告及び医療機関と薬局が連携して行う副作用報告を円滑に実施する上で想定される留意点を示し，副作用の端緒に気づき，軽減できるよう，院外の薬局を含めた施設間連携で，副作用報告の実施を求めたもの．

　　　　　　　（医薬品・医療機器等安全性情報 No.345 https://www.pmda.go.jp/files/000219180.pdf）

2）薬局機能情報報告制度について

　薬局の開設者に対し，薬局機能に関する情報について，1年に1回以上都道府県への報告を義務化したもので，集約した情報はインターネット等で住民へわかりやすく提供される．平成29年厚生労働省令第109号において，副作用等に係る報告の実施件数が新規報告対象となった（平成29年10月6日公布，平成31年1月1日から施行）．
(http://www.mhlw.go.jp/stf/seisakunitsuite/bunya/kenkou_iryou/iyakuhin/kinoujouhou/index.html)

3．AE情報収集に関する薬薬連携の先駆的事例

　東海大学大磯病院と平塚中郡薬剤師会は，保険薬剤師の直接報告が少ない要因を，薬剤師会の学術講演会アンケート等を基に分析した．その結果，①AE報告の重要性の認識が低く，直接・企業報告共に報告経験が乏しいこと，②直接報告に用いられている「医薬品安全性情報報告書」が煩雑であること，③企業報告の実施にはMR等製薬企業職員の訪問頻度が少ないことなどが課題であった．そこで，これらの問題を解決しながら保険薬剤師が主体的に活動できる独自のAE報告システムを構築した（173頁参照）．

　構築したシステムは，①講演会等を利用したAE報告の重要性及びAE報告の第1ステップとして企業報告の選択を周知，②製薬企業安全管理部門の意見を取り入れた独自の「有害事象ヒアリングシート」を作成（図1），③通常訪問機会の少ない製薬企業MRへの連絡役として，医薬品卸のMSを経由（図2），④薬剤師会での情報管理（報告書の控えを薬剤師会で一元管理し解析に活用），⑤報告対象を患者に生じた好ましくない出来事全てと定め，未知・既知や合理的な可能性の判断，重症度判定を問わない（判定を製薬企業の安全管理部門に委ねる），⑥お薬手帳の活用，⑦薬剤師会単位で運用をコピー可能，⑧事業の継続性を考慮し薬科大学の実務実習生への教育実施を特徴としている．

　2017年7月13日に開始したAE報告では，有害事象報告フロー（図3）に基づき実施され，その実績は，2018年6月末までの約1年で248件であった（会員数131薬局／平塚中郡薬剤師会）．本システムは薬剤師会単位での運用コピーが可能であるため，全国5万8千の保険薬局がシステムをコピーし，AE報告を同様に実地した場合，日本のAE報告件数は平成27年度の倍増以上（平成27年度にPMDAへ報告された5万7千件を基準）となる．

182　3章　スキルアップへの取り組み

有害事象ヒアリングシート

ヒアリング日（西暦）2017 年　XX 月　XX 日

薬局名　●●薬局　　　　　　　　　卸業者名　○○○

＊患者イニシャル：SY　年齢：53　性別：(男)・女
　＊個人情報保護のため必ずイニシャルで記載，実名は書かないこと．

お薬（湿布・貼付・外用を含む）を服用して，何か気になる事象（副作用・有害事象）があったことを確認したら，以下の項目につき，わかる全てを記載してください．

1．有害事象の症状：　顔，身体の痒み
2．有害事象の発現日（西暦）：　2017 年　XX 月　XX 日　ルミセフ注射後
3．使用薬剤名：該当患者が使用している <u>全ての薬剤を記入</u> する
　　　　　　（薬情や手帳シール貼付（添付）でも可．ただし「患者名」の部分は載せないこと）

有害事象との因果関係が否定できない薬剤全てに○印をつける．

	商品名	メーカー名		商品名	メーカー名
○	ルミセフ皮下注シリンジ	□協和発酵キリン			□
	デザレックス	□MSD			□
	リリカ 25mg	□ファイザー			□
	メサデルムローション	□岡山大鵬			□
	マーデュオックス	□中外製薬			□
		□			□

メーカー名に○が無い場合，追加確認には対応致しません．（詳細調査除く）
メーカー名も記載し，本ヒアリングシート以外の情報を提供可能なメーカーの前にはチェック☑をつける．

4．有害事象の経過・治療措置（時系列で記載すること．わかる範囲で）
　・発現前（被疑薬の開始前〜開始時の状況，検査値 等）
　・発現時（有害事象の症状詳細，検査値，症状措置 等）
　・発現後（治療措置，被疑薬の措置（継続・減量・中止 等），検査値 等）
　・転帰，転帰日（回復・軽快・未回復 等）

発現前：Day1 よりルミセフを使用開始．Day1,Day8,Day15 と 3 回順調に使用し，乾癬の症状は大きく改善．
発現時：Day15 のルミセフ使用後より全身に強い痒みが生じている．顔は赤みと乾燥も見られる．
　　　　受診時の医師の説明では，痒みは乾癬とは別で顔と体も別々の原因と説明された．
発現後：タリオンと顔にロコイドと親水クリームの MIX，身体・四肢にマイザーCr とヒルドイド Cr の MIX が痒み対策として処方された．
　　　　乾癬の症状は軽快し，痛みも治まったためリリカ，乾癬用の外用剤は中止にできた．

他に提供可能な情報　□あり　　□なし

5．その他報告者コメント（薬剤との因果関係 等）
明確に医師よりルミセフの影響と言われたわけでは無いようですが，添付文書にも記載があるため報告します．

図1●有害事象ヒアリングシート

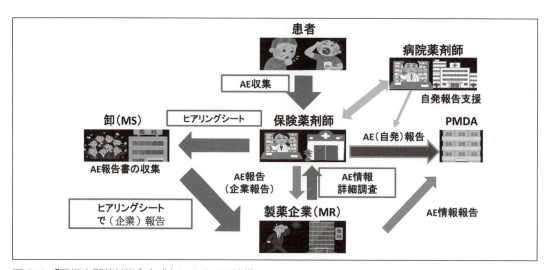

図2●「平塚中郡薬剤師会方式」による AE 連携

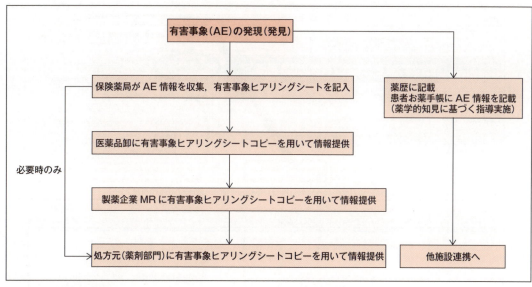

図3 ● 有害事象報告フロー

4. かかりつけ薬剤師に必要な情報リテラシー【中級】

　医薬品には様々なリスクが存在しているため，リスクの最少化が常に求められている．この最小化を実施するためには，全ての関係者が共通認識を持つことが重要で，この際に行われる情報伝達がリスクコミュニケーションとなる．医薬品は，最新の情報を正確に届けなければ適切に使用出来ないため，規制当局・企業・医療関係者・患者及び患者家族などの間で，リスクコミュニケーションを密にすることが重要となる．情報リテラシー中級にあたる「審議結果報告書」や「医薬品リスク監視計画」，「重篤副作用疾患別マニュアル」を活用することで，かかりつけ薬剤師がニーズを認識し，効果的，能率的に情報を見つけ，良好なリスクコミュニケーションが可能となる（情報の入手方法は図4）．

1）審議結果報告書

　「審議結果報告書」は，医薬品の審査経過と評価結果等を取りまとめたもの，平成16年3月以前は「審査報告書」が該当する．新薬についての開発の経緯・臨床試験概要・臨床的位置づけなどが効率よく，公平に作成されている情報で，新薬の使用根拠とすべき情報である．
　その構成は，①医薬食品局審査管理課作成の審議結果報告書として，販売名・一般名・申請者名・審議結果・承認条件(RMP)，②PMDA作成の審査結果として効能効果・用法用量・承認条件，③審査報告(1)として，治験データ，申請者説明，機構判断，総合評価，④審査報告(2)として，その後のPMDAの審査概略，専門委員による審査報告(1)の判断（専門家の支持・意見・判断）が記されている．適応追加時を除き，原則アップデートされない．使用上注意の解説や患者用リーフレットなどの記載情報は審議結果報告書を基に作成されている．統計的な分析や専門家の評価が記載されている貴重な情報なので，新薬導入時には必ず確認する．特に，専門委員による協議結果が記載されている審査報告(2)の内容確認は，か

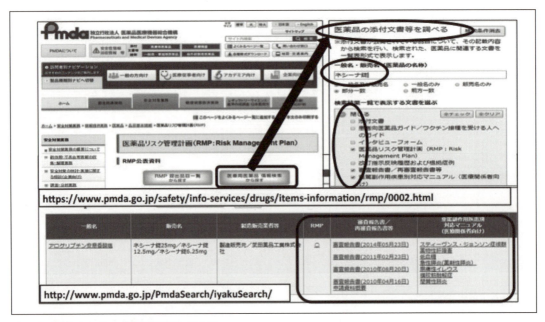

図4 ● PMDAからの医薬品情報入手方法

かかりつけ薬剤師にとって必須である．

2）医薬品リスク監視計画（RMP）

RMP（Risk Management Plan）は，新医薬品の地球規模での研究開発の促進と患者への迅速な提供を図るために組織された日米EU医薬品規制調和国際会議（以下：ICH）の3極の合意でまとめられたICH-E2Eガイドライン「医薬品安全性監視の計画」を発端としている．厚生労働省，PMDAの指導のもと製造販売元である製薬企業が作成した，医薬品開発から市販後まで一貫したリスク管理をひとつの文書に分かり易くまとめたもので，リスク低減の取り組みの進捗に合わせて，修正が実施される．市販後のリスク管理の内容を広く共有できるため，かかりつけ薬剤師にも，新たな情報源であるRMPを利活用していくことが望まれている．

3）重篤副作用疾患別対応マニュアル

重篤副作用疾患別対応マニュアルは，「予測・予防型」の安全対策への転換を図ることを目的として，平成17年度に開始された「重篤副作用総合対策事業」を起源とするもので，学術論文，各種ガイドライン，厚生労働科学研究事業報告書，独立行政法人医薬品医療機器総合機構の保健福祉事業報告書等を参考に，作成されている．マニュアルの記載項目は対象とされる副作用疾患で異なるが，患者向けと医療関係者向けの2部構成となっている．

患者向けの記載内容は，患者や患者の家族の方に知っておいて頂きたい①副作用の概要，②初期症状，③早期発見・早期対応のポイントをわかりやすい言葉で「患者の皆様へ」として記載している．

医療関係者向けの記載内容は，副作用の発見遅れや重篤化防止を目的に，①早期発見と早期対応のポイント：初期症状や好発時期，医療関係者の対応が「医療関係者の皆様へ」とし

て記載されている．その他②副作用の概要，③副作用の判別基準：その症状が副作用かどうかを判別するための基準，④判別が必要な疾患と判別方法：当該副作用と類似の症状等を示す他の疾患や副作用の概要や判別方法，⑤治療法：副作用が発現した場合の主な治療方法，⑥典型的症例も参考となる．

5. かかりつけ薬剤師に必要な情報リテラシー【上級】

情報リテラシーの上級レベルは「収集した情報などを評価・管理できること」さらに「新しい概念や新しい理解を生み出し，理解しながら文化的・倫理的・経済的・社会的な問題を認識する」ことである．これを実現するための第一条件は，情報源が確かなことである．ここでは，確実な情報源として「平成28年度の使用上の注意の改訂」情報を例にした情報の評価と新規知見の創出に関して解説する．
（http://www.pmda.go.jp/safety/info-services/drugs/calling-attention/revision-of-precautions/0306.html）

1）平成28年度「使用上の注意」の改訂の評価

一般薬を除く平成28年度の使用上の注意の改訂理由を，調査結果概要55例で集計すると，調査結果報告書（厚生労働省からPMDAへの調査依頼に関する報告書：SNRIの自動車運転等の安全性調査等）が3例，海外情報変更が8例，CCDS*の変更が16例，国内報告が集積されたものが45例であった（重複あり）．この45例を報告件数別に集計すると，5例以下が25件と半数以上であった（図5）．この結果は少ない報告数でも使用上の注意の改訂が実施されていること，1件の国内からのAE報告が貴重な情報であることを示している．

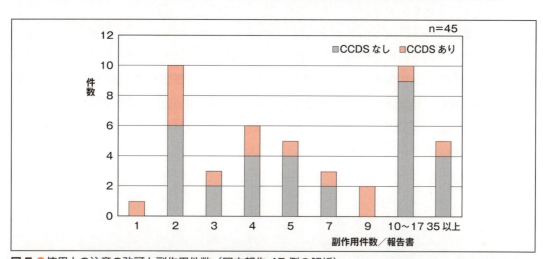

図5 使用上の注意の改訂と副作用件数（国内報告45例の解析）
出典：PMDA ホーム＞安全対策業務情報提供業務＞医薬品＞注意喚起情報使用上の注意の改訂＞指示通知（医薬品）平成28年度指示分

＊CCDS：企業中核データシート：安全性を含む製品情報をグローバルで一つに集約し，製造承認を世界で初めて取得した企業が管理している／非公開／発売後も継続し情報が評価されるため，最新情報が反映されている／改訂されると添付文書も原則改訂される．

2) アロプリノールの「使用上の注意」の改訂

平成28年度11月22日に掲載されたアロプリノールの「使用上の注意」の改訂では，「重大な副作用」の項に「薬剤性過敏症症候群」を追記し，「1型糖尿病」（劇症1型糖尿病を含む）を発症し，ケトアシドーシスに至った例が追記された．アロプリノールは1969年に本邦で発売された医薬品である．添付文書の副作用に記載のなかった1型糖尿病に関しては，アロプリノールと1型糖尿病の関連をこれまでの知識の範疇でAEでないと決めつけ，除外してきたことを示している．

3) DPP-4阻害薬の類天疱瘡関連症例に関して

類天疱瘡は「難病の患者に対する医療等に関する法律第5条第1項に規定する指定難病」（告示番号162：平成27年7月から医療費助成を開始）である．平成28年4月21日と11月22日に掲載されたDPP-4阻害薬の「使用上の注意」では，類天疱瘡がDPP-4阻害薬に共通した有害事象で，製剤毎に類天疱瘡発生リスクに差のあることが示された．かかりつけ薬剤師は，これまで比較的安全性が高いと理解していたDPP-4阻害薬の認識を改め，発赤やかゆみと言った類天疱瘡の初期症状に留意することを患者へ指導しなければならない．

6. 安全性情報の確立

医薬品の安全性情報の確立には，情報の収集（AEなどの安全性シグナル検出），リスク評価（データ分析と安全対策の検討），リスクコミュニケーション（患者などへの正確な情報発信）などが一連のサイクルとして回転し続ける必要がある．かかりつけ薬剤師として，臨床で遭遇する医薬品の安全性シグナルを検出し，規制当局や企業に漏れなく報告することは責務でもある．一方，個々のリスク評価には限界があるので，データ分析をグローバル情報も集約可能な企業と行政に委ね，安全性のシグナル検出とリスクコミュニケーションの向上に目標を定めることも重要である．かかりつけ薬剤師は，審議結果報告書やRMP，重篤副作用疾患別対応マニュアルという情報リテラシー中級レベルのツールを活用し，情報の真贋を見極めることで情報リテラシー上級レベルとなる新しい概念の構築にもチャレンジし，患者ニーズに沿った活動をすべきである．

4章
かかりつけ薬剤師制度とは

はじめに

　わが国は未曾有の少子高齢化の進展と人口減少社会に突入している．高齢化は今後も進み2025年団塊世代の総後期高齢者入りとともに，医療需要のピークを迎える．いわゆる2025年問題である．**その後，2035年には団塊世代が全員85歳以上となり介護需要のピークを迎え，全人口の約3割が65歳（前期高齢者）以上という空前の高齢化社会が到来する．**政府はこれら高齢者の生活を支える基盤として，「地域包括ケアシステム」の構築を急いでいる．

　本稿では薬剤師（保険薬局・病院薬剤師を含む）を巡る社会情勢がどのように変化し，「地域包括ケアシステム」に対応する「かかりつけ薬局」がいかに重要であるかを概説する．

地域包括ケアシステムの中で求められる薬局業務の方向性

「地域包括ケアシステム」とは、住み慣れた地域で自分らしい暮らしを人生の最後まで続けることができるよう、医療・介護・予防・住まい・生活支援が一体的に提供される仕組みを指す（図1）。「地域包括ケアシステム」では住まいが最も重要で、高齢者の住まいを中心とした想定生活圏である「中学校区レベル」で医療・介護・生活支援等提供される必要がある。したがって「地域包括ケアシステム」では、医療は中心ではなく、一つの構成要素であることを理解しておくべきである。医療従事者はついつい医療を中心に考えて患者に接することが多いが、住まいが中心であることを銘記しておくことは「かかりつけ薬局」（以下"かかりつけ薬剤師"を含む）を理解するためには非常に大切なことである。つまり、住まいが中心であるということは、外来受診時や薬局来院時に患者の生活環境や家族状況等を把握しながら、適切な服薬指導を行い、薬物療法の管理をしつつ、必要時には医師等に積極的に患者の状況等を情報提供していくことが重要となる。また、介護や在宅医療を受けている高齢者には医療側が患者に寄り添うような訪問診療等がないと高齢者に対して十分な医療が提供

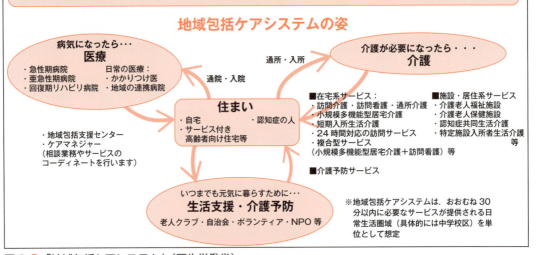

図1 ●「地域包括ケアシステム」（厚生労働省）
(http://www.mhlw.go.jp/stf/seisakunitsuite/bunya/hukushi_kaigo/kaigo_koureisha/chiiki-houkatsu/) をもとに金芳堂作成（平成28年3月　地域包括ケア研究会報告書より）

できないこととなる．高齢者の住まいが中心であるからこそ，「かかりつけ薬局」は近隣であることが重要で評価すべきである．その意味から，医療機関の門前薬局や敷地内の薬局が今後高く評価されることはないと思われ，地域の患者の住まいに近いところ（中学校区レベル）に開局していることが「かかりつけ薬局」には重要なのである．

また，「地域包括ケアシステム」の中で，入院医療は一側面であり，病院薬剤師は入院時に退院後の生活を見据えた様々な支援を行うべきであり，病棟における薬剤管理指導とともに，退院時の処方に関して必要な情報を地域の「かかりつけ薬局」へ申し送りをしておく体制を構築していくことも今後ますます重要となる．

繰り返しになるが，政府が構築を目指す「地域包括ケアシステム」では高齢者の住まいが中心で，近隣の（中学校区レベル）医療・介護・生活支援は住まいの外から患者の支援（アウトリーチ）をしていることを忘れてはならない．その意味での「かかりつけ薬局」が今「地域包括ケアシステム」の中で評価されようとしているのである．

② 地域包括ケアシステムの構築と保険薬局の現状・環境変化

「地域包括ケアシステム」の構築を急ぐ中，残念ながら保険薬局を巡る社会環境は必ずしも平穏ではない．2015年3月「規制改革会議」[1)]における一方的な保険薬局攻撃や医薬分業懐疑論，患者アンケートにおける医薬分業意義の不徹底等が浮き彫りにされた．特に薬剤師の本来顧客である「患者」側から医薬分業の意義や保険薬局の存在が十分な支持を得られていない状況はますます保険薬局の立場を苦しいものにしたと言ってよい．2017年6月「経済財政諮問会議」[2)]では保険薬局改革の必要性や，財政面から見た医薬分業のあり方の再検討が行われ，薬剤師業務内容の見直しが「骨太方針」に盛り込まれるという今までには考えられない事態となった．

さらに2017年10月「財政制度等審議会の分科会」[3)]では調剤報酬全体が医療費高騰の一因であり，調剤報酬高騰は高額医薬品だけがその要因ではなく，わが国の薬剤師数が世界的に見ても多いことや，多くの薬剤師が保険薬局で勤務する中，調剤技術料の伸びが顕著であることがその主な要因であると指摘した．また，コンビニエンスストア軒数を上回る，約5万8千軒にまで増加したわが国の保険薬局がどれだけ国民生活に貢献し，その役割を果たしているのかを検証し，真に患者本位の医薬分業に貢献していない場合は調剤報酬を適正化すべきとまで踏み込んで議論されるにいたった．

反論すべき保険薬局側も，大手チェーンから個人薬局まで経営規模や形態がバラバラで業界全体が決して一枚岩ではないことや，一部の薬局の不適切な薬歴管理，賃貸料が発生する敷地内開局の動き，現金問屋を介した裏ルートによる偽造薬購入と調剤事例の発覚，処方箋集中率の意図的な操作事例，無診察処方と調剤事例等々が次々と噴出し，国民も保険薬局に対する様々な疑念を持たざるを得ない状況となった．

一方，病院薬剤師は緻密なエビデンスの積み上げによる病棟薬剤師による病棟薬剤業務の拡大や薬剤師外来設置への新たな展開等，診療報酬上も一定の評価を得ており，保険薬局薬剤師と病院薬剤師の評価は明暗分かれる事態となっている．

　筆者は業務上多くの薬剤師に面談する機会があるが，ほとんどの薬剤師が真摯に薬剤師業務に向き合っていることを知っており，このような一部の薬剤師による残念な行為が薬剤師全体の評価を下げる方向に働いていることを強く憂慮するものである．

　薬学教育が医師・歯科医師と同様の6年制となったことを考えると，今まで以上に薬剤師に対する期待が高まっているといえ，薬剤師として地域医療に貢献することを常に念頭に置き国民の期待に応えていく必要がある．それが「かかりつけ薬局」に求められる基本的理念であろう．

　2015年10月厚生労働省は「患者のための薬局ビジョン」[4]（以下"薬局ビジョン"）を示し，薬剤師（特に保険薬局薬剤師）の今後の進むべき道を明らかにし，薬剤師業務のあり方や医薬分業に関する様々な疑問に対して積極的に対応していく姿勢を見せている（図2）．

　薬局ビジョンでは2025年問題に向け構築が急がれる「地域包括ケアシステム」の中で，真に患者本位の医薬分業の実現には，「かかりつけ薬局」が服薬情報の一元的・継続的な把

図2 ●「患者のための薬局ビジョン」（厚生労働省）
(http://www.mhlw.go.jp/file/04-Houdouhappyou-11121000-Iyakushokuhinkyoku-Soumuka/gaiyou_1.pdf) をもとに金芳堂作成

握や在宅での対応を含む薬学的管理・指導などの機能を果たし，地域で暮らす患者本位の医薬分業の実現に取り組むべきとしている．

　今後，薬剤師業務はこの薬局ビジョンに示された内容に従って様々な評価や政策誘導が行われる可能性が高い．高齢化のピークを迎える2025年には全ての薬局を「かかりつけ薬局」とし，健康サポート機能も持ち，地域住民による主体的な健康の維持・増進の支援をすべきとした．高齢化社会の中では予防が重要で，そのために健康維持・増進に地域の薬剤師が積極的に関わることを推奨したことは高く評価できる．地域住民の健康維持や増進には医療関係者のサポートが欠かせないし，現在の保険薬局軒数を考えれば「かかりつけ薬局」がその主役となるべきと言ってもよいであろう．

　また，薬局ビジョンでは2025年問題の先の2035年問題（団塊世代総85歳以上時代）における薬局のあり方についても言及していることも興味深い（図3）．一般的に85歳を超えると要介護状態になるケースが多く，2035年には要介護状態の高齢者が急増することが予想され，その際の健康相談・維持・増進等の主役は前述の「かかりつけ薬局」である．そのため「かかりつけ薬局」の立地は門前ではなく，患者近くの地域に立地している必要があり，日常生活圏域（中学校区レベル）で，かかりつけ機能を薬剤師に発揮してほしいと結んでい

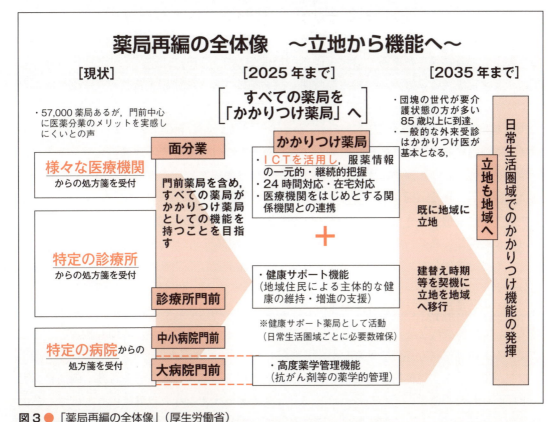

図3 ●「薬局再編の全体像」（厚生労働省）
(http://www.mhlw.go.jp/file/04-Houdouhappyou-11121000-Iyakushokuhinkyoku-Soumuka/gaiyou_1.pdf) をもとに金芳堂作成

る．在宅や介護のニーズが高まる 2035 年には医師や看護師を中心とした医療機関だけではすべてのニーズを支えきれない可能性があることから，保険薬局を地域の医療機関と同等に，積極的に活用して行こうとする考えは合理的かつ合目的である．特に介護や在宅医療を受けている高齢者にとって，適切な薬物療法の管理を行うため自宅まで出向いてくれる「かかりつけ薬局」は，訪問看護ステーション等とともに欠くことのできない医療機関となるだろう．

結局，薬局ビジョンで描いている「かかりつけ薬局」とは「地域包括ケアシステム」の一翼を担い，薬に関して，いつでも気軽に相談できる薬剤師・薬局と定義される．さらに病院等の医療関係者とも連携し，介護・在宅医療患者にも対応，患者だけではなく，地域住民の健康相談や健康維持・支援のファーストタッチが出来る地域で貴重な医療機関・関係者となることが期待されているのである．

3 かかりつけ薬局に認められた診療・調剤報酬と制度の特徴

2025 年に向けた「地域包括ケアシステム」構築の中で，「かかりつけ薬局」を地域に確実に広げていかなくてはならない．そのためには保険薬局自らの改革が重要であるが，行政による政策誘導の手法も用いていく必要がある．一般的に医療政策誘導には"経済的な誘導"と"法律による誘導"がある．診療・調剤報酬改定は"経済的な誘導"として用いられ，2 年に一度改定されることから，膨大な時間と議論を要する"法律による誘導"に比べはるかに即時性があり，機動性が高い．

2016 年度診療・調剤報酬改定[5]では「かかりつけ薬局」を評価するため，前述の薬局ビジョンに呼応するかのように〜「門前」から「かかりつけ」そして「地域」へ〜をキーワードに改定が行われた．簡単に要約すると「かかりつけ薬局」は高く評価するがそれ以外の評価は下げたと言える（図 4）．

かかりつけ薬剤師指導料，包括管理料が新設され，患者が選択した「かかりつけ薬剤師」が，処方医と連携して患者の服薬状況を一元的・継続的に把握した上で患者に対して服薬指導等を行う業務を評価した．また「かかりつけ薬局」の体制及び機能を評価するため，基準調剤加算を統合し，「薬局ビジョン」を踏まえた在宅訪問の実施，開局時間，相談時のプライバシーへの配慮等を評価し，施設要件等を見直した．その他多剤投与，いわゆるポリファーマシー対策として医療機関と連携して減薬に向けての取り組みや残薬に対する評価も新設し，在宅に関する薬剤師業務も評価を見直した．

批判が集中する大規模門前薬局に対しては保険薬剤師の基本技術料である基本調剤料の引き下げが行われ，前述の「かかりつけ薬局」は高く評価するがそれ以外は引き下げることの象徴的な評価となった．大規模門前薬局における薬剤師の基本技術料を引き下げたという意味を，保険薬局薬剤師は心しておくべきである．

平成28年度診療報酬改定の概要

I 地域包括ケアシステムの推進と医療機能の分化・強化，連携に関する視点
- 医療機能に応じた入院医療の評価
- チーム医療の推進，勤務環境の改善，業務効率化の取組等を通じた医療従事者の負担軽減・人材確保
- 地域包括ケアシステム推進のための取組の強化
- 質の高い在宅医療・訪問看護の確保
- 医療保険制度改革法も踏まえた外来医療の機能分化

II 患者にとって安心・安全で納得できる効果的・効率的で質が高い医療を実現する視点
- かかりつけ医の評価，かかりつけ歯科医の評価，かかりつけ薬剤師・薬局の評価
- 情報通信技術（ICT）を活用した医療連携や医療に関するデータの収集・利活用の推進
- 質の高いリハビリテーションの評価等，患者の早期の機能回復の推進
- 明細書無料発行の推進

III 重点的な対応が求められる医療分野を充実する視点
- 緩和ケアを含む質の高いがん医療の評価
- 「認知症施策推進総合戦略」を踏まえた認知症患者への適切な医療の評価
- 地域移行・地域生活支援の充実を含めた質の高い精神医療の評価
- 難病法の施行を踏まえた難病患者への適切な医療の評価
- 小児医療，周産期医療の充実，高齢者の増加を踏まえた救急医療の充実
- 口腔疾患の重症化予防・口腔機能低下への対応，生活の質に配慮した医療の推進
- かかりつけ薬剤師・薬局による薬学管理や在宅医療等への貢献度による評価・適正化
- 医薬品，医療機器，検査等におけるイノベーションや医療技術の適切な評価
- DPCに基づく急性期医療の適切な評価

IV 効率化・適正化を通じて制度の持続可能性を高める視点
- 後発医薬品の使用促進・価格適正化，長期収載品の評価の仕組みの検討
- 退院支援等の取組による在宅復帰の推進
- 残薬や重複投薬，不適切な多剤投薬・長期投薬を減らすための取組など医薬品の適正使用の推進
- 患者本位の医薬分業を実現するための調剤報酬の見直し
- 重症化予防の取組の推進
- 医薬品，医療機器，検査等の適正な評価

図4 ●「平成28年度診療報酬改定の概要」（厚生労働省）
(http://www.mhlw.go.jp/file/06-Seisakujouhou-12400000-Hokenkyoku/0000115977.pdf)
をもとに金芳堂作成

一方，病院薬剤師はICUでの病棟薬剤業務が認められ，チーム医療の要として病棟に常駐する薬剤師像が見え始めた．喘息薬の説明に係る喘息治療管理料や減薬に向けた処方介入による薬剤総合評価等，薬剤師外来をさらに進めるべきとの方向性が示されたことも病院薬剤師には朗報であった．

④ 2018年度診療・調剤報酬改定の概要

2018年度診療・調剤報酬改定[6]（以下18年度改定）は介護報酬との同時改定であり，2025年を見据えた抜本的な大改定となった．中医協に先駆けて社会保障審議会（"社保審"）において，改定に向けた基本的な方針の検討が行われ18年度改定は基本認識として「人生100年時代を見据えた社会の実現」と，どこに住んでいても適切な医療・介護を受けられる社会の実現として「地域包括ケアシステム」の構築が上位項目として取り上げられた（図5）．

人生100年時代とは驚くべき文言であるが，医療技術の進歩により，がんや難病を克服することが可能な時代を見据えて，高齢化社会がさらに進んだ"超"高齢化社会の到来を今から想定しておくべきであるとの考えであろう．わが国の平均寿命が男性81歳，女性87歳を

超える中，人生100年時代はあながち荒唐無稽な言葉ではない．社保審は，来たる"超"高齢化社会では「地域包括ケアシステム」が全国で展開されていることが最も重要で，それに向けた第一歩として18年度改定があると位置づけたのである．

　18年度改定は医師・薬剤師等の技術料に該当する診療報酬本体部分が16年度改定より，増額され，医療界全体にとって少し薄日が差す改定となった．薬剤師の評価を考えると前述のとおり，「地域包括ケアシステム」の中で，「かかりつけ薬局」が地域の医療提供体制の要の一つとして，充分な機能を発揮しておく必要があり，18年度改定では，具体的な評価項目として，かかりつけ薬剤師指導料，包括管理料がさらに評価されることとなった．さらに地域包括ケアシステムの中で積極的に貢献する薬局の評価が行われ，薬局の夜間・休日における対応等を求めた「地域支援体制加算」が新設された．また，薬局における対人業務の評価の充実として，処方医に減薬提案等を行う「服用薬剤調整支援料」が新設され，多剤投薬による有害事象の回避等に薬剤師が積極的関与することも評価した．後発医薬品の使用促進は財政上の理由から更なる促進策が必要とされ，後発医薬品数量シェアは70％を85％に引き上げ，一般名処方とともに増点されることとなった．

　いわゆる門前薬局の評価の見直しでは処方箋集中率が85％超（従前95％）の薬局で特定

平成30年度診療報酬改定の基本方針（概要）

改定に当たっての基本認識
- ▶ 人生100年時代を見据えた社会の実現
- ▶ どこに住んでいても適切な医療・介護を安心して受けられる社会の実現（地域包括ケアシステムの構築）
- ▶ 制度の安定性・持続可能性の確保と医療・介護現場の新たな働き方の推進

改定の基本的視点と具体的方向性

1. 地域包括ケアシステムの構築と医療機能の分化・強化，連携の推進
   【具体的方向性の例】
   - 地域包括ケアシステム構築のための取組の強化
   - かかりつけ医の機能の評価
   - かかりつけ歯科医の機能の評価
   - かかりつけ薬剤師・薬局の機能の評価
   - 医療機能や患者の状態に応じた入院医療の評価
   - 外来医療の機能分化，重症化予防の取組の推進
   - 質の高い在宅医療・訪問看護の確保
   - 国民の希望に応じた看取りの推進

2. 新しいニーズにも対応でき，安心・安全で納得できる質の高い医療の実現・充実
   【具体的方向性の例】
   - 緩和ケアを含む質の高いがん医療の評価
   - 認知症の者に対する適切な医療の評価
   - 地域移行・地域生活支援の充実を含む質の高い精神医療の評価
   - 難病患者に対する適切な医療の評価
   - 小児医療，周産期医療，救急医療の充実
   - 口腔疾患の重症化予防，口腔機能低下への対応，生活の質に配慮した歯科医療の推進
   - イノベーションを含む先進的な医療技術の適切な評価
   - ICT等の将来の医療を担う新たな技術の導入，データの収集・利活用の推進
   - アウトカムに着目した評価の推進

3. 医療従事者の負担軽減，働き方改革の推進
   【具体的方向性の例】
   - チーム医療等の推進等（業務の共同化，移管等）の勤務環境の改善
   - 業務の効率化・合理化
   - ICT等の将来の医療を担う新たな技術の導入（再掲）
   - 地域包括ケアシステム構築のための多職種連携による取組の強化（再掲）
   - 外来医療の機能分化（再掲）

4. 効率化・適正化を通じた制度の安定性・持続可能性の向上
   【具体的方向性の例】
   - 薬価制度の抜本改革の推進
   - 後発医薬品の使用促進・医薬品の適正使用の推進
   - 費用対効果の評価
   - 効率性等に応じた薬局の評価の推進
   - 医薬品，医療機器，検査等の適正な評価
   - 医療機能や患者の状態に応じた入院医療の評価（再掲）
   - 外来医療の機能分化，重症化予防の取組の推進（再掲）

図5 ● 「平成30年度診療報酬改定の基本方針（概要）」
(http://www.mhlw.go.jp/file/05-Shingikai-12601000-Seisakutoukatsukan-Sanjikanshitsu_Shakaihoshoutantou/0000187646.pdf) をもとに金芳堂作成

の医療機関と間で不動産の賃貸借取引がある薬局（敷地内開局等）の調剤基本料が大幅に引き下げられた調剤基本料の引き下げは薬剤師の技術料引き下げを意味し「かかりつけ薬局」ではない薬局には厳しく処遇したと言えるだろう．

　入院診療では「地域包括ケアシステム」構築のため病床の機能分化が推進され重症患者病床である看護配置7：1病床や看護配置20：1の療養型病床等の基準が大幅に見直された．病床の機能分化の推進により，病院薬剤師は各病棟での薬剤業務の一層の充実が求められ，入院前から退院後の住まいを中心とした生活に復帰することを見据えた入退院支援部門における病院薬剤師の評価も進んだ．新設された「入院時支援加算」の算定要件に「服薬中の薬剤の確認」が入り，多くの病院で入退院支援センター新設とともに薬剤師配置に動き出していることは評価できる．入退院支援センターは入院患者の薬物療法に入院前から介入し，入院中のみならず退院後の医療機関との連携にもつながることから病院薬剤師と「地域包括ケアシステム」における薬物療法の要としての「かかりつけ薬局・薬剤師」をつなぐ新たな仕組み評価となり，入院から退院後の住まい，在宅までを含めた薬剤師連携やシームレスな薬物療法が可能となるのではないかと期待される．

最後に

　平成28年度わが国の薬剤師数はついに30万人を超えた[7]．薬学教育には医師と同等の6年制の教育が必要とされ，全国に薬科大学の新設が行われたことに伴い，今後も毎年8千人程度の薬剤師が社会に供給されることが想定される．まもなく薬剤師数がわが国の医師数（31万人）を上回る時代が到来するだろう．全薬剤師の6割近くが保険薬局で勤務しており，その保険薬局が本稿でも取り上げた，主に国家財政上の理由から様々な逆風を受けている．今後，高齢化社会の中で，薬剤師に求められている業務はますます高度化し，多様化すると同時に，より患者に寄り添うことが必要となる．国民の求める「かかりつけ薬局」の普及は薬剤師全体の評価を高めるとともに，これから薬科大学を卒業する後輩たちにさらなる活躍の場を提供するためにも，薬剤師全員で取り組むべき喫緊の課題である．

【参考文献】
1)「規制改革会議－医薬分野における規制の見直し」(内閣府) http://www8.cao.go.jp/kisei-kaikaku/kaigi/meeting/2013/discussion/150312/gidai2/agenda.html
2)「経済財政諮問会議」(内閣府)
http://www5.cao.go.jp/keizai-shimon/kaigi/minutes/2017/0602/agenda.html
3)「財政制度等審議会財政制度分科会」(財務省)
http://www.mof.go.jp/about_mof/councils/fiscal_system_council/sub-of_fiscal_system/proceedings/material/zaiseia291025.html
4)「患者のための薬局ビジョン」(厚生労働省)
http://www.mhlw.go.jp/stf/houdou/0000102179.html
5)「平成28年度調剤報酬及び薬剤関連の診療報酬改定の概要」(厚生労働省)
http://www.mhlw.go.jp/file/06-Seisakujouhou-12400000-Hokenkyoku/0000116338.pdf
6)「平成30年度診療報酬改定について」(厚生労働省)
http://www.mhlw.go.jp/stf/seisakunitsuite/bunya/0000188411.html
7)「平成28年医師・歯科医師・薬剤師調査の概況」(厚生労働省)
http://www.mhlw.go.jp/toukei/saikin/hw/ishi/16/index.html

薬剤索引

- 太字（黒）は一般名，太字（赤）は製品名を表す．
- 細字（黒）はその他（薬剤系統の名称など）を表す．
- 「1章　事例」に出てくる用語の頁をイタリック体の数字で表した（p2〜47）．イタリック体の頁があったら，ぜひ事例も読んでほしい．
- アルファベットは読み方によって音の最初に並べた（ACE阻害薬→「え」の最初，DPP-4阻害薬→「て」の最初）．

あ

αグルコシダーゼ阻害薬……53
$α_1$受容体遮断薬……149
アイトロール……74
アイロミール……80
アーガメイトゼリー……64
アカルディ……72
アカルボース……50
アキネトン……110
アクテムラ……98
アクトス……50
アクトネル……66
アクリジニウム臭化物……80
アザクタム……120
アザチオプリン……25, 100, 106
アザニン……100
アザルフィジンEN……98
アシクロビル（ACV）……124
アジスロマイシン水和物（AZM）
　……120
アシノン……88
アジャスト A……88
亜硝酸薬……77
アジルサルタン……58
アジルバ……58
アズトレオナム（AZT）……120
アスピリン……2, 72
アスピリン・ダイアルミネート配合
　……72
アズマネックス……82
アセタゾラミド……56
アセタノール……56
アセトアミノフェン……66
アセナピンマレイン酸塩……134
アゼプチン……126
アセブトロール塩酸塩……56
アゼラスチン塩酸塩……126
アゼルニジピン……58
アゾセミド……56
アタラックス……126
アダラートCR……3, 12, 32, 58

アダラートL……58
アダリムマブ……98
アーチスト……56
アデカット……56
アテノロール……56
アデホビルピボキシル……90
アテレック……58
アーテン……110
アドエア……82
アドシルカ……74
アトルバスタチン……58
アトロベント……80
アナグリプチン……50
アナフラニール……136
アノーロ……82
アバタセプト……98, 105
アバプロ……58
アピキサバン……72
アビリット……134
アプニション……80
アプルウェイ……50
アプレゾリン……58
アプレピタント……25
アベロックス……122
アポカイン……108
アポモルヒネ塩酸塩水和物……108
アボルブ……146
アマージ……112
アマリール……25, 32, 50
アマンタジン塩酸塩……110, 126
アミオダロン塩酸塩……25, 74
アミカシン硫酸塩（AMK）……118
アミサリン……74
アミティーザ……36, 90, 93
アミトリプチリン塩酸塩……25, 136
アミノグリコシド系薬剤
　……25, 118, 131
アミノフィリン……25, 80
アムビゾーム……124
アムホテリシンB（AMPH-B）……124
アムホテリシンB リポソーム製剤
　……124

アムロジピンベシル酸塩……44, 58
アムロジン……58
アモキサピン……136
アモキサン……136
アモキシシリン水和物（AMPC）
　……3, 118, 128
アモバルビタール……136
アモバン……138
アラセナ A……124
アラセプリル……56
アラバ……25, 98
アリスキレン……58
アリセプト……112
アリピプラゾール……134, 141
アリロクマブ……60
アルキル化薬……106
アルギン酸ナトリウム……2, 88
アルサルミン……88
アルダクトン A……56
アルタット……88
アルドメット……58
アルファカルシドール……18, 64
アルファロール……64
アルプラゾラム……138
アルプロスタジル……74
アルプロスタジルアルファデクス
　……74
アルベカシン硫酸塩（ABK）……122
アルロイド G……2, 88
アレグラ……126
アレジオン……126
アレビアチン……25, 110
アレルギン……126
アレロック……126
アレンドロン酸ナトリウム水和物
　……66
アログリプチン安息香酸塩……50
アロシトール……66
アローゼン……36
アロチノロール塩酸塩……56
アロチノロール塩酸塩「DSP」……56
アロプリノール……25, 28, 66

アンカロン······················25, 74
アンジオテンシン受容体拮抗薬
　（ARB）····························61
アンピシリン・クロキサシリン配合
　（ABPC/MCIPC）···············118
アンプラーグ························72
アンブリセンタン····················74

い

ESBL産生菌················128, 130
IL-1阻害薬························107
IL-6受容体阻害薬················104
IL-12/23阻害薬··················107
IL-17阻害薬······················107
イキセキズマブ····················100
イグザレルト························72
イクセロンパッチ··················112
イグラチモド···········25, 98, 103
イーケプラ·························110
イコサペント酸エチル···60, 62, 72
イーシー・ドパール················108
イスコチン··························82
イストラデフィリン·················110
イセパシン·························118
イセパマイシン硫酸塩（ISP）······118
イソソルビド，一硝酸···············74
イソソルビド，硝酸··············2, 74
イソニアジド···················82, 86
イソミタール······················136
イトプリド塩酸塩···················90
イトラコナゾール（ITCZ）········124
イトリゾール·······················124
イナビル···························126
イバンドロン酸ナトリウム水和物
　··································66
イフェクサー SR··················136
イプラグリフロジンL-プロリン·····50
イプラトロピウム臭化物水和物···80
イプリフラボン······················25
イマチニブメシル酸塩··············25
イミグラン·························112
イミダフェナシン··················146
イミダプリル塩酸塩················56
イミプラミン塩酸塩···············136
イミペネム・シラスタチンナトリウ
　ム配合（IPM/CS）··············120
イムラン······················25, 100
イメンド·····························25
イラリス····························100
イリボー·····························90
イルソグラジンマレイン酸塩······88

イルベサルタン······················58
イルベタン··························58
イレッサ·····························25
インヴェガ·························134
インクレミン························96
インスリングラルギン····2, 12, 38
インスリン製剤·····················50
インスリンデグルデク··············22
インスリンデテミル···················7
インスリンリスプロ········2, 12, 38
インダカテロールマレイン酸塩···80
インダシン··························66
インダパミド························56
インテバン SP······················66
インデラル LA······················56
インドメタシン······················66
インヒベース························56
インフリキシマブ············98, 104
インフリキシマブBS···············98
インプロメン······················134

う

ウインタミン······················134
ヴォリブリス························74
ウステキヌマブ····················100
ウブレチド·························146
ウメクリジニウム臭化物···········80
ウメクリジニウム臭化物・ビランテ
　ロールトリフェニル酢酸塩······82
ウリアデック························66
ウリトス····························146
ウルソ·······························90
ウルソデオキシコール酸············90
ウルティブロ························82

え

ACE阻害薬··························61
H₁受容体拮抗薬··················133
H₂受容体拮抗薬····················92
NaSSA······························142
NSAIDs·························20, 46
SGLT2阻害薬·······················53
SNRI·······························142
SSRI·······························142
ST合剤······················122, 128
エキセナチド··················37, 50
エクア·······························50
エクサシン·························118
エクセグラン······················110
エクリラ·····························80
エサンブトール······················82

エースコール························56
エスシタロプラムシュウ酸塩····136
エスゾピクロン····················138
エスタゾラム······················136
エゼチミブ·················2, 12, 60
エソメプラゾールマグネシウム
　水和物························2, 88
エタネルセプト······················98
エタンブトール塩酸塩·········82, 86
エチゾラム····················28, 138
エチドロン酸二ナトリウム·········64
エディロール························64
エテルカルセチド塩酸塩···········64
エドキサバントシル酸塩水和物···72
エトスクシミド····················110
エナラプリルマレイン酸塩········56
エバスチン·························126
エバステル·························126
エパデール·····················60, 72
エバミール·························136
エパルレスタット···················12
エビスタ······························66
エピナスチン塩酸塩··············126
エビプロスタット DB·············146
エビリファイ······················134
エピレオプチマル··················110
エフィエント························72
エブトール··························82
エフピー···························108
エプレレノン························56
エボカルセト························64
エホニジピン塩酸塩················58
エボロクマブ························60
エリキュース························72
エリスパン·························138
エリスロシン·····················120
エリスロマイシン（EM）·········120
エルゴタミン················112, 117
エルデカルシトール·················64
エレトリプタン臭化水素酸塩····112
エロビキシバット··············88, 93
エンクラッセ························80
エンタカポン······················108
エンテカビル水和物················90
エンドキサン······················100
エンパグリフロジン·················50
エンブレル··························98

お

オイグルコン····················25, 50
オキサトミド······················126

オキサロール……………64	カバサール……………108	クエン酸第二鉄水和物……64
オーキシス……………80	ガバペン……………110	グーフィス……………88, 93
オキシトロピウム，臭化……80	ガバペンチン……………110, 117	クマリン系薬……………76
オキシブチニン……………146, 148	カプトプリル……………56	グラクティブ……………50
オザグレル塩酸塩水和物……25	カプトリル R……………56	グラケー……………25
オステン……………25	カベルゴリン……………108	クラビット……………44, 122
オゼックス……………122	ガランタミン臭化水素酸塩……112	グラマリール……………134
オセルタミビルリン酸塩……126	カリウムチャネル遮断薬……77	クラリシッド……………122
オドリック……………56	カリメートドライシロップ……64	クラリス……………22, 122
オノン……………126	カルシトリオール……………32, 64	クラリスロマイシン（CAM）
オパルモン……………74	カルシニューリン阻害薬……106	……………3, 22, 122
オマリグリプチン……………50	カルスロット……………58	クラリチン……………126
オマリズマブ（遺伝子組換え）	カルタン……………64	クリアミン……………112
注射用凍結乾燥製剤……82	カルテオロール塩酸塩……56	グリクラジド……………50
オメガシン……………120	カルデナリン……………2, 56	グリコピロニウム臭化物……80
オメプラゾール……………25, 88	カルバペネム系薬……………132	グリコピロニウム臭化物・インダカ
オメプラゾン……………88	カルバマゼピン……………25, 110, 138	テロールマレイン酸塩配合……82
オメプラール……………25, 88	カルビスケン……………56	グリセオフルビン……………25
オーラノフィン……………98	カルブロック……………58	グリセチン……………25
オラペネム……………120	カルベジロール……………56	クリノフィブラート……………58
オランザピン……………134	カルベニン……………120	クリノリル……………66
オルケディア……………64	ガレノキサシンメシル酸水和物	グリベック……………25
オルベスコ……………82	（GRNX）……………122	グリベンクラミド……………25, 50
オルミエント……………98	カロナール……………66	グリミクロン……………50
オルメサルタン メドキソミル	カンサイダス……………124	グリメピリド……………25, 32, 50
……………3, 22, 32, 38, 58	ガンシクロビル（DHPG）……126	クリンダマイシンリン酸
オルメテック……………3, 22, 32, 38, 58	乾燥硫酸鉄……………2, 96	エステル（CLDM）……122
オレキシン受容体拮抗薬……143	カンデサルタン シレキセチル……58	グルコバイ……………50
オレンシア……………98	含糖酸化鉄……………96	グルファスト……………7, 50
オロパタジン塩酸塩……126		クレストール……………2, 22, 25, 58
オングリザ……………50	**き**	グレースビット……………122
オンブレス……………80	気管支拡張薬……………85	クレマスチンフマル酸塩……126
	気管支喘息治療薬……………85	クレメジン……………64
か	キックリン……………64	クロキサゾラム……………138
Ca拮抗薬……………62, 117	キナプリル塩酸塩……………56	クロザピン……………134, 140
Ca受容体作動薬……………69	キネダック……………12	クロザリル……………134
ガスター……………88	気分安定薬……………145	クロチアゼパム……………138
カスポファンギン酢酸塩……124	キャンディン系薬……………133	クロニジン塩酸塩……………58
ガスモチン……………36, 90	球形吸着炭……………64, 68	クロバザム……………110
ガスロン N……………88	吸入ステロイド薬……………85	クロピドグレル硫酸塩……72
カタプレス……………58	キュバール……………82	クロピドグレル硫酸塩・
カチーフ……………25	キュビシン……………122	アスピリン配合……………72
活性型ビタミンD製剤……18, 20, 69	金製剤……………103	クロミプラミン塩酸塩……136
カナキヌマブ……………100, 106	金チオリンゴ酸ナトリウム……98	クロルジアゼポキシド……138
カナグリフロジン水和物……50		d-クロルフェニラミンマレイン酸塩
カナグル……………50	**く**	……………126
ガナトン……………90	クアゼパム……………136	クロルプロマジン塩酸塩……134
カナマイシン……………82, 118	グアナベンズ酢酸塩……………58	クロルマジノン酢酸エステル……146
カナマイシン，硫酸……………82, 118	クエストラン……………25, 60	
カナマイシン硫酸塩（KM）	クエチアピンフマル酸塩……134	**け**
……………82, 87, 118	クエン酸第一鉄ナトリウム……96	ケアラム……………25, 98

薬剤索引

ケアロード LA·················72
ケイキサレートドライシロップ·64
経口そう痒症治療薬··········68
ケイツー····················25
ケイテン···················120
下剤·······················93
血管拡張薬·················77
ケトチフェンフマル酸塩·····126
ケトプロフェン············2, 38
ゲフィチニブ················25
ケフラール·················118
ケフレックス···············118
ケルロング·················56
ゲンタシン················118
ゲンタマイシン硫酸塩（GM）··118

こ

5α還元酵素阻害薬··········150
抗アルドステロン利尿薬
·····················52, 56, 60
抗アレルギー薬·········25, 133
抗アンドロゲン薬···········150
抗ウイルス薬···············133
抗菌薬······················131
抗結核薬····················86
抗血小板薬·················76
抗血栓薬····················76
抗コリン薬··················85
抗C型肝炎ウイルス薬········95
抗真菌薬················25, 132
抗精神病薬·················140
高尿酸血症治療薬···········70
抗B型肝炎ウイルス薬········95
抗不安薬···················145
抗不整脈薬··················77
抗ヘルペスウイルス薬·······133
コスパノン··················12
コセンティクス·············100
骨粗鬆症治療薬·············69
コディオ配合錠·············18
コナン·····················56
コニール···················58
コバシル···················58
コペガス···················90
コムタン··················108
コメリアン··················74
ゴリムマブ··················98
コリンエステラーゼ阻害薬
··························116, 151
コルヒチン··················66
コルベット··············25, 98
コレスチミド···············60
コレスチラミン··········25, 60
コレバイン··················60
コロネル····················90
コンスタン················138
コントミン················134
コントール················138
コンプラビン················72

さ

サイアザイド系利尿薬
·················19, 20, 56, 61
ザイザル···················126
催胆薬······················94
サイトテック················88
ザイボックス···············122
サイレース·················136
ザイロリック·········25, 28, 66
サインバルタ·····25, 38, 42, 136
サキサグリプチン水和物·····50
ザジテン···················126
ザナミビル水和物··········126
ザファテック················50
サムスカ····················56
サラゾスルファピリジン··98, 103
サルタノールインヘラー······80
ザルティア·················146
サルブタモール塩酸塩········80
サルポグレラート塩酸塩······72
サルメテロールキシナホ酸塩··80
サルメテロールキシナホ酸塩・
　フルチカゾンプロピオン酸
　エステル配合···············82
ザロンチン·················110
サワシリン··············3, 118
酸化マグネシウム·····32, 44, 88
三環系抗うつ薬············141
ザンタック··················88
サンリズム··················74

し

GLP-1受容体作動薬·······37, 54
JAK阻害薬·················105
ジアゼパム·················138
シアリス··············78, 146
ジェイゾロフト·············136
ジェニナック···············122
シオゾール··················98
シオマリン·················120
ジギタリス製剤···············77
シグマート··················74
シクレスト·················134
シクレソニド················82
シクロスポリン·······100, 106
ジクロフェナクナトリウム····66
シクロホスファミド水和物
····················100, 106
ジゴキシン··················72
ジゴキシン KY···············72
ジゴシン····················72
ジスチグミン···············146
ジスルフィラム··············25
ジスロマック···············120
ジソピラミドリン酸塩········74
シタグリプチンリン酸塩水和物··50
シタフロキサシン水和物（STFX）
···························122
シナカルセト塩酸塩··········64
ジピリダモール··············74
ジフェンヒドラミン塩酸塩···126
シーブリ····················80
ジフルカン·················124
ジプレキサ·················134
シプロキサン···············122
シプロフロキサシン（CPFX）
··················122, 128, 129
シプロヘプタジン塩酸塩水和物·126
ジベトス····················50
シベノール··················74
シベンゾリンコハク酸塩······74
シムジア····················98
シムビコート················82
シメチジン··············25, 88
ジメンヒドリナート·········126
ジャディアンス··············50
ジャヌビア··················50
シュアポスト················50
受容体サブタイプ選択的α₁受容体
　遮断薬···················149
昇圧薬······················77
シラザプリル水和物··········56
ジラゼプ塩酸塩水和物········74
ジルチアゼム塩酸塩··········58
ジルテック·················126
シルデナフィルクエン酸塩
······················74, 146
シルニジピン················58
シロスタゾール··············72
シロドシン·················146
新ウリエースGa·············159
腎疾患治療薬················68
シンバスタチン··········25, 58

薬剤索引

シンビット……74	……118	ソタロール塩酸塩……74
心不全治療薬……77	セファメジンα……118	速効型インスリン分泌促進薬……54
シンポニー……98	セファレキシン（CEX）……118, 128	ゾニサミド……110
シンメトレル……110, 126	ゼフィックス……90	ゾピクロン……138
シンレスタール……60	セフェピム塩酸塩（CFPM）……118	ゾビラックス……124
	セフェム系薬……25, 132	ゾーミッグ……112
す	セフォゾプラン塩酸塩（CZOP）	ソラナックス……138
スイニー……50	……120	ソリフェナシンコハク酸塩……146
スオード……122	セフォチアム塩酸塩（CTM）……120	ゾルピデム酒石酸塩……138
スーグラ……50	セフカペンピボキシル塩酸塩水和物	ゾルミトリプタン……112
スクラルファート……88, 92	（CFPN－PI）……120	ゾレア……82
スクロオキシ水酸化鉄……64	セフジトレンピボキシル	ゾレドロン酸水和物……66
スターシス……50	（CDTR－PI）……120	
スタチン……62	セフジニル（CFDN）……120	**た**
ステーブラ……146	セフゾン……120	ダイアート……56
ステラーラ……100	セフタジジム水和物（CAZ）……120	ダイアモックス……56
ストレプトマイシン硫酸塩（SM）	セフトリアキソンナトリウム水和物	代謝拮抗薬……106
……82, 87, 118	（CTRX）……120	ダイドロネル……64
スピオルト……82	セフピロム硫酸塩（CPR）……120	ダオニール……50
スピリーバ……80	セフポドキシムプロキセチル	タガメット……25, 88
スピロノラクトン……56	（CPDX－PR）……120	タクロリムス水和物……100, 106
スプレンジール……58	セフメタゾールナトリウム（CMZ）	タケキャブ……3, 88
スボレキサント……138	……120	タケプロン……88
スマトリプタン……112, 116	セフメタゾン……120	タゴシッド……122
スリンダク……66	セベラマー塩酸塩……64	タゾバクタムナトリウム・ピペラ
スルトプリド塩酸塩……134	セララ……56	シリンナトリウム配合（PIPC/
スルバクタムナトリウム・アンピ	セリプロロール塩酸塩……56	TAZ）……118
シリンナトリウム配合（SBT/	セルシン……138	タダラフィル……74, 146
ABPC）……118	セルセプト……100	タナトリル……56
スルバクタムナトリウム・セフォ	セルタッチパップ70……18	ダパグリフロジンプロピレン
ペラゾンナトリウム配合	セルテクト……126	グリコール水和物……50
（SBT/CPZ）……118	セルトラリン，塩酸……136	ダビガトラン……72
スルピリド……134	セルトリズマブ　ペゴル……98	ダプトマイシン……122
スルピリン水和物……66	セルベックス……2, 88	タベジール……126
スルペラゾン……118	ゼルヤンツ……98	タミフル……126
スルホニル尿素薬（SU薬）……52	セレギリン塩酸塩……108	タムスロシン塩酸塩……146
	セレクトール……56	タモキシフェンクエン酸塩……25
せ	セレコキシブ……66	ダラシンS……122
セイブル……50	セレコックス……66	タリオン……126
セクキヌマブ……100	セレニカR……25, 110	タリペキソール塩酸塩……108
ゼストリル……58	セレネース……134	ダルメート……136
ゼスラン……126	セレベント……80	炭酸水素ナトリウム……64
セタプリル……56	セロクエル……134	炭酸ランタン水和物……64
ゼチーア……2, 7, 60	セロケンL……56	炭酸リチウム……138
セチプチリンマレイン酸塩……136	セロトニン受容体作動薬……94	タンドスピロンクエン酸塩……138
セチリジン塩酸塩……126	センナ……36, 88	タンボコール……74
セディール……138	センノシド……32, 36, 88	
セニラン……138		**ち**
セパゾン……138	**そ**	チアゾリジン薬……53
セファクロル（CCL）……118	ゾシン……118	チアプリド塩酸塩……134, 144
セファゾリンナトリウム（CEZ）	ソタコール……74	チエナム……120

チオトロピウム臭化物水和物……80	テルシガン……80	トルツ……100
チオトロピウム臭化物水和物・オロダテロール塩酸塩……82	テルミサルタン……58	トルテロジン酒石酸塩……146
チクロピジン塩酸塩……72	**と**	ドルナー……72
チバセン……56	DOAC (direct oral anticoagulants)……26, 27, 76	トルバプタン……56
沈降炭酸カルシウム……64	ドキサゾシンメシル酸塩……2, 56	トルリシティ……50
つ	ドグマチール……134	トレシーバ注フレックスタッチ……22
ツロブテロール……80	トシリズマブ……98, 104	トレドミン……136
て	トスキサシン……122	トレミフェンクエン酸塩……25
DPP-4阻害薬……53	トスフロキサシントシル酸塩水和物 (TFLX)……122	トレラグリプチンコハク酸塩……50
TNF-α阻害薬……104	ドネペジル塩酸塩……112, 116	トレリーフ……110
ディオバン……58	ドパミン受容体拮抗薬……94	ドンペリドン……90
テイコプラニン (TEIC)……122	ドパミン受容体刺激薬……114	**な**
テオドール……30, 80	トビエース……146	ナウゼリン……90
テオフィリン……28, 80	トピナ……110	ナディック……56
デカドロン……80	トピラマート……110	ナテグリニド……50
デキサメタゾン……80	トピロキソスタット……66	ナトリウムチャネル遮断薬……77
テグレトール……25, 110, 138	トピロリック……66	ナトリックス……56
テシプール……136	トファシチニブクエン酸塩……98	ナドロール……56
デジレル……25, 136	トブラシン……118	ナフトピジル……146
デスノマブ……66	トフラニール……136	ナブメトン……66
鉄剤……96	トブラマイシン (TOB)……118	ナラトリプタン塩酸塩……112, 117
テトラミド……136	トホグリフロジン水和物……50	ナルフラフィン塩酸塩……64
デトルシトール……146	ドミン……108	**に**
テネリア……50	トライコア……58	ニカルジピン塩酸塩……58
テネリグリプチン臭化水素酸塩水和物……50	トラクリア……25, 74	ニコランジル……74
デノシン……126	トラコロン……90	ニザチジン……88
テノゼット……90	トラセミド……56	ニセリトロール……60
テノホビル・ジソプロキシルフマル酸塩……90	トラゼンタ……12, 22, 50	ニソルジピン……58
テノーミン……56	トラゾドン塩酸塩……25, 136	ニトラゼパム……136
デパケン……25, 110, 138	トラニラスト……22, 25	ニトレンジピン……58
デパケン R……110, 138	トラピジル……74	ニトログリセリン……74
デパス……28, 138	トラマドール塩酸塩/アセトアミノフェン配合錠……42	ニトロダームTTS……74
テビペネムピボキシル (TBPMPI)……120	ドラマミン……126	ニトロペン……74
テプレノン……2, 88	トラムセット配合錠……42	ニトロール Rカプセル……74
デプロメール……136	ドラール……136	ニバジール……58
デベルザ……50	トランデート……56	ニフェカラント塩酸塩……74
テモカプリル塩酸塩……56	トランドラプリル……56	ニフェジピン……3, 18, 32, 58
デュタステリド……146	トリアゾール系薬……133	ニプラジロール……56
デュラグルチド……37, 50	トリアゾラム……136	ニポラジン……126
デュロキセチン塩酸塩……25, 38, 42, 136	トリクロホスナトリウム……25	ニューキノロン系薬……132
テラナス……112	トリクロリール……25	ニュープロパッチ……108
デラプリル塩酸塩……56	トリクロルメチアジド……56	ニューレプチル……134
テリパラチド……66	トリパミド……56	ニューロタン……58
テリボン……66	トリプタノール……25, 136	ニルバジピン……58
	トリプタン系薬……116	**ね**
	トリヘキシフェニジル塩酸塩……110	ネオキシテープ……146
	ドリペネム水和物 (DRPM)……120	ネオドパストン……108
		ネオドパゾール……108

薬剤索引

ネオフィリン……………………25, 80
ネオーラル……………………100
ネキシウム……………………2, 88
ネシーナ………………………50
ネルボン………………………136

の

ノイラミニダーゼ阻害薬………45
ノウリアスト……………………110
ノックビン………………………25
ノバミン……………………90, 134
ノボラピッド……………………50
ノリトレン………………………136
ノルトリプチリン塩酸塩………136
ノルバスク……………………44, 58
ノルバデックス…………………25
ノルモナール……………………56

は

バイアグラ……………………78, 146
バイアスピリン…………………2, 72
バイエッタ………………………50
バイカロン………………………56
ハイパジール……………………56
バイミカード……………………58
バイロテンシン…………………58
パキシル……………………25, 136
バクタ顆粒/錠…………………122
パーサビブ………………………64
パシル……………………………122
パズクロス………………………122
パズフロキサシンメシル酸塩
　（PZFX）……………………122
バゼドキシフェン………………66
パセトシン………………………118
バップフォー……………………146
パナルジン………………………72
バナン……………………………120
パニペネム・ベタミプロン配合
　（PAPM/BP）…………………120
バファリン………………………72
ハーフジゴキシン KY…………72
ハベカシン………………………122
バラクルード……………………90
バラシクロビル塩酸塩（VACV）
　………………………………124
バランス…………………………138
パリエット………………………88
バリキサ…………………………126
バリシチニブ……………………98
パリペリドン……………………134

バルガンシクロビル塩酸塩……126
パルクス…………………………74
バルサルタン……………………58
バルサルタン/ヒドロクロロ
　シアジド配合錠………………18
ハルシオン………………………136
バルデナフィル…………………146
バルトレックス…………………124
ハルナール………………………146
バルニジピン塩酸塩……………58
バルネチール……………………134
バルビツール酸系………25, 143
バルプロ酸ナトリウム
　………………………25, 110, 138
パルモディア……………………58
パロキセチン塩酸塩水和物
　………………………………25, 136
パーロデル………………………108
ハロペリドール…………………134
バンコマイシン塩酸塩（VCM）122
バンコマイシン，塩酸…………122
パンスポリン……………………120

ひ

B細胞阻害薬…………………107
PCSK9阻害薬…………………62
PDE Ⅲ阻害薬…………………72
PDE5阻害薬………………74, 150
ビアペネム（BIPM）…………120
ピオグリタゾン塩酸塩…………50
ビキサロマー……………………64
ビグアナイド薬…………………52
ビクシリン S……………………118
ビクトーザ………………………50
ビ・シフロール…………………108
ビソプロロールフマル酸塩……56
ピタバスタチン……………12, 58
ビダラビン………………………124
ヒダントール……………………110
ビデュリオン……………………50
ヒドラ……………………………82
ヒドララジン塩酸塩……………58
ピートル…………………………64
ヒドロキシクロロキン硫酸塩…100
ヒドロキシジン…………………126
ヒドロクロロチアジド…………56
ビビアント………………………66
ピペラシリンナトリウム（PIPC）
　………………………………118
ビペリデン塩酸塩………………110
ヒベルナ…………………………126

非ベンゾジアゼピン系…………143
ヒポカ……………………………58
ビーマス配合錠…………………36
ピモベンダン……………………72
ヒューマリン……………………50
ヒューマログ注ミリオペン
　……………………………2, 12, 38
ヒュミラ…………………………98
ピラジナミド………………82, 86
ピラマイド………………………82
ピルシカイニド塩酸塩…………74
ビルダグリプチン………………50
ヒルナミン………………………134
ピレチア……………………90, 126
ピンドロール……………………56

ふ

V₂受容体拮抗薬…………………61
ファスティック…………………50
ファーストシン…………………120
ファムシクロビル（FCV）……124
ファムビル………………………124
ファモチジン……………………88
ファレカルシトリオール………64
ファロペネムナトリウム（FRPM）
　………………………………120
ファロム…………………………120
ファンガード……………………124
ファンギゾン……………………124
フィズリン………………………56
フィトナジオン…………………25
フィニバックス…………………120
ブイフェンド……………………124
フィブラート系薬………………62
フェアストン……………………25
フェキソフェナジン塩酸塩……126
フェジン…………………………96
フェソテロジンフマル酸塩……146
フェニトイン………………25, 110
フェノバール……………………110
フェノバルビタール……………110
フェノフィブラート……………58
フェブキソスタット……………66
フェブリク……………………25, 66
フェルビナクパップ……………18
フェルム…………………………96
フェロ・グラデュメット………2
フェロジピン……………………58
フェロミア………………………96
フォサマック……………………66
フォシーガ………………………50

フォスブロック	64	
フォルテオ	66	
副腎皮質ステロイド薬	84	
ブシラミン	98, 103	
ブスコパン	88	
ブチルスコポラミン臭化物	88	
ブデソニド・ホルモテロールフマル酸塩水和物配合	82	
ブホルミン塩酸塩	50	
フマル酸第一鉄	96	
プラケニル	100	
プラザキサ	72	
プラスグレル塩酸塩	72	
プラゾシン塩酸塩	56	
プラバスタチン	58	
プラビックス	72	
プラミペキソール	108	
プラリア	66	
プラルエント	60	
フランドル	2, 74	
プランルカスト水和物	126	
フリバス	146	
プリミドン	25	
プリンペラン	90	
フルイトラン	56	
フルオロキノロン系抗菌薬	47	
フルコナゾール（FLCZ）	124	
フルジアゼパム	138	
フルスタン	64	
プルゼニド	32, 36, 88	
フルタイド	82	
フルチカゾンプロピオン酸エステル	82	
フルトプラゼパム	138	
フルニトラゼパム	136	
フルバスタチン	25, 58	
フルボキサミンマレイン酸塩	136	
フルマリン	120	
フルラゼパム塩酸塩	136	
プルリフロキサシン（PUFX）	122	
フルルビプロフェンアキセチル	66	
フレカイニド酢酸塩	74	
プレガバリン	38, 42, 112, 117	
プレタール	72	
ブレディニン	98, 100	
プレドニゾロン	80	
プレドニン	80	
プレラン	56	
プロアクト	120	
プロイメンド	25	
プロカインアミド塩酸塩	74	

プロカテロール塩酸塩	80	
プログラフ	100	
プロクロルペラジン	90, 134	
プロサイリン	72	
プロジフ	124	
プロスタグランジン薬	92	
プロスタール	146	
プロスタンディン	74	
フロセミド	2, 38, 56	
ブロダルマブ	100	
ブロチゾラム	136	
プロテカジン	88	
プロトンポンプ阻害薬	92	
ブロナンセリン	134	
プロノン	74	
プロパフェノン塩酸塩	74	
プロピベリン塩酸塩	146	
プロブコール	60	
プロプラノロール塩酸塩	56	
ブロプレス	58	
フロプロピオン	12	
プロベネシド	25, 66	
プロペリシアジン	134	
ブロマゼパム	138	
プロマック	88	
ブロムペリドール	134	
プロメタジン塩酸塩	90, 126	
フロモキセフナトリウム（FMOX）	120	
ブロモクリプチンメシル塩酸塩	108	
フロモックス	120	
フロリードF	25, 124	
プロレナール	74	

へ

β遮断薬	60	
β₂刺激薬	85	
β₃アドレナリン受容体作動薬	149	
ベイスン	7, 50	
ベガ	25	
ベクロメタゾンプロピオン酸エステル	82	
ベザトールSR	25, 58	
ベザフィブラート	25, 58	
ベシケア	146	
ベタキソロール塩酸塩	56	
ベタニス	146	
ベナゼプリル塩酸塩	56	
ベニジピン塩酸塩	58	
d-ペニシラミン	98, 103	
ペニシリン系薬	25, 132	

ベネシッド	25, 66	
ベネット	66	
ベネトリン	80	
ヘプセラ	90	
ベポタスチンベシル酸塩	126	
ペマフィブラート	58	
ベラサスLA	72	
ベラパミル塩酸塩	58	
ベラプロストナトリウム	72	
ペラミビル	126	
ペリアクチン	126	
ペリシット	60	
ペリンドプリルエルブミン	58	
ペルゴリドメシル塩酸塩	108	
ペルサンチン	74	
ペルジピンLA	58	
ベルソムラ	138	
ヘルベッサーR	58	
ペルマックス	108	
ペロスピロン塩酸塩水和物	134	
ベンザリン	136	
ベンズブロマロン	25, 66	
ベンゾジアゼピン系	143	
ペントシリン	118	
ペントバルビタールカルシウム	136	
便秘薬	32	
ベンラファキシン塩酸塩	136	

ほ

ホクナリン	80	
ボグリボース	7, 50	
ホスアプレピタントメグルミン	25	
ホストイン	110	
ホスフェニトインナトリウム水和物	25, 110	
ホスフルコナゾール（F-FLCZ）	124	
ホスホジエステラーゼ5阻害薬	78, 150	
ホスホマイシン	128	
ホスホマイシンカルシウム水和物（FOM）	122	
ホスホマイシンナトリウム（FOM）	122	
ホスミシン	122	
ホスレノール	64	
ボセンタン	25, 74	
ボナロン	66	
ホーネル	64	
ボノテオ	66	
ボノプラザンフマル酸塩	88	

ホモクロミン……………………126	ミノサイクリン塩酸塩（MINO）	……………………………………122
ホモクロルシクリジン塩酸塩…126	……………………………………122	モザバプタン塩酸塩……………56
ポラキス…………………………146	ミノドロン酸水和物……………66	モサプリドクエン酸塩水和物
ポラプレジンク…………………88	ミノマイシン……………………122	…………………………………*36*, 90
ポララミン………………………126	ミラドール………………………134	モダシン…………………………120
ポリエンマクロライド薬……132	ミラベグロン……………………146	モニラック………………………*36*
ポリカルボフィルカルシウム…90	ミラペックスLA…………………108	モービック………………………66
ボリコナゾール…………………124	ミルタザピン……………………136	モメタゾンフランカルボン酸
ポリスチレンスルホン酸	ミルタックスパップ…………*2, 38*	エステル………………………82
カルシウム……………………64	ミルナシプラン塩酸塩…………136	
ポリスチレンスルホン酸	**む**	**ゆ**
ナトリウム……………………64	ムコスタ…………………………88	ユナシン S………………………118
ホリゾン…………………………138	ムスカリン受容体拮抗薬……148	ユニコン…………………………80
ポリフル…………………………90	**め**	ユニフィル LA………………*28*, 80
ボルタレン………………………66	メイアクト………………………120	ユリノーム……………………*25*, 66
ホルモテロールフマル酸塩水和物	メイラックス……………………138	ユリーフ…………………………146
……………………………………80	メインテート……………………56	ユーロジン………………………136
ポンシル…………………………*25*	メキシチール……………………74	
ボンビバ…………………………66	メキシレチン塩酸塩……………74	**よ**
	メキタジン………………………126	陽イオン交換樹脂………………68
ま	メコバラミン………………*2, 12, 38*	溶性ピロリン酸第二鉄…………96
マイスタン………………………110	メタルカプターゼ………………98	ヨーデル S………………………88
マイスリー………………………138	メチコバール………………*2, 12, 38*	四環系抗うつ薬…………………141
マキサカルシトール……………64	メチルジゴキシン………………72	四級アンモニウム塩合成抗コリン薬
マキシピーム……………………118	メチルドパ水和物………………58	……………………………………92
マクサルト………………………112	メチルプレドニゾロン…………80	
マグミット………………………*44*	メチロン…………………………66	**ら**
マグラックス……………………*36*	メトグルコ…………………*44*, 50	ラキソベロン……………………*36*
末梢血管拡張薬…………………78	メトクロプラミド………………90	ラクツロース……………………*36*
マドパー…………………………108	メトトレキサート…………98, 103	ラシックス…………………*2, 38*, 56
マニジピン塩酸塩………………58	メトプロロール酒石酸塩………56	ラジレス…………………………58
マプロチリン塩酸塩……………136	メトホルミン塩酸塩……*37, 44*, 50	ラタモキセフナトリウム（LMOX）
マリゼブ…………………………50	メドロール………………………80	……………………………………120
	メナテトレノン…………………*25*	ラニチジン塩酸塩………………88
み	メネシット………………………108	ラニナミビルオクタン酸エステル
ミアンセリン塩酸塩……………136	メバロチン………………………58	水和物…………………………126
ミカファンギンナトリウム	メプチン…………………………80	ラニラピッド……………………72
（MCFG）……………………124	メフルシド………………………56	ラピアクタ………………………126
ミカルディス……………………58	メペンゾラート臭化物…………90	ラフチジン………………………88
ミグシス…………………………112	メマリー…………………………112	ラベタロール塩酸塩……………56
ミグリトール……………………50	メマンチン塩酸塩…………112, 116	ラベプラゾールナトリウム……88
ミケラン LA………………………56	メラトニン受容体作動薬………143	ラボナ……………………………136
ミコナゾール（MCZ）……*25*, 124	メルカプトプリン………………*25*	ラミクタール………110, 116, 138
ミコフェノール酸モフェチル	メロキシカム……………………66	ラミブジン………………………90
……………………………100, 106	メロペネム水和物（MEPM）…120	ラメルテオン……………………138
ミコブティン……………………82	メロペン…………………………120	ラモセトロン塩酸塩……………90
ミソプロストール………………88		ラモトリギン………………110, 138
ミゾリビン………………98, 100, 104	**も**	ラロキシフェン塩酸塩…………66
ミチグリニドカルシウム水和物	モキシフロキサシン塩酸塩（MFLX）	ランソプラゾール………………88
…………………………………*7*, 50		ランタス注ソロスター……*2, 12, 38*
ミニプレス………………………56		ランデル…………………………58

り

薬剤名	ページ
リウマトレックス	98
リオナ	64
リカマイシン	122
リカルボン	66
リキシセナチド	37, 50
リキスミア	50
リクシアナ	72
リクラスト	66
リザトリプタン安息香酸塩	112
リザベン	25
リザベンカプセル	22
リシノプリル	58
リスパダール	134
リスペリドン	134
リスミー	136
リスモダン R	74
リスモダンカプセル	74
リーゼ	138
リセドロン酸ナトリウム水和物	66
リツキサン	100
リツキシマブ	100, 106
リドーラ	98
リナグリプチン	12, 22, 50
リナクロチド	36, 90, 93
リネゾリド（LZD）	122
リバスタッチ	112
リバスチグミン	112, 116
リバビリン	90
リバロ	12, 58
リバーロキサバン	72
リピディル	58
リピトール	58
リファジン	25, 82
リファブチン	82
リファンピシン	25, 82, 86
リファンブチン	87
リプル	74
リフレックス	136
リポクリン	58
リポバス	25, 58
リーマス	138
リマチル	98
リマプロストアルファデクス	74
リラグルチド	37, 50
リリカ	38, 42, 112
リルマザホン塩酸塩水和物	136
リレンザ	126
リン吸着薬	68
リンゼス	36, 90, 93

る

薬剤名	ページ
ルジオミール	136
ルセオグリフロジン水和物	50
ルセフィ	50
ルネスタ	138
ルビプロストン	36, 90, 93
ルプラック	56
ループ利尿薬	56, 60
ルボックス	136
ルミセフ	100
ルーラン	134
ルリッド	122

れ

薬剤名	ページ
レキソタン	138
レキップ	108
レクサプロ	136
レグパラ	64
レスタス	138
レスタミンコーワ	126
レスリン	25, 136
レナジェル	64
レニベース	56
レニン阻害薬	52
レパグリニド	50
レパーサ	60
レバチオ	74
レバミピド	93
レビトラ	146
レフルノミド	25, 98, 104
レベチラセタム	110, 116
レベトール	90
レベミルフレックスペン	7
レボセチリジン	126
レボドパ・カルビドパ	108
レボドパ・ベンセラジド	108
レボドパ含有製剤	114
レボトミン	134
レボフロキサシン水和物（LVFX）	44, 122, 128, 130
レボメプロマジン	134
レミケード	98
レミッチ	64
レミニール	112
レメロン	136
レリフェン	66
レルパックス	112
レンドルミン	136

ろ

薬剤名	ページ
ロイケリン	25
ロカルトロール	32, 64
ロキサチジン酢酸エステル塩酸塩	88
ロキシスロマイシン（RXM）	122
ロキソニン	18, 25, 44, 66
ロキソプロフェンナトリウム水和物	18, 25, 44, 66
ロキタマイシン（RKM）	122
ローコール	25, 58
ロコルナール	74
ロサルタンカリウム	58
ロスバスタチン	2, 22, 25, 58
ロセフィン	120
ロゼレム	138
ロチゴチン	108
ロナセン	134
ロピオン	66
ロピニロール塩酸塩	108
ロヒプノール	136
ロフラゼプ酸エチル	138
ロプレソール SR	56
ロメリジン塩酸塩	112, 116
ロラゼパム	138
ロラタジン	126
ロラメット	136
ロルカム	66
ロルノキシカム	66
ロルメタゼパム	136
ロレルコ	60
ロンゲス	58

わ

薬剤名	ページ
ワイテンス	58
ワイパックス	138
ワソラン	58
ワーファリン	22, 72
ワルファリンカリウム	22, 25, 72
ワンアルファ	64

事項索引

AE（有害事象）··················173, 174, 180
CDEJ（日本糖尿病療養指導士）··············175
CGM································6, 158
CSII·································158
CURE-65···························44, 47
CYP2C9······························24
CYP3A······························24
DOTS（directly observed therapy, short-course）
····································87
eGFR································5
FGM（フラッシュグルコースモニタリング）·····11
FreeStyleリブレ······················11
GERD様症状··························37
PAID（糖尿病問題領域質問表）···········15, 16
PMDA（医薬品医療機器総合機構）···180, 183, 185
PPN（治療後有痛性神経障害）·············43
RMP（医薬品リスク監視計画）············184
SAMeTT$_2$R$_2$スコア····················26
SMBG（血糖自己測定）··············6, 9, 12
TDM（血糖濃度モニタリング）·············30

あ
アレルギー性鼻炎························22

い
胃蠕動運動····························37
医薬品リスク監視計画··················184
医薬連携·····························40
インフルエンザ·························44
インフルエンザ迅速検査·················45
インフルエンザワクチン·················44

お
お薬手帳····················5, 20, 24, 26, 177

か
かかりつけ薬剤師······················166
かかりつけ薬局···················188, 191
隠れ糖尿病··························159
監査·································34
患者のための薬局ビジョン···········166, 190

き
疑義照会·························4, 19, 29
虚偽記載···························12, 14

け
血中濃度···························28, 29
血糖自己測定·························6, 12
検体測定室························162, 165

こ
高カルシウム血症·····················18, 19
高マグネシウム血症······················32
高齢糖尿病患者·························8
ココカラファイン··················154, 162
骨粗鬆症·····························18
コミュニケーションスキル···············155

さ
在宅···························166, 169, 192
サポーター研修···················155, 162
サルコペニア·······················55, 158
残薬管理·····························13

し
施設薬剤師···························171
持続血糖モニタリングシステム··············6
指導箋····························39, 40
重症化予防··························158
重篤副作用疾患対応マニュアル···········184
情報リテラシー···················185, 186
腎機能低下······················4, 6, 38, 39
審査結果報告書······················183
腎不全患者····························2
診療報酬改定························194

せ
世界糖尿病デー······················160
セルフモニタリングデータ···············8, 13

た
対人業務·····························40
大腸メラノーシス······················32
多発性神経障害·························43
担当薬剤師制度······················166
単発性神経障害·························43

ち
地域包括ケアシステム··············171, 188
地域連携パス························176
チーム医療···························15

調剤報酬 192
鎮痛薬 *41*

つ

通信販売 *34*

て

低カロリー商品 157
デイサービス 171

と

同意書 167
糖尿病サポーター 154, 162, 165
糖尿病連携手帳 176, 178

に

日本くすりと糖尿病学会 175
日本糖尿病療養指導士 175
尿糖試験紙 159, 160
認定薬剤師 167

は

肺炎球菌性肺炎 130
肺炎球菌ワクチン *45*

ひ

ビタミンB_{12}欠乏 *37*
病院薬剤師 190
病棟薬剤師 190
平塚中郡薬剤師会方式 173

ふ

服薬アドヒアランス 178

服薬指導 *39*
フラッシュグルコースモニタリング *11*
フレイル 55

へ

変形性膝関節症 *38*

ほ

望星大磯薬局 171
望星薬局 166
訪問薬剤師 171
保険薬局薬剤師 190, 192
ポリファーマシー *5*

ま

慢性腎不全 *2*
慢性便秘症 *36*

や

薬学的管理指導 *30*
薬剤相互作用 *23, 29*
薬局ビジョン 190

ゆ

有害事象 173, 180
有害事象ヒアリングシート 173
有痛性神経障害 *43*

よ

腰椎ヘルニア *38*

り

リスクコミュニケーション 186

頼れる「かかりつけ薬剤師」になる！
処方箋を手にしたら即チェック

2019年 3月30日　第1版第1刷 ©
2019年11月 1日　第1版第2刷

監　修	深川雅史	FUKAGAWA, Masafumi
編　集	豊田雅夫	TOYODA, Masao
発行者	宇山閑文	
発行所	株式会社　金芳堂	
	〒606-8425 京都市左京区鹿ヶ谷西寺ノ前町34番地	
	振替　01030-1-15605	
	電話　075-751-1111(代)	
	http://www.kinpodo-pub.co.jp/	
組　版	株式会社　グラディア	
印　刷	亜細亜印刷株式会社	
製　本	亜細亜印刷株式会社	

落丁・乱丁本は直接小社へお送りください．お取替え致します．

Printed in Japan
ISBN978-4-7653-1776-4

JCOPY ＜(社)出版者著作権管理機構 委託出版物＞

本書の無断複写は著作権法上での例外を除き禁じられています．複写される場合は，そのつど事前に，(社)出版者著作権管理機構(電話 03-5244-5088，FAX 03-5244-5089，e-mail: info@jcopy.or.jp)の許諾を得てください．

●本書のコピー，スキャン，デジタル化等の無断複製は著作権法上での例外を除き禁じられています．本書を代行業者等の第三者に依頼してスキャンやデジタル化することは，たとえ個人や家庭内の利用でも著作権法違反です．